WEBSITE ACCESS CODE

Here is your access code for *AANA Advanced Arthroscopic Surgical Techniques Series* website. This access code will allow for the videos associated with this book in the Series to be viewed upon registration. Use a coin and gently rub the silver area to find your unique access code underneath. In order to view the content, you will have to complete the registration process at the website. The unique access code provided below is required to complete registration. At this time you will then be able to create a new password. Do not share your access code or password with anyone.

To register, go to the following site:
www.ArthroscopicTechniques.com
The unique access code is located under the scratch-off below.
Questions can be sent to **techsupport@slackinc.com.**

By scratching off this silver area, you accept the following Terms and Conditions: This access code is for the original purchaser only and cannot be downloaded, posted online, or reprinted in any way. The access code is for the original purchaser only and not for institutional use.

北美关节镜学会（AANA）关节镜高级技术系列

肩 关 节 镜
The Shoulder
AANA Advanced Arthroscopic Surgical Techniques

原著　Richard K.N.Ryu
　　　Richard L.Angelo
　　　Jeffrey S.Abrams

主译　祝云利　刘福存

主审　吴海山

河南科学技术出版社
· 郑州 ·

内容提要

本书由北美关节镜学会前主席领衔编著。本书详细介绍了肩关节镜手术相关的体格检查、影像检查、术前计划，细致描述了手术操作步骤、手术设备，并配有大量的精美插图，明确指出适应证与禁忌证、术后康复与护理程序，以及并发症的预防与处理等。

图书在版编目（CIP）数据

肩关节镜/（美）理查德·K. 柳（Richard K. N. Ryu），（美）理查德·L. 安戈洛（Richard L. Angelo），（美）杰弗瑞·S. 阿布拉姆斯（Jeffrey S. Abrams）主编；祝云利，刘福存主译. 一郑州：河南科学技术出版社，2020.2
ISBN 978-7-5349-9776-1

Ⅰ.①肩… Ⅱ.①理… ②理… ③杰… ④祝… ⑤刘… Ⅲ.①肩关节－关节镜－外科手术 Ⅳ.①R684-64

中国版本图书馆 CIP 数据核字（2019）第 256757 号

The Shoulder：AANA Advanced Arthroscopic Surgical Techniques
The original English language work has
been published by SLACK，Inc.
Thorofare，New Jersey，USA
Copyright © 2016 by Arthroscopy Association of North America （AANA）．All rights reserved.
著作权合同登记号：豫著许可备字-2019-A-0167

出版发行：河南科学技术出版社
　　　　　　北京名医世纪文化传媒有限公司
　　　　　　地址：北京市丰台区万丰路 316 号万开基地 B 座 1-114　　邮编：100161
　　　　　　电话：010-63863186　　010-63863168
策划编辑：焦　赟
文字编辑：郭春喜
责任审读：周晓洲
责任校对：龚利霞
封面设计：中通世奥
版式设计：崔刚工作室
责任印制：陈震财
印　　刷：河南瑞之光印刷股份有限公司
经　　销：全国新华书店、医学书店、网店
开　　本：787 mm×1092 mm　1/16　　**印张**：18.5　　**字数**：450 千字
版　　次：2020 年 2 月第 1 版　　　2020 年 2 月第 1 次印刷
定　　价：220.00 元

如发现印、装质量问题，影响阅读，请与出版社联系并调换

中文序

　　这本由 AANA 现任主席和多位前任主席领衔，众多北美著名关节镜领域医师参与编写的肩关节镜高级技术，代表了肩关节领域当前最流行、最切合实际的概念和技术创新。各章节不仅选题精妙，符合现代肩关节伤病实际，而且涵盖重大技术革新。具体讲，包括关节镜打结至关节镜下 Latarjet 手术，从顽固性"肩周炎"这一临床常见疾病到困扰医师和患者的肩关节弹响之肩胛上神经松解，从手术室配置到手术体位，疾病自然史到手术适应证、禁忌证、手术详细步骤、技术要点到康复原则。使之当之无愧地成为肩关节镜领域的教科书。

　　该书的翻译出版对于要提高肩关节镜技术水平，掌握关节镜技术基础的医师来说，是一种无价资源。

吴海山

原版序

　　AANA 关节镜高级技术系列代表了 AANA 能提供给临床骨科医师最好的关节镜技术，系列中每本书代表了当今关节镜手术最新的诊断、治疗和重建技术。

　　每个技术为一个章节，均由用户友好界面构成，允许快速查阅，或者长期研究。易于进入的列表式目录，高容量信息，包括术前计划、患者选择、设备清单、手术步骤和基本技术要点，附加适应证、禁忌证、术后原则和可能并发症，是提高手术技术水平，掌握关节镜手术基础的无价资源。良好编辑的录像，带有解说，系统地罗列在每一卷的每一章。

　　教育和创新一直是 AANA 及其领导层的首要任务。因此，这个系列的所有收益都将捐献给 AANA 教育基金，有助于支持骨科学习中心的住院医师培训、旅行 Fellowship、军队骨科医师学会-AANA 合作、住院医师年度参会补助，以及很多研究赞助和奖励。

　　我们相信这套系列丛书是那些依靠关节镜技术和知识提高治疗效果"必须拥有"的资源。精确、流利和令人信服的描述有助于你临床实践取得成功。AANA 乐于再次担当医师教育的关键领导角色，并为这套丛书出色的质量和即时性而自豪。

Richard K. N. Ryu，MD

Jeffrey S. Abrams，MD

系列共同编者

前言一

　　非常荣幸能够被邀请为 AANA 关节镜高级技术系列中这本有关肩关节的书写前言。本书是该系列中的一本；其他的分别是腕肘、足踝、膝和髋。我感到很荣幸是因为我与这本书的编者 Dr. Richard K. N. Ryu，Dr. Richard L. Angelo 和 Dr. Jeffrey S. Abrams 都有着匪浅的关系。我曾经作为同事培训过 Drs. Angelo 和 Abrams，而 Dr. Ryu 是我的好朋友。他们目前均是或曾经是 AANA 主席；实际上，Drs. Abrams 也曾是美国肩肘学会的主席。这些编者在肩关节领域均很出名，他们聚集成一个肩关节领域的专家团队，负责了本书的不同章节。作为有组织的个体，他们将这本书划分为不同部分，围绕诸如关节镜打结一直到复杂的手术操作如 Latarjet 手术。他们筛选最佳体格检查体征，选择恰当影像技术，甚至详细描述了手术室里的设备和必需的设置步骤。并包含了以视频解说为辅助的每一步的手术步骤描述。每个章节给出 5 个顶级技术要点及术后康复原则。他们采用的版式是对用户来说非常方便的，更能为希望通过创新获得更高成就的人群提供指导。这本书从启动到完成最终版书稿用了 15 个月。这本书对那些要理解和应用高级关节镜手术技术的肩关节医师来说将具有极大帮助作用。祝贺 AANA 和这三位编者能够合作完成此书，手头能有这样一本书是多么令人兴奋的事，因为我们能够充满热情和好奇去学习，并从这些高级关节镜技术中获益良多。

　　最后，本书的所有编辑和作者均签署了对 AANA 教育基金转赠版税，所有这些将帮助 AANA 去实现他们教育和研究的使命。而我因为熟知其中的很多编辑和贡献者，所以充满虚心与祝福地写下了这本书的前言。

Richard J. Hawkins，MD
Steadman Hawkins Clinic of the Carolinas
Greenville，South Carolina

前言二

　　本版 AANA 关节镜高级技术系列教科书，对于那些正在关注关节镜技术的人是一个极大的喜讯。该系列包括肩、膝、足踝、腕肘等关节。

　　具体章节将讨论和展示一些高级话题，包括关节镜处理大结节骨折，十分困难的技术如关节镜 Latarjet 手术，关节镜游离植骨治疗肩关节复发前脱位，也包括关节镜 AC 关节复位和肩胛上神经松解，以及肩胛弹响等。

　　本系列图书最有趣的事情是将编辑和作者放在了一起。他们均是关节镜领域的专家，他们感兴趣的特殊领域包含在这些书的细节中。每章包括针对特别问题的体格检查和必要的影像诊断，罗列出不同手术步骤需要的特殊设备，还有叙述性手术录像。每章均有具体的技术要点及康复原则。

　　这套关节镜高级技术系列丛书，包括所有前沿技术，内容新，范围广。

　　本系列丛书的所有编辑和作者均签署转赠版税收入给 AANA 教育基金，考虑到这些书巨大的工作量极其让人敬佩。所有这些均有助于 AANA 及时促进前沿关节镜技术教育的使命。我相信，你们，作为读者，将对所有工作印象深刻和受到感染。

James R. Andrews，MD

The Andrews Institute

Gulf Breeze，Florida

献　辞

致敬我们的好朋友，Ben Shaffer——技艺高超的外科医师，骨科能手，家庭男人，大家最好的朋友。安息吧。我们将永远怀念你。

Rick，Jeff，Rick 和整个 AANA 大家庭

致敬我鼓舞人心和靓丽的母亲，Helen；致敬我亲爱的充满耐心的妻子，Linda；致敬我的三个充满才华和快乐的女儿们：JJ. Alison 和 Samantha. 我奉献这本书。没有人可独自去任何地方，我的旅程因为你们、你们的相伴和你们的鼎力支持而有意义。漫漫长日和艰难时光因为你们会意的眨眼而烟消云散；幸运朝我微笑，我将永远感谢我的家庭和祝福你们。

Richard K. N. Ryu，MD

致敬 Marguerite：你矢志不渝的爱，极大地丰富我的生活，你的牺牲使得我能够对超出我应该承诺的事说"是"。

对于 Dom，Sam 和 Ben，没有哪个父亲能够更自豪于他的强烈感情而自豪；你们具有太多不胜枚举的卓越才能，但更重要的是，你们的无私心灵指引着你们的热情和追求。

对你们所有人，我始终给予我真心感激和爱。

Richard L. Angelo，MD

一段旅程开始于机会，在支持和引导下前行。对于我的父母，Iris 和 Murry，提供给我寻求教育、价值统一和对生活欣赏的机会。我的姐姐，Belle-Ann 曾经教导我，努力工作和友善幽默是正确的结合。Kathleen，我宇宙的中心，和我肩并肩走过不平凡的爱情、幽默和成长历程。对于 Kimberly 和 Marthew，热爱生活，充满感激和慷慨大方。良好运气、无限机会和终生关系为礼物……我感谢这个令人惊喜的旅程。

Jeffrey S. Abrams，MD

致　谢

我们非常感谢本书编者们，进行了这个雄心勃勃的计划，形成了 5 卷手术技术系列，为关节镜学家提供了最令人信服和最新的资源。我们感谢以下编者的领导，决定和专业：The Knee，Drs. Sgaglione，Provencher 和 Liubowitz；The Hip，Drs. Byrd，Bedi 和 Stubbs；Elbow and Wrist，Drs. Savoie，Field 和 Steinmann；The Foot and Ankle，Drs. Stone，Kennedy 和 Blazebrook；The Shoulder，Drs. Ryu，Abrams 和 Angela。

这些教科书毫无例外是及时的、有说服力的资源，因为作者们不仅贡献了他们的宝贵时间，而且贡献了专业知识，具有超凡质量，得到全球认可。由于坚韧不拔地严格按照出版计划，所以素材代表了最新和最前沿的概念和手术革新。他们的最终"产品"证实了自己：精确、巧妙，更重要的是有助于所有人用作教科书。我们真诚地感谢他们的辛苦努力。

Carrie，Kotlar，John Bond 和 SLACK 出版团队，在计划方面的贡献没有令人失望。每份努力有高潮有低谷，他们的领导保证了高潮不太高，同样，低谷易于克服。AANA 感谢他们的配合，我们编者们深深地感谢他们的敬业和谦恭。

James Andrews 和 Richard Hawkins 是伟大的肩关节医师，他们花费时间以很多方式为我们的教科书写序言，他们对我们努力的认可代表了崇高价值。我们始终感谢 Jimmy 和 Hawk，我们的导师、引领者，最重要的是，他们的友谊。

最后我们要感谢 AANA 和他们的领导，给了我们完成这个计划的机会。尤其是，Peter Jokl，伟大思想的名副其实源泉，是这个项目的"发起人"。当你用心倾听，Peter 说的话都是"金子"。最后，所有编辑和作者们将他们这套系列丛书的版税和版权捐献给了 AANA 教育基金，促进世界关节镜教育，不仅帮助外科医师，而且最终帮助患者的终极目标。彰显了所有参编此杰出教科书的人员的高贵和慷慨本质。

Richard K. N. Ryu，MD

Jeffrey S. Abrams，MD

Richard L. Angelo，MD

关于编者

Richard K. N. Ryu，MD 以优异成绩毕业于耶鲁大学和 UCSF 医学院，他在 UCSF 完成骨科住院医师培训，在洛杉矶 Kerlan-Jobe 骨科诊所完成运动医学和关节镜专科培训。

他曾是北美关节镜学会主席，也曾作为他们的教育和项目主席。他是当今 AANA 教育基金和 Trustees 杂志社主席，负责《关节镜和相关研究》杂志。1999 年由 AANA 指派为芝加哥骨科学习中心的肩关节主管医师。

Dr. Ryu 作为 California 推选的代表，参加美国骨科学会运动医学议事会，是《当代运动医学和骨科手术技术》的编辑委员，他也是美国肩肘学会和美国骨科医师学会委员。他在国内和国际演讲 200 余次，他是 70 多篇科学文章和书籍章节的作者，同时作为 AANA 系列第一和第二卷的编者。Dr. Ryu 也荣幸地成为耶鲁大学 Wayne O. Southwick 访问教授和 UCSF 的 Verne Inman 讲师。

他住在 Santa Barbara，在那里他 1986 年开始私人执业，聚焦于运动员膝和肩损伤。

Richard L. Angelo，MD 是华盛顿州西雅图华盛顿大学医学院的学士，在加州大学和犹他大学完成住院医师培训，在 Western Ontario 大学 Dr. Richard Hawkins 那里完成肩关节专科医师培训，在 Dr. James Andrews 那里完成关节镜和运动医学专科医师培训。

他曾是北美关节镜学会主席，也作为指导主任和教育计划主席。他目前为 AANA 教育基金委员会和《关节镜和相关研究》杂志编委会托管人，1999 年由 AANA 指派担任芝加哥骨科学习中心肩关节主管医师。

Dr Angelo 是第一和第二届在瑞典 Goteborg 举行的世界手术培训会议高级顾问。他曾是华盛顿 Huskies 大学的团队医师，华盛顿大学骨科系临床教授，华盛顿 Kirkland 的 Evergreen 医学中心外科主任，他也是第一和第二版 AANA 关节镜高级技术——Shoulder 卷的共同主编。

Jeffrey S. Abrams，MD 以优异成绩毕业于 Rensselaer 技术学院和纽约州立大学医学院，在加州 Santa Barara 完成外科住院医师培训，在 Pennsylvania，Philadelphia 的 Thomas Jefferson 大学医院完成骨科住院医师培训，在伦敦 Western Ontario 大学 Dr. Richard Hawkins 那里完成肩关节专科医师培训，在 Aspen，Colorado 完成运动医学专科培训，又在 Georgia，Columbus 的 Dr. James Andrews 那里完成了一次运动医学专科培训。

Dr. Abrams 是 Seton Hall 大学的临床教授，新泽西 Princeton 大学医学中心的主治医师。他担任美国肩肘医师学会主席，目前是北美关节镜学会主席。他曾就职于位于 Rosemont 的骨科学习中心委员会并在 Princeton 骨科协会做管理工作。

Dr. Abrams 获得新泽西年度教育奖，因为关节镜缝合铆钉设计专利进入新泽西发明人纪念堂。他在美国国内国际演讲超过 800 次，发表了 60 多篇科学文章和图书章节，编辑了 2 部教科书 *Arthroscopic Rotator Cuff Surgery：A Practical Approach to Management*（《关节镜肩袖手术：处理的实用方法》）和 *Management of The Unstable Shoulder：Arthroscopic and Open Repair*（《肩关节不稳的处理：关节镜和切开修复》）。他作为 5 部骨科出版物的编者，目前是《肩关节：AANA 关节镜高级技术》的共同主编，以及第二版的系列主编。

他是 Princeton 大学、新泽西学院、Mercer 县公共学院、国际管理小组、职业和大学运动员的顾问。他在新泽西 Princeton 将学术和实践相结合。

目 录

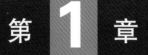

第 **1** 章

关节镜打结

Robert A. Pedowitz, MD, PhD

一、引言

关节镜打结是一种难于学习和掌握的手术技术。为了获得尽可能好的修复,医师必须了解基本的关节镜打结原则。无论关节镜还是切开修复,手术修复结构的总体强度由整个修复链中"最薄弱的连接"来确定。很多情况下,相对于缝合材料、缝合铆钉,或者正在修复的生物组织,生物力学薄弱链是缝线结部分。缝合材料具有处理特性和打结方式。虽然较好的缝合,导致失败的弹性负荷较高,可以降低术中缝合失败的风险,但是仍然不会确保获得安全的手术结。为了手术结的质量和连续性最佳,医师必须勤奋,使用精细的手术技术。即使对于最有经验的医师来说,台面的操作练习和客观的操作反馈,能够促进总体熟练程度的提高。

二、适应证

大多数肩关节修复手术需要使用打结技术。在下面的章节中涉及以下手术程序。

★ 前方 Bankart 修复。

★ 盂肱韧带肱骨侧撕脱的修复。

★ 肩袖单排修复。

★ 细胞外基质肩袖增强/替代。

★ Hill-Sachs remplissage。

★ 关节囊折叠术。

★ 经骨对等肩袖修复术。

★ 骨性 Bankart 修复术。

★ 胸大肌上方二头肌腱固定术。

★ 前方肩胛盂骨块固定术。

★ Latarjet 固定术。

★ 肩胛下肌腱修复术。

★ 部分肩袖撕裂经腱修复术。

★ 后方 Bankart 修复术。

★ 大结节骨折修复术。

★ 全盂唇修复术。

★ 上盂唇自前向后损伤(SLAP)修复术。

三、替代方法

这些手术方式中的一部分,也可以根据手术医师的喜好不同,使用无结固定材料成功完成。

★ 无结关节囊盂唇修复术。

★ 无结 SLAP 修复术。

★ 无结肩袖修复术(即双排修复无内侧结)。

★ 无结二头肌腱固定术。

四、关节镜打结的原则

很多基本原则要服从于手术结生物力学性能。首先考虑到主要目的是十分有益的,这个目的就是牢固地将组织贴附在适当的位置直至获得生物学愈合。在组织没有愈合的情况下,受到循环负荷的影响,所有缝合结构最终都会失败。因此,治疗就是在组织愈合与生物力学失败之间的一场比赛(图 1-1)。

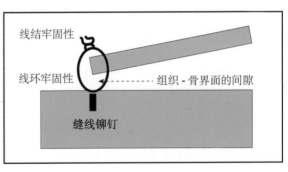

图 1-1　关节镜线环牢固性和线结牢固性原则
　　　　在组织-骨界面,术后间隙形成可能影响
　　　　愈合

本文上下文之间,提出了一些基础问题。首先,在组织愈合期间,由于术后循环负荷的影响,缝合松动导致多大的"间隙"是可以耐受的? 例如,关节镜肩袖修复后,修复处能否耐受肌腱和骨之间的小间隙而获得成功的愈合? 如果是这样,组织愈合的"临界间隙"是多大? 另外,对于其他软组织-骨修复来说,临界间隙也是相同的吗? 诸如将盂唇贴附到肩胛盂修复 SLAP 损伤? 临界间隙是否受患者年龄、系统疾病,或者局部退变(肌腱病)影响? 相同的临界间隙是否也适用于组织-组织间,如关节囊折叠治疗肩关节多方向不稳或者边-边缝合修复巨大肩袖撕裂的缝合环？

对于这些基本问题中的一些问题,没有明确的科学答案。然而,至少对于肩袖修复来说,为了有利于肩袖组织理想的愈合,临界点应＜3mm。即使将相同临界点应用于所有修复组织,是一种过度简化的方法,医师在体外练习和测试打结时,仍认为 3mm 临界点是合理标准,腱-骨愈合和软组织-软组织愈合通常需要 6～12 周时间来获得修复部位的适当强度(在正常的生理强度下)。估算适度的、每天几百次的负荷,修复结构在愈合过程中也要受到几千次的负荷。即使最佳状态下,就是大量的患者依从于"被动的"康复原则,实际上是"被动运动",在手术修复后也可能是一种挑战。手术后,修复组织会受到显著负荷,应该能够承受那些循环负荷。

下一个逻辑问题是关节镜修复结构后的体内负荷问题。这是一个难于回答的问题,因为几乎没有直接的术后生物力学测量数据。大多数可得到的数据来源于生物力学模型,肩袖修复后,肌肉活动比腱-骨界面被动运动的负荷大得多。在突然的意外事件中,如跌倒造成的局部组织负荷相当高,可导致修复组织发生灾难性失败。

在生物力学基础上,据测算,对于一个理论上 4cm 长的肩袖撕裂来说,通过缝合处传到肩袖的负荷可能高达 60N/缝合点(假定最大的冈上肌腱力量为 300N,使用 3 个铆钉,做 3 处缝合)。假定所有的缝合点分担相同的负荷,额外的缝合应该降低每个缝合点的负荷。然而这种理想状况,在体内可能不会碰到。因为在体内很难获得理想的平衡修复。理论上讲,最紧的缝合环将受到最大的初始负荷,当第一个缝合环失败时,负荷会传递到第二个最紧张的缝合环上。缝合-组织间的负荷峰值会因使用多个缝合均匀分散负荷到多个组织固定点而减小。使用过多数量的缝合铆钉也有不利之处。除增加手术时间之外,也会导致局部组织血供破坏(影响愈合)、过度填塞(关节内或肩峰下间隙)、相对小的间隙里要打结的缝线相互缠绕。总之,关节镜缝合修复技术仍然是"平衡的技术"。

假定缝合线在过线或打结时没有割伤或损坏,现代"较好的缝合"的失败张力负荷为接近300N。大多数术后情况下,300N 左右的负荷是不寻常的。然而在重复的负荷下,关节镜结(定义为 3mm 以上的缝合环)的失败可以发生于负荷非常低的情况。

有时候,组织自身是缝合结构中最薄弱环节,但是组织质量是一种术前和术中医师不能控制的变量。因此,假定使用较好的缝合,组织具备充分的弹力,医师应该聚焦于手术过程中能够控制的关键技术变量。

★ 小而紧的缝合环(即故意预牵张缝合环,以便消除内在的松散)。

★ 拉紧和强化缝合结。

★ 充足数量和质量的反向半分结,牢固固定初始结。

★ 缝合轮廓最小化早期环的扩展部和(或)术后生理负荷下的组织拉出力。

五、设备

★ 推结器(单孔或"6 指")。

★ 止血钳(方便管理中轴线)。

★ 缝线(医师应该练习多种缝线,如编织线和单纤维缝线)。

★ 缝线传送工具和铆钉。

★ 带橡胶塞关节镜鞘管。

★ 打结练习和效率评估的专用设备。

☆ 带打结滚筒或环绕组织的练习板[即关节镜手术基础训练,Fundamentals of Arthroscopy Surgery Training (FAST)工作台]。

☆ 线结/线环测试器,评估结构的生物力学表现(即 FAST 结测试器)。

六、推结器和鞘管

在交换中轴线时,转换反向环,将推结器从一支缝合线转换到另外一支是很重要的,这个问题上存在争议。中轴线定义为张力最大的缝合线,而不是推结器把持的那根缝合线。有些医师在序列打结时快速翻转中轴线,单单优先拉一支或另外一支缝合线,而不是转换推结器,感到这样操作很顺畅。有些医师喜欢机械地将推结器从一支缝合线转换到另外一支缝合线,增加了一些操作时间。理论上讲,每个医师应该自己使用客观的评价设备亲手操作这二项技术,FAST 线结测试机就是这类设备(见下节)。这类方法有利于不同的医师选择最好的技术。

一般来讲,关节镜下打结应该总是从关节镜鞘管向下传递,这个原则将导致信心丧失和有时的技术失败,因为缝合线在传递过程中会缠绕非目标组织。移开要打结的二根缝合线之外的所有其他缝合线是一个很好的方法,移开其他缝合线往往需要使用抓线器或钩针将缝合线移到另外的入路或鞘管。在打结过程中,缝线很容易在鞘管内彼此缠绕,一旦缠绕起来,很难于纠正。缝线可以经同一皮肤入路的鞘管拉出,但是必须小心,防止缝线被外面的针或鞘管本身损害。移开保护好其他缝线是一个额外的小步骤,但是对于总的手术效率提高非常有好处。

七、关节镜缝合材料

关节镜缝线可以是单纤维的或辫状的、可吸收的或不可吸收的、标准强度或高强的(所谓的高强线)。高强线有 Hi-Fi(ConMed Linvatec),Ultrabraid(Smith-Nephew),FiberWire(Arthrex)和 Orthocord(DePuy Mitek)。单纤维缝线,如 PDS 线(Ethicon)在使用带孔的缝合针时,相对容易通过缝合组织。但是使用单纤维缝线,在关节镜下打结往往不容易打紧,因为单纤维缝线材料存在自身记忆,事实上单纤维缝线结存在解开或滑动倾向。编织缝线可以使用穿梭技术传递。一旦单纤维缝线穿过组织,即可以在一支编织缝线上打结,在单纤维缝线一端牵拉,即可以将编织缝线引导穿过要缝合的组织。也可以购买其他穿梭工具完成相同操作。

使用顺向缝合穿梭工具处理编织缝线更便利,这类工具与编织缝线一致,可以在缝合针尖端使用一个步骤穿过要缝合的组织。有些顺向工具自身具备抓线功能,可以避免再次使用单独的抓线器,使用这类工具时,必须小心避免损伤缝线。受到割伤的缝线会削弱,导致后来断裂。

高强线降低了打结时缝线断裂的发生率,以前标准缝线常常发生打结时缝线断裂。与传统缝线相比,高强线更不容易扭曲。但是,高强线自身非常滑,并不会保证一个牢固的手术结。一些研究报道了高强线结滑动而没有断裂的情况。另外一些研究没有发现这一现象。对高强线做了一些改变,使高强线感觉更像传统的低强度编织线。很多研究展示了使用切开技术与关节镜技术打结存在不同。所以,在实验室使用各种缝合线打不同的结是非常有意义的。

有些高强线非常牢固,以至于在肩关节镜手术打结时划破手套或医师的手指。这类小的手指划伤会导致医师手指非常疼痛,手术者应该当心划破手指及可能造成的感染。

八、特殊关节镜结(滑动结和非滑动结)

很多文献中可以查到各种关节镜结。每个医师学会所有关节镜结是没有必要的。实际上,参加这类教育课程没有太大意义。常用的关节镜结包括 Duncan 结、Roeder 结、Weston 结、Tennessee 结、Revo-Southern California Orthopedic Institue (SCOI)结、Samsung Medical Center(SMC)结。只要医师理解和遵守线结牢固性和线环牢固性的基本原则,包括适当使用半分结加强,多数关节镜结是可靠的。每个关节镜医师必须掌握 2 种关节镜结。不同的医师打结方式不同,所以没有一种适合于所有关节镜医师的最佳关节镜结。掌握一种滑动结、一种非滑动结、一种滑动锁定结是非常有益的。

滑动结是有优势的,因为可以在关节镜鞘管外将结做成一定形状,然后通过中轴线和推结器将结推至目标组织处。然而,有时候线结不会通过组织或推结器滑动。这不是少见的现象,如三股缝线铆钉,当前二股缝线打结后,在铆钉线孔处第三股缝线可能被卡住了而无法滑动,此时对于第三股缝线来讲,可用的方法就是打非滑动。因此在准备打结时,常规评估缝线是否可滑动是十分重要的。滑动结需要一个短的中轴线,当结传递下去,中轴线回抽时,又恢复到恰当的工作长度。与此形成对比的是,非滑动结的二根线是相对等长的。每次打结前,评估缝线的可滑动性是十分重要的。所有关节镜医师都必须能够打一个牢固的非滑动结,因为有些手术情况下需要如此操作。

学习和掌握很多滑动结和非滑动结是没有必要的。如果关节镜结之上再增加至少 3 个反方向的半分结,各种打结方法之间在生理负荷方面没有显著差别。掌握几种打结方法十分重要。相对于打结来说,成功的手术在于仔细的手术技术和关注细节问题。

滑结可以分为锁定结和非锁定结。例如,当修复有从目标组织弹回倾向时,使用滑动锁定结是有成倍优势的。这种弹回倾向在第一个结打好和转换为半分结的操作间隙可造成线环扩大和修复部位相关间隙形成,这种转换和固定滑动锁定结的技术涉及 3 个连续步骤。

1. 将初始结做小,使用推结器拉紧组织环。

2. 滑动推结器过顶初始结。

3. 通过拉滑动线,松开和锁定线结。

注重预牵张中轴线,消除线环松散十分重要,这个步骤有时需要明确的牵拉中轴线、手持关节镜的助手,在此阶段应做好仔细观察。如果在打结过程中,线结松动了,应该告知术者,因为在另外一个半分结加强固定前,这个松动是可以纠正的。一旦额外的半分结传递下来,想纠正松动的第一个结是十分困难的(有时是不可能纠正的)。

通过增加至少 3 个反向的交换中轴线的线结于第一个结节之上,才可以获得关节镜结的牢固。这个操作基本上可将第一个结锁定在理想位置。Riboh 等展示的那种捷径技术(给半分结张力,不转换推结器),在打好最初的 Tennessee 滑动结后,会导致线结的性能降低。也有人证明,在最初的线结打好后,半分结加强不会影响线结牢固性。

肩关节镜手术期间,可以使用各种缝合打结法固定组织。有时要修复的软组织质量很差(以前手术过、退变性肩袖肌腱)。这种情况下,即使缝合裂口使用了坚固铆钉、牢固缝线、良好的缝线结也会失败。此时复合抓持缝合有帮助,但是在打结之前消除线结内松散也很重要,因为最初的松散会传递，导致缝合部位早期间隙形成。Gerber 等认为，通过改良 Mason-Allen 缝合的肩袖开放手术，最终张力显著增加。这种抓持缝合涉及通过肌腱的 3 道缝合，当给予张力时，可提供自我锁定机制。然而在后来的关节镜 Mason-Allen 技术研究中，他们发现这种布局并没有增加关节镜褥式缝合的强度。Petit 等认为，褥式缝合比单纯缝合好，但是改良的 Mason-Allen 缝合一直可以观察到早期的骨-腱间隙形成。这种情况可能是复合缝线环的轻微松散导致的，在低水平循环负荷下导致间隙形成。因此，在打关节镜结之前，轻轻地消除缝线环的松散，尤其是复合抓持缝合的松散，变得十分重要。

巨大肩袖缝合是通过放置初始的单纯肩袖横向缝合环。这个缝合环先打结完成，然后将一个铆钉缝线穿过最初缝合环的内侧，当单纯缝线打结时，最初的横向缝合环产生部分张力，降低了组织被切穿的倾向。这种布局接近普通缝合或者水平褥式缝合强度的 4 倍，大体上等同于开放改良 Mason-Allen 缝合的失败负荷。使用双负荷铆钉时，质量较差的组织也可获得相同效果。第 1 个缝合为水平褥式缝合，第 2 个缝合为普通缝合，置于二个褥式缝合线内侧。褥式缝合先打结，然后当单纯缝合有一定张力时，将咬合住褥式缝线支。

九、练习板和打结测试器

最近研究提示，打结表现和连贯性可能比期望的低，即使有经验的医师也是如此。医师的目标是以有效的方式打牢固的结，以节约手术时间。打结质量和连贯性可通过练习提高。历史上讲，多数训练是通过学习者模仿手写提示或视频演示，在打结板上练习。评估打结技术是由有经验的老师给予主观观察和评估。一些研究者设计了一种自我评价工具，可以强化打结设备的有效性。

生物力学反馈对于学习和练习特别有用。比较麻烦的是，使用复杂的材料测试设备，费用高、实用性差。最近，北美关节镜学会等研发了一种价格低的设备，有利于打结练习和直接的客观评价体外关节镜结的表现（图 1-2 至图 1-6，FAST 工作台和 FAST 打结测试器）。

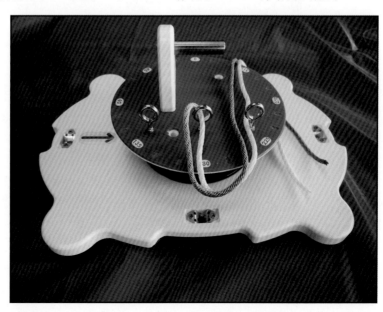

图 1-2　FAST 程序工作台
　　　　可以使用绳子学习
　　　　打结

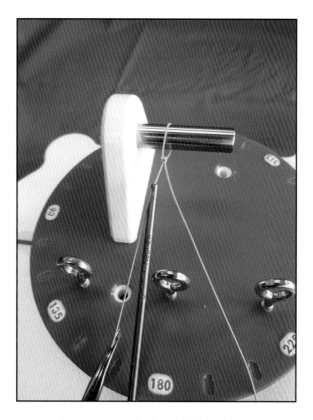

图 1-3　FAST 打结芯棒练习缝线打结

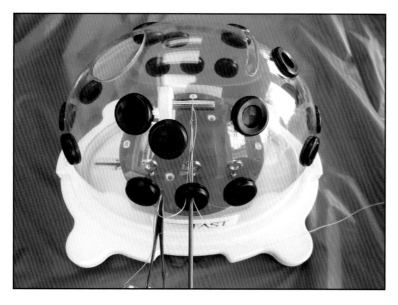

图 1-4　带有多个入路的透明穹便于直视下通过鞘管练习

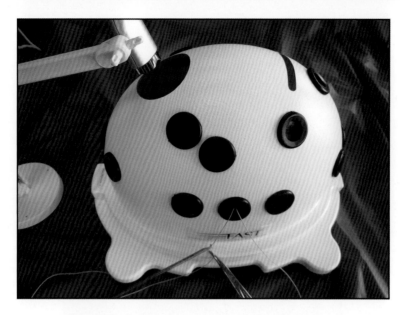

图 1-5　毛玻璃样穹　使用价格不高的 USB 摄像头连接到台式机上,在影
　　　　像控制下练习打结技术

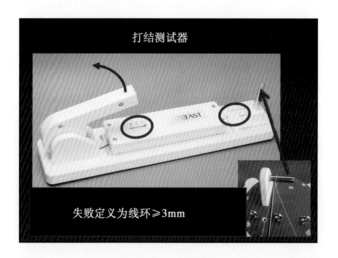

图 1-6　FAST 线结测试器　在线环大小测定器上的第 1 个凹槽匹配打结基
　　　　础工作台的打结芯棒。轻轻拉起手柄,给予缝线环 15 磅的弹性负
　　　　荷,使用线环尺寸测定器重新测定线环大小,失败定义为线环扩大超
　　　　过 3mm

十、潜在并发症

关节镜打结是一项充满挑战的技术。技术缺陷可以通过练习和关注细节降低。缝线缠绕

可以通过仔细和有计划的处理而避免,即打结时,在工作鞘管内仅保留2根工作缝线支,鞘管内的其他缝线,主要增加线结内缠绕的缝线,难于纠正。使用高强线降低了缝线断裂的发生率,但是如果医师操作太粗暴,仍会发生缝线断裂。虽然当今缝线非常牢固,但是骨质疏松或者是翻修病例,骨的完整性可能被以前的修复手术破坏的情况下,铆钉很容易从骨拔出。缝线被划伤或起毛情况,可能会导致缝线断裂。如果半分结没有推送到目标位,缝线结可能会锁定在鞘管内。助手帮助下可以降低这种风险,要注意到所有半分结传递到位了,一旦发生这个情况,避免进一步收紧缝线结。可能的挽救方法是避免在缝线上施加张力,将线结传递到工作区域。第一个线结的滑动可能增加线环的尺寸,线环大小与组织-骨之间的间隙有关,线环扩大主要增加缝合结构失败的风险。这个问题可以通过维持中轴线的张力而避免,至少维持到第一个半分结传递和(或)线结牢固锁定。有时候,助手可以使用抓线钳固定线结或软组织来轻柔地控制弹回。线结滑动可能是最重要和最常见的技术缺陷。这个情况可以通过仔细和有意识的手术技术避免,如在第1个缝线结之后,至少在转换中轴线上有3个反向缝线结。

技术要点

1. 计划关节镜操作的步骤,脑海里反复练习每一个缝线穿梭步骤,如此降低缝线缠绕风险。

2. 练习和熟练至少一种关节镜滑动结、一种非滑动结、一种滑动锁定结,使用线结测试板评估打结技术。

3. 手术期间,观察初始线结,在推送半分结之前,确信线环没有移位,线环扩大与组织愈合失败密切相关。

4. 以至少3个反向中轴上的反向半分结增强第一线结,每次都要如此操作。

5. 高强线降低了缝线断裂风险,但是缝线自身并不产生牢固的线结,要使用仔细的手术技术,练习打结技术。

参 考 文 献

[1] Burkhart SS, Wirth MA, Simonick M, Salem D, Lanctot D, Athanasiou K. Knot security in simple sliding knots and its relationship to rotator cuff repair: how secure must the knot be? Arthroscopy. 2000;16(2):202-207.

[2] Wüst DM, Meyer DC, Favre P, Gerber C. Mechanical and handling properties of braided polyblend polyethylene sutures in comparison to braided polyester and monofilament polydioxanone sutures. Arthroscopy. 2006;22(11):1146-1153.

[3] Abbi G, Espinoza L, Odell T, Mahar A. Pedowitz R. Evaluation of 5 knots and 2 suture materials for arthroscopic rotator cuff repair: very strong sutures can still slip. Arthroscopy. 2006;22(1):38-43.

[4] Barber FA, Herbert MA, Beavis RC. Cyclic load and failure behavior of arthroscopic knots and high strength sutures. Arthroscopy. 2009;25(2):192-199.

［5］ Hughes PJ, Kerin C, Hagan RP, Fisher AC, Frostick SP. The behaviour of knots and sutures during the first 12 hours following a Bankart repair. Acta Orthop Belg. 2008;74(5):596-601.

［6］ Mahar AT, Moezzi DM, Serra-Hsu F, Pedowitz RA. Comparison and performance characteristics of 3 different knots when tied with 2 suture materials used for shoulder arthroscopy. Arthroscopy. 2006;22 (6):614. e1-2.

［7］ Ilahi OA, Younas SA, Ho DM, Noble PC. Security of knots tied with ethibond, fiberwire, orthocord, or ultrabraid. Am J Sports Med. 2008;36(12):2407-2414.

［8］ Lo IK, Ochoa E Jr, Burkhart SS. A comparison of knot security and loop security in arthroscopic knots tied with newer high-strength suture materials. Arthroscopy. 2010;26(9 Suppl):S120-S126.

［9］ Kaplan KM, Gruson KI, Gorczynksi CT, Strauss EJ, Kummer FJ, Rokito AS. Glove tears during arthroscopic shoulder surgery using solid-core suture. Arthroscopy. 2007;23(1):51-56.

［10］ Martinez A, Han Y, Sardar ZM, et al. Risk of glove perforation with arthroscopic knot tying using different surgical gloves and high-tensile strength sutures. Arthroscopy. 2013;29(9):1552-1558.

［11］ Hughes PJ, Hagan RP, Fischer AC, Holt EM, Frostick SP. The kinematics and kinetics of slipknots for arthroscopic Bankart repair. Am J Sports Med. 2001;29(6):738-745.

［12］ Livermore RW, Chong AC, Prohaska DJ, Cooke FW, Jones TL. Knot security, loop security, and elongation of braided polyblend sutures used for arthroscopic knots. Am J Orthop (Belle Mead NJ). 2010;39 (12):569-576.

［13］ Kim SH, Yoo JC, Wang JH, Choi KW, Bae TS, Lee CY. Arthroscopic sliding knot: how many additional half-hitches are really needed? Arthroscopy. 2005;21(4):405-411.

［14］ Loutzenheiser TD, Harryman DT, Yung SW, France MP, Sidles JA. Optimizing arthroscopic knots. Arthroscopy. 1995;11(2):199-206.

［15］ Lo IK, Burkhart SS, Chan KC, Athanasiou K. Arthroscopic knots: determining the optimal balance of loop security and knot security. Arthroscopy. 2004;20(5):489-502.

［16］ Riboh JC, Heckman DS, Glisson RR, Moorman CT 3rd. Shortcuts in arthroscopic knot tying: do they affect knot and loop security? Am J Sports Med. 2012;40(7):1572-1577.

［17］ Cummins CA, Murrell GA. Mode of failure for rotator cuff repair with suture anchors identified at revision surgery. J Shoulder Elbow Surg. 2003;12(2):128-133.

［18］ Gerber C, Schneeberger AG, Beck M, Schlegel U. Mechanical strength of repairs of the rotator cuff. J Bone Joint Surg Br. 1994;76(3):371-380.

［19］ Schneeberger AG, von Roll A, Kalberer F, Jacob HA, Gerber C. Mechanical strength of arthroscopic rotator cuff repair techniques: an in vitro study. J Bone Joint Surg Am. 2002;84-A(12):2152-2160.

［20］ Petit CJ, Boswell R, Mahar A, Tasto J, Pedowitz RA. Biomechanical evaluation of a new technique for rotator cuff repair. Am J Sports Med. 2003;31(6):849-853.

［21］ Ma CB, MacGillivray JD, Clabeaux J, Lee S, Otis JC. Biomechanical evaluation of arthroscopic rotator cuff stitches. J Bone Joint Surg Am. 2004;86-A(6):1211-1216.

［22］ Hanypsiak BT, DeLong JM, Simmons L, Lowe W, Burkhart S. Knot strength varies widely among expert arthroscopists. Am J Sports Med. 2014;42(8):1978-1984. [Epub ahead of print]

［23］ Wong IH, Denkers MR, Urquhart NA, Farrokhyar F. Systematic instruction of arthroscopic knot tying with the ArK Trainer: an objective evaluation tool. Knee Surg Sports Traumatol Arthrosc. 2015;23(3): 912918. doi: 10. 1007/s00167-013-2567-z. Epub 2013 Jun 27.

第2章

关节镜下前方Bankart损伤修复术

Frederick S. Song, MD and Jeffrey S. Abrams, MD

一、引言

前盂肱关节脱位比例为每100 000人中17.0～23.9人。根据国家大学运动员损伤联合会监测系统,大学生运动员中每1000人中0.12人,甚至在男性冲撞运动员(足球、摔跤、曲棍球)中比例更高。年轻男性运动员是已知肩关节前脱位中风险最高的,复发性不稳的比例几乎高达女性的3倍。与前脱位相关的前下盂唇损伤,最初由Bankart描述为主要损伤。问题是是否需要手术解决这一问题,如果需要手术,使用哪种技术存在争议。

急性肩关节前脱位的自然史研究显示,非手术治疗不同程度的成功。多数研究证实,在年轻、活跃的人群,复发脱位的风险显著提高。Longo等对最近做的非手术进行系统回顾,评估了31项研究中的2813例肩关节,发现与非手术治疗相比,对于年轻、活跃患者,手术治疗肩关节前脱位,复发率显著降低了。

复发性不稳的风险也与盂肱关节骨性关节炎的增加有关。Hovelius和Saeboe报道了这组人群中继发性骨性关节炎的发生率为39%,而Ogawa等也证实复发性不稳与退变性骨性关节炎有关。Habermeyer等证实,继发的复发性不稳导致盂唇韧带复合体的进展性损伤。

传统的切开手术,治疗效果较好,复发比例较低。尽管如此,关节镜技术和缝合铆钉技术的进步,促使医师从切开转换为关节镜治疗。关节镜技术的优势包括保留了肩胛下肌腱、较轻的术后疼痛、较大的功能活动范围、能够看到、诊断和治疗伴发疾病。虽然早期尝试关节镜稳定技术时,复发比例高得令人无法接受,关节镜修复单纯Bankart损伤的技术进步已经产生了令人满意的效果,与那些报道的切开治疗效果相似。然而,有关哪项技术会产生最好效果仍然存在争议。最近Mohtadi等的一项随机试验,比较了切开与关节镜稳定复发性肩关节前脱位,观察到关节镜组复发比例显著高于切开组(22% vs. 11%)。

当涉及复合的或单纯的肩胛盂或肱骨头侧骨缺损病例,关节镜 Bankart 修复组效果不可靠。Burkhart 和 DeBeer 的 194 例患者接受了 Bankart 关节镜修复,证实在骨缺损时,关节镜治疗效果不满意。他们观察到显著骨缺损时,失败率高达 67%,接触性运动、骨缺损者失败率达 89%。对于这些复杂病例,辅助性关节镜手术,如 remplissage 手术提高了手术成功率。McCabe 等回顾了 31 例咬合型 Hill-Sachs 损伤和不到 25% 的肩胛盂骨缺损病例,开展了关节囊盂唇修复结合 remplissage 手术,随访 2 年,复发率为 0。

Bankart 关节镜手术技术持续发展,初发的盂唇伤病,以及相关的组织损伤,可以获得很好评估,同时辅助技术(如 remplissage 手术和辅助的下关节囊紧缩技术)对于选定的病例,已经不仅促进解剖修复,也提供了额外的稳定。

二、适应证

★ 复发性半脱位或脱位,非手术治疗无效。
★ 高风险人群首次脱位。
★ 不稳合并肩袖损伤。

相对适应证

★ 有明显骨缺损的复发性不稳。
★ 盂肱韧带肱骨侧撕脱(HAGL)。
★ 年轻(<22 岁)、男性接触性运动员。

三、相关体格检查

★ 恐惧试验:患者仰卧位,上肢 90°外展,肘关节 90°屈曲。肩关节逐渐外旋,同时给予向前方的应力。当患者出现恐惧的感觉,为恐惧试验阳性,提示不稳。

★ 复位试验:该试验结合恐惧试验进行,即恐惧试验后即刻开始该试验。当恐惧试验阳性时,给予肱骨头向后方的应力。有恐惧症状时的复位及进一步外旋肩关节,提示复位试验阳性。

★ 解除(吃惊)试验:本试验紧接着复位试验进行。肩关节继续外旋,解除肱骨头向后的力,当患者体验到一种突然恐惧的感觉时,为解除试验阳性。

★ 负荷和换挡试验:患者坐位或仰卧位。检查者用一只手稳定肩胛骨和肩胛带,同时另外一只手抓住上臂。患者的肩关节置于 0°外展、旋转中立位,或者 45°外展、45°外旋位。向中心给予轴向负荷,给予肱骨头向肩胛盂的负荷。给予向前和向后的应力,评估移位量。该试验可以增大外展角度,分离盂肱下韧带进行。始终与对侧肩关节进行测试对比非常重要。

★ 前抽屉试验:患者仰卧位,在喙突上给予压力固定肩胛骨。抓住肱骨头,给予向前方的应力。患者的上臂置于 80°~120°外展、0°~20°前屈、0°~30°外旋。与对侧肩关节相比,如果存在过度前移或者患者显示恐惧,提示为阳性。

★ 过度外展试验:患者坐位或站立位,检查者站在患者后面,固定患者的肩胛带,患者手臂外展。如果患者手臂外展超过 105°或者出现恐惧,该试验为阳性。

四、相关影像

★ 普通平片包括后前位、肩胛盂位、肩胛骨-Y 位和腋位。

☆ Stryker 沟位：患者仰卧位。患者手掌放在头上，手指指向头后方。X 线光束在肩部向头侧呈 10°。该图像用来评估 Hill-Sachs 损伤。

☆ West Point 位：患者俯卧位，用 1 个垫子将肩关节从桌面抬高 7～8cm，患者手臂呈 90°外展，前臂从桌面悬垂下来。X 线光束与中线呈 25°外展、25°向下方，瞄准腋部。这样与前下盂边缘呈切线位，有助于评估前下方盂的骨缺损。

☆ Bernageau 位：患者站立或坐位。检查侧上肢外展 135°，手放在头上。X 线光束指向肩关节后方，向头侧倾斜 30°。这个图像评估肩胛盂前下边缘骨缺损。

★ MRI（损伤初期）或 MRI 关节造影。

★ 普通平片检查后，根据病史和体格检查，如果怀疑盂唇或关节囊损伤，较少怀疑存在骨缺损，那么考虑 MRI 检查。除外评估盂唇病变，MRI 可显示其他伴随损伤，如二头肌长头腱损伤、肩袖损伤。关节内对比造影可进一步鉴别和确认盂唇病变及关节囊分离。如果怀疑显著骨缺损，应该做三维 CT 成像重建和肱骨头减影研究。失败手术或翻修手术，也应该选择这个成像模式。

五、设备

★ 大号透明鞘管（8.0～8.5cm）。

★ 带角度缝合钩（45°右，45°左）。

★ 小肩胛盂缝合铆钉（单线、双线铆钉）。

★ 单纤维缝合或穿梭工具。

★ 刺穿抓回工具。

★ 30°关节镜视频设备。

★ 水泵。

★ 缝合管理工具，如打结、剪线、回抽工具。

六、手术操作步骤

步骤 1　麻醉下检查

仰卧位，记录肩关节的活动范围。中立位前向负荷和推移试验，手臂 45°外旋位操作。如果肩关节置于 90°位外展和外旋，不稳的肩关节可触到终点。较小度数的外展和旋转，可能更容易检查到移位和半脱位，因为此时残存的盂肱韧带位于不太绷紧的位置。捻发音和交锁是其他重要的可触及的重要发现，可以反射出静态限制和关节面的质量。凹陷征和后方移位测量对评估关节松弛很重要，与对侧肩关节对比更有意义。

步骤 2　体位和入路

前向不稳手术，摆放于侧卧位，肩胛盂平行地面。可以看见和评估关键的肩胛盂下 1/4，对于成功修复来说十分重要。从前上入路观察,可以直接看见这个区域。使用商业上可买到的手臂体位架,有利于将肩关节置于适当位置,手术中可以做到平衡悬吊。很容易做到下关节囊和关节囊支持韧带的直接折叠手术。对于沙滩椅位来说,试图给下盂肱韧带张力时,麻醉后手臂重量可造成难以克服的障碍。后方观察入路首先建立,随后关节注水充盈。后方入路位于肩峰后方和肩胛冈交汇处外侧边下方 2cm 处。这个入路位于标准后侧观察入路外侧 1~2cm(图 2-1)。这个入路的优势是能够使用 30°关节镜看清前内侧,避免肩胛盂阻挡。

最常见的技术是通过肩袖间隙,使用双前侧入路进入肩关节。前上入路位于肩锁关节下方,在二头肌腱后方直接进入肩袖间隙上边。这个入路可以观察及辅助穿梭过程及缝线管理。

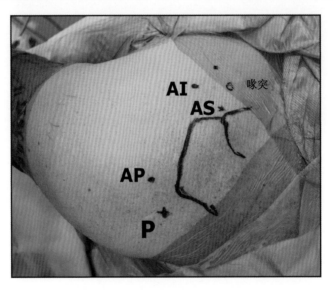

图 2-1 关节镜 Bankart 修复的常用入路 AI. 前下入路;AP. 辅助后方入路;AS. 前上入路;P. 后方入路

前下入路位于喙突外侧 2cm,在肩胛下肌腱上方进入关节,这个入路可以为前方铆钉沿前下盂扇形体的植入提供最佳角度。通常需要更大号鞘管来允许缝合钩通过。做这个入路时,使用硬膜外针定位,从后方入路观察。从后方给肱骨施加轻微外力,加大间隙,如此降低肱骨头磨损风险。额外的入路可能有助于完成关节镜下 Bankart 损伤修复,6 点钟入路或后下方铆钉植入,可直接治疗下方关节囊损伤(图 2-2)。使用硬膜外针,在经典后方入路后方 2cm 和外侧 2cm 处,做这个辅助的后方入路点。如此完成一个无阻碍的外侧入路点。肱骨头沿前下边缘半脱位是一种不稳定肩关节常见的表现。使用硬膜外针找到理想的入路角度,插入小直径导钻,因为缝合可以通过已经建立的标准后方入路完成,所以通常不需要在这个入路放置工作鞘管。虽然当心腋神经损伤至关重要。但是,在直视下,仔细放置导钻应该可以消除这种潜在并发症。

有一些病例可能需要增加额外入路。通过肩胛下肌腱的前下入路(5 点钟入路)对于骨性桥接的 Bankart 损伤修复可能有帮助,因为此时 1 枚铆钉必须放置在肩胛盂颈部内侧,通过关节镜修复 HAGL 损伤时也是如此。这个入路位于前下入路下方的 2~3cm,使用扩张工具将肩胛下肌腱的关节内部分扩张,直至可以通过一个相对大尺寸的鞘管(图 2-3)。

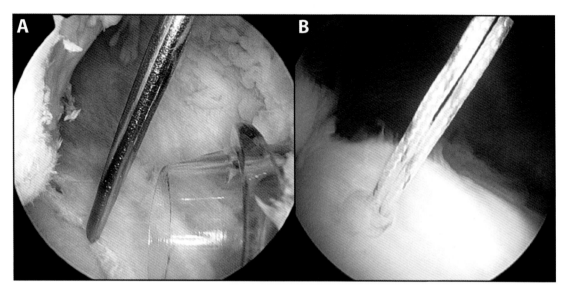

图 2-2　通过辅助后方入路植入后下铆钉　A. 折叠下方囊袋使用脊柱针经皮定位。B. 缝合铆钉植入

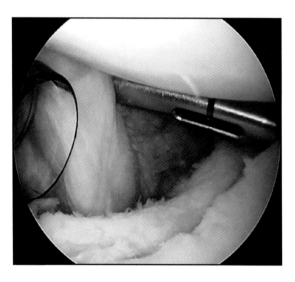

图 2-3　到达前下盂边缘困难患者的辅助前方经肩胛下肌腱入路

在前方和后方放置大号鞘管,从效率和工效学上看方便带角度缝合钩插入,提高捕获和转移受损伤的盂唇韧带关节囊结构的能力。

步骤 3　关节镜诊断

关节镜诊断应以一种系统方法,从仔细评估整个关节开始。可以测量和定量显著的肱骨头缺损或 Hill-Sachs 损伤,以确定是否肩胛盂轨迹不足,有时需要更激进的方法。在做 2 个前方工作入路前,应明确前方盂唇损伤,辨认损伤是否向上方和下方延伸(图 2-4)。前下入路和后方入路一般放置大号鞘管,允许通过过线工具,尤其是缝合钩。前下盂唇损伤的理想观察方法是关节镜放置在前上入路(图 2-5),从这个入路观察,同时旋转和移动肩关节,易于评估咬合型 Hill-Sachs 损伤。

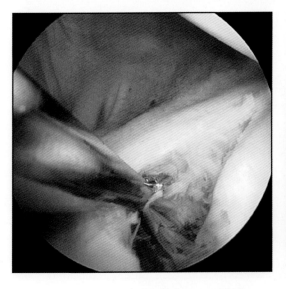

图 2-4　从后方入路观察前方 Bankart 损伤

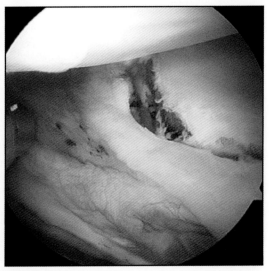

图 2-5　从前上入路观察,前方和下方 Bankart 损伤

步骤 4　组织松解

Bankart 修复的关键步骤是关节囊松解。通过前方和后方入路,使用剥离器松解病变盂唇,如此盂唇能够从下方向上方移动,有利于覆盖缺损。通过松解的盂唇韧带复合体可以看到肩胛下肌,提示软组织松解到位(图 2-6)。盂唇病变延伸甚至达到或超过肩胛盂后方 6 点钟位置的情况也不是不常见。如果是这样,必须认识到全盂唇病变,必须松解到位,额外使用铆钉修复延伸的损伤。使用磨钻准备肩胛颈和要重新贴附的肩胛盂边缘,必须避免暴力磨锉,那样会增加骨丢失风险(图 2-7)。完成这一步骤时,整个下盂肱韧带吊床易于定位到期望的修复部位。

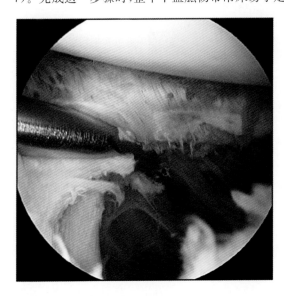

图 2-6　从肩胛颈和下方肩胛下肌进行关节囊松解
　　　　和分离

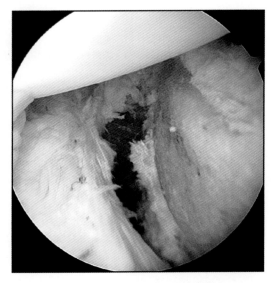

图 2-7　缝合铆钉修复前,温和盂颈清创

步骤 5　后下方缝合铆钉

修复不稳的肩关节时,下方关节囊的折叠是一个重要步骤。关节镜的一个明显优势是能够看到整个下盂肱韧带的附着。在复发性脱位病例,常见到关节囊拉长和盂唇分离。使用 30°关节镜从前上入路观察,铆钉沿着肩胛盂下方边缘植入,进行一系列缝合,可以直接进行关节囊盂唇修复。

使用硬膜外针定位,选择好最佳角度后,在后方入路前方 2cm、外侧 2cm 处增加一个辅助入路。进行此步操作时,可能需要部分移动后方鞘管,避免局部空间不足的拥挤。如果硬膜外针能够评估肩胛盂的恰当部位,可以插入导钻。植入单线或双线铆钉。

此时,如果先前操作中移动了后方鞘管,现在可以重新插入。插入 30°缝合钩,给下盂肱韧带后束张力,可以使用单纯缝合或褥式缝合(图 2-8)。此时或者在前下方铆钉植入紧张的肩关节后,将这些缝线打结。如果下方关节囊袋较大,可以增加折叠缝合。使用缝合钩的可吸收单纤维缝线缝合,产生一定的张力,缩小了下方囊袋的空间。

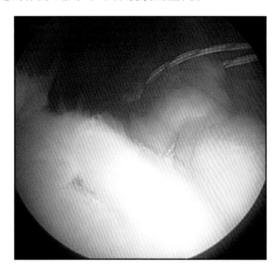

图 2-8　缝线铆钉植于 7 点钟位置,形成褥式缝合重建 IGHL 的后束

步骤 6　remplissage 增强

当存在显著肱骨头缺损时,因缺损较大难于处理,使用 remplissage 缝合可能是一个重要的辅助方法。remplissage 的目的在于冈下肌腱的外侧边施以张力,将肌腱填塞进 Hill-Sachs 缺损,关节外填补缺损,同时也提供了平移控制。要在前方盂唇修补之前完成这一操作,因为此时视野好、操作空间大。需要注意的是,应该在完成前下盂唇修复手术之后,才做 remplissage 缝线打结。

肱骨头骨缺损,有咬合风险的病例,在前方修补后考虑此步骤。从后方鞘管清创缺损后,导钻插进 Hill-Sachs 缺损中心区域的孔内,植入带多根缝线的肩袖铆钉(图 2-9)。

将鞘管少许拔出,从前方入路观察时,允许后方关节囊和冈下肌腱闭合在鞘管开口处。做出一个由外向内的轨道,将穿刺拉回工具从鞘管引入,各自做拉回缝合,完成一个褥式缝合。必须特别注意不要刺穿靠近肩胛盂的内侧关节囊,从而避免后方关节囊张力过大。拉回缝线时,结可以打在冈下肌腱和小圆肌腱的滑囊面。如果本步骤在前方铆钉植入前完成,在做前方修补时,留下打结的缝线,可以用来轻轻地牵引。一些医师喜欢植入前下方铆钉固定,视野最大后再打这些结。

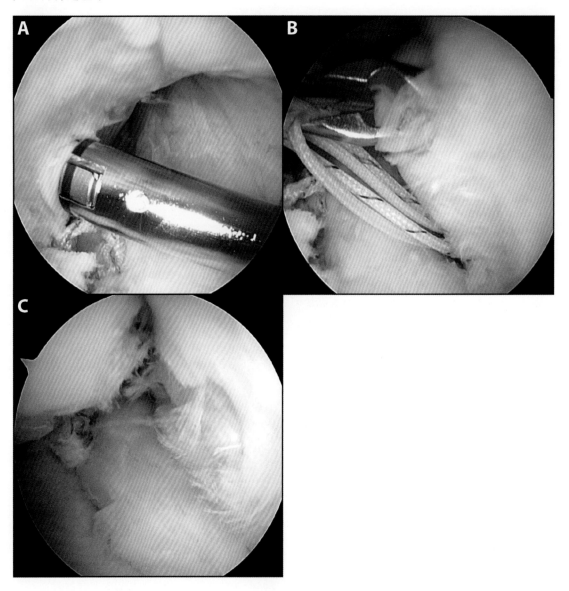

图2-9   remplissage修复大的Hill-Sachs损伤   A. 多根缝线铆钉植于肱骨头压迹缺损内。B. 通过后外关节囊和冈下肌回抽,形成褥式缝合。C. 完成的腱固定和关节囊折叠,充填肱骨头缺损

步骤7   前下方缝合铆钉

通过前下方鞘管,钻孔后植入前方和下方的铆钉。通过前上入路观察植入这些铆钉是最佳方法,植入铆钉时,导向钻允许肱骨头向后移位,导向钻孔和铆钉放置在关节面边缘2mm处(图2-10),有些医师选择使用30°或70°关节镜,从后方入路观察。可以使用单根缝线或多根缝线铆钉。如果关节囊质量较好,可以使用褥式缝合。如果关节囊组织薄弱或存在缺损,单排缝合更安全。

铆钉植入后,30°带角度缝合钩从前下鞘管插入。从铆钉下方穿刺关节囊,打结时因此产生向上的力量(图 2-11)。做褥式缝合时重复这一操作。在肩胛盂侧植入多根铆钉,先做褥式缝合,但不要打结。第 2 个缝合做单纯缝合,位于内侧,如此产生一种对组织固定的加强作用(图 2-12)。缝合钩刺穿关节囊,进入关节时,在分离盂唇下方手动向上拉,产生一个折叠效应(图 2-13)。在植入下一个铆钉前,行缝线打结。

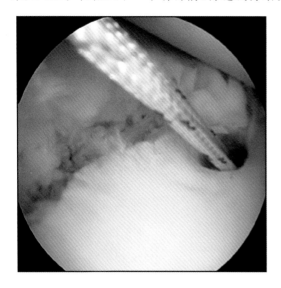

图 2-10　使用导钻通过前下入路将前下缝合铆钉植于盂的关节缘上

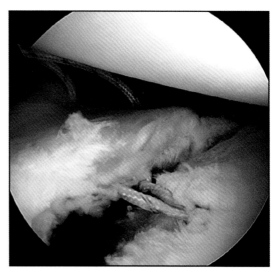

图 2-11　在缝线铆钉下方刺穿关节囊　缝线打结时,形成向上推移

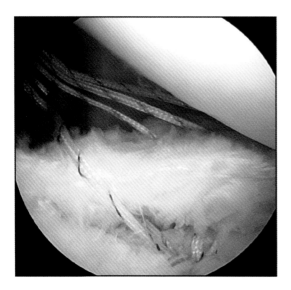

图 2-12　多根缝线铆钉可用于形成附加固定　褥式缝合和单纯缝合加强修复位点

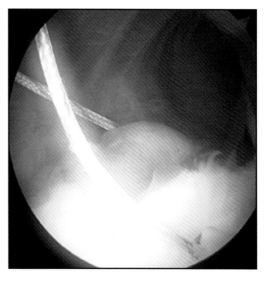

图 2-13　当缝线钩形成对关节囊和盂唇的分别贯穿时,形成了关节囊折叠和单纯缝合

步骤 8　前方肩胛盂中部铆钉

第 2 个前方铆钉放置在下方铆钉之上 8～10mm 处。从前上入路或后方入路观察,通过前下入路,导向钻钻出理想的铆钉孔。此处为了增强下盂肱韧带的上束,可使用多根缝线铆钉。使用 30°缝合钩,用单纤维缝线牵引各个铆钉缝线穿过关节囊,做褥式缝合。拉紧之前,缝合钩重新从内侧引入,抓住下盂肱韧带的上部,在鞘管内拉回第 2 根缝线。通过前下鞘管行褥式缝合打结固定。将第 2 个单纯缝合固定,完成下盂肱韧带上部的牢固贴附(图 2-14)。

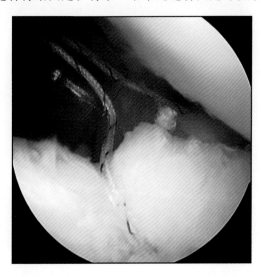

图 2-14　中间铆钉以褥式缝合方式增强 IGHL 的上 1/3

步骤 9　前上铆钉

第 3 个铆钉置于关节面边缘,邻近或肩胛盂窝上方一点点。重新调整导向钻,在与入路接近垂直角度穿透关节面。通常使用单根缝线铆钉,选择单根缝线铆钉的原因是,中部和下部关节囊韧带之间的组织较薄弱。使用 30°缝合钩抽回缝线之后,下盂肱韧带的上部和盂肱中韧带部分固定到肩胛盂(图 2-15)。

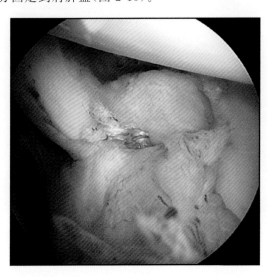

图 2-15　植入上方缝线铆钉单纯缝合

步骤 10　肩袖间隙折叠术

有脱位病史者,考虑到肩袖间隙松弛时,将肩袖间隙闭合是一种治疗选择。使用前下鞘管,移除前上鞘管,如此允许沿着肩胛下肌腱走行,从盂肱中韧带上部置入缝合钩。最好从后方入路观察,从盂的边缘接近一半处到关节面附着点操作(图 2-16)。可选择单纤维缝合线,因为在牵引时会接触到肱骨头关节面。将大号鞘管部分回撤,通过上盂肱韧带使用穿刺拉回工具,将缝线拉回,完成垂直褥式缝合。通过前向鞘管,在关节外打结。

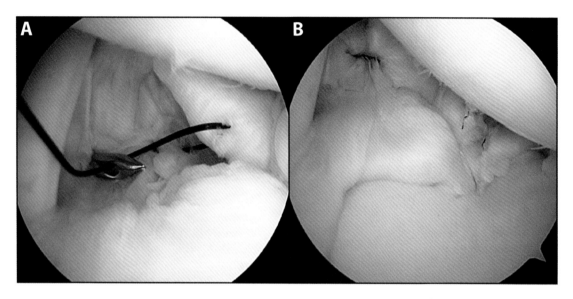

图 2-16　融合部分盂肱中韧带、肩胛下肌腱上边和上盂肱韧带,完成肩袖间隙闭合　A. 缝线引入和回抽。B. 闭合的肩袖间隙

步骤 11　支具

使用单纤维尼龙缝线关闭伤口,辅料包扎固定。在手术室使用带垫枕护具,将手臂放置在轻度内旋位。

七、术后原则

★ 第 1 周
☆ 支具悬吊保护。
☆ 肘关节屈曲和伸直锻炼。
☆ 前臂、腕关节和握力锻炼。
☆ 肩胛骨姿势锻炼。
★ 第 2~5 周
☆ 钟摆锻炼。
☆ 肩胛骨收缩锻炼。
☆ 肘关节辅助外旋 20°锻炼。

☆ 下身健身锻炼。

★ 第5～8周

☆ 开始前屈150°锻炼。

☆ 侧方外旋40°锻炼。

☆ 肩胛骨固定锻炼。

☆ 核心力量锻炼。

☆ 停止悬吊。

★ 第8～12周

☆ 接近抬高终点。

☆ 外旋增大到50°。

☆ 肩袖力量锻炼。

☆ 肩胛骨力量锻炼。

☆ 加强总体健身锻炼。

★ 第12～16周

☆ 希望参加运动的重点训练。

☆ 力量和协调性的闭链锻炼。

☆ 允许过头投掷运动,但是不要使用球。

★ 第16周至6个月

☆ 开始使用负荷的负重锻炼,渐进性的,不做投掷锻炼。

☆ 避免接触和冲撞性活动,直至接近无症状为止。当确认愈合完成,可以开始过头投掷锻炼。

★ 第4～8个月

☆ 如果没有症状,恢复体育活动,做保护性力量锻炼和适当的健身锻炼。

八、可能的并发症

手术固定不稳的肩关节可能发生并发症。最常见的并发症是复发性不稳,包括自发复位的半脱位、完全脱位需要辅助复位、外展外旋时恐惧。对于 Bankart 损伤手术失败,有几个明确的危险因素,包括但不限于年轻、明显骨缺损、接触性运动、相关韧带损伤和男性。Balg 和 Boileau 提出了作为肩关节镜 Bankart 手术后复发风险的肩关节不稳严重程度的指数评分。

关节镜 Bankart 手术的少见并发症是僵硬。虽然对于修复肩关节前方关节囊韧带时,肩关节外旋无法达到最大是常见后果,但是严重受限仍是不期望发生的后果。有时应需要手术松解粘连或过度紧张。粗心大意地固定解剖结构(如前上角的盂唇下隐窝),会导致显著的造成残疾的丢失外旋和过头运动。

修复损伤的撕脱的关节囊盂唇组织时,需要使用缝线和铆钉。引入异种材料会带来风险。因为突出线结的摩擦,会导致软骨损伤。患者可能抱怨肩关节弹响。放置铆钉和缝线时,充分注意可能降低这种现象的发生。使用褥式缝合和单纯缝合,有助于预防缝线材料移动到软骨边缘。

缝合铆钉修复后创伤导致的前方再脱位,可以导致肩胛盂前方骨折(图 2-17)。多个铆钉孔会造成应力集中的结构薄弱,导致脆性增加。保持铆钉间适当的距离,同时使用小直径的钻,可以降低这种风险。

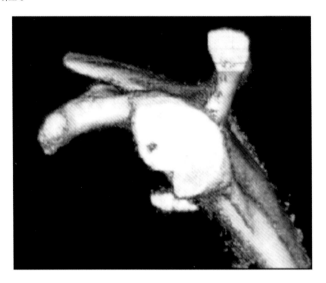

图 2-17 继发创伤,通过以前铆钉孔的肩胛盂边缘骨折

缝合铆钉有多种:PEEK 材料、生物可吸收材料、金属材料。有报道,这些材料可引起囊性病变(图 2-18)。如果怀疑囊性变,应使用 X 线、3D-CT 成像,以及隐性感染检测。如果患者有症状,虽然不常见,应审慎考虑关节镜清创和取出植入物。

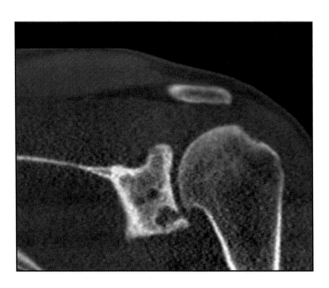

图 2-18 如果需要翻修手术,肩胛盂囊肿是个难题

技术要点

1. 避免鞘管拥挤,2 个前方鞘管周围的工作空间会受限。在肩袖间隙的最上方和下边插入鞘管。下方鞘管置入应紧贴肩胛下肌腱的上边,同时上方鞘管置入应直接位于二头肌腱的后方。

2. 充分的关节囊盂唇松解包括从肩胛盂边缘松解组织,同时要看到下方的肩胛下肌肌腹。沿肩胛盂关节面边缘从下向上推移时,下盂肱韧带必须重新获得张力。

3. 使用下方(6 点钟)铆钉直接修复下关节囊。辅助的后下入路,允许植入铆钉,同时可使用前下入路或标准后方工作入路置入缝合钩缝合下关节囊。

4. remplissage 手术可以作为因骨缺损有风险肩关节的辅助手术。患者肩胛盂宽度有轻微改变、肱骨头因大而深的 Hill-Sachs 损伤出现较显著的骨缺损情况下,这种添加性手术可降低复发风险。

5. 可增加肩袖间隙闭合手术,产生额外的关节囊张力,减少前向移位。单纯的关节囊折叠手术结果不一。将肩胛下肌腱上边与下盂肱韧带缝合在一起,对前方修复会产生强大的支撑。对于过头投掷运动员,由于丢失极度外旋,不推荐采用此术式。

参 考 文 献

[1] Robinson CM, Seah M, Akhtar MA. The epidemiology, risk of recurrence, and functional outcomeafter an acute traumatic posterior dislocation of the shoulder. J Bone Joint Surg Am. 2011;93;1605-1613.

[2] Owens BD, Angel J, Mountcastle SB, et al. Incidence of glenohumeral instability in collegiate athletics. Am J Sports Med. 2009;37(9):1750-1754.

[3] Zacchilli MA, Owens BD. Edpidemiology of shoulder dislocations presenting to emergency departments in the United States. J Bone Joint Surg Am. 2010;92(3):542-549.

[4] Bankart AS. Recurrent or habitual dislocation of the shoulder-joint. Br Med J. 1923;2(3285):1132-1133.

[5] Hovelius L, Olofsson A, Sandtröm B, et al. Nonoperative treatment of primary anterior shoulder dislocation in patients forty years of age and younger: a prospective twenty-five year follow-up. J Bone Joint Surg Am. 2008;90(5):945-952.

[6] SachsRA, Lin D, Stone, ML, et al. Can the need for future surgery for acute traumatic anterior shoulder dislocation be predicted? J Bone Joint Surg Am. 2007;89(8):1665-1674.

[7] Robinson CM, Howes J, Murdoch H, et al. Functional outcome and risk of recurrent instability after primary traumatic anterior shoulder dislocation in young patients. J Bone Joint Surg Am. 2006;88(11): 2326-2336.

[8] Longo UG, Lappini M, Rizzello G, et al. Management of primary acute anterior shoulder dislocation: systematic review and quantitative synthesis of the literature. Arthroscopy. 2014;30(4):506-522.

[9] Hovelius L, Saeboe M. Neer Award 2008: Arthropathy after primary anterior shoulder dislocation. 223 shoulders prospectively followed up for twenty-five years. J Shoulder Elbow Surg. 2009;18(3):338-347.

[10] Ogawa K, Yoshida A, Matsumoto H, et al. Outcome of the open Bankart procedure for shoulder instability and development of osteoarthritis: a 5-to 20-year follow-up study. Am J Sports Med. 2010;38(8): 1549-1557.

[11] Habermeyer P, GleyzeP, Rickert M. Evolution of lesions of the labrum-ligament complex in posttraumatic anterior shoulder instability: a prospective study. J Shoulder Elbow Surg. 1999;8(1):66-74.

[12] Rowe CR, Zarins B, Ciullo JV. Recurrent anterior dislocation of the shoulderafter surgical repair: apparent causes of failure and treatment. J Bone Joint Surg Am. 1984;66(2):159-168.

[13] Pagnani MJ. Open capsular repair without bone block for recurrent anterior shoulder instability in patients with and without bony defects of theglenoid and/or humeral head. Am J Sports Med. 2008;36(9): 1805-1812.

[14] Brophy RH, Marx RG. The treatment of traumatic anterior instability of the shoulder: nonoperative and surgical treatment. Arthroscopy. 2009;25(3):298-304.

[15] Owens BD, DeBerardino TM, Nelson BJ, et al. Long-term follow-up of acute arthroscopic Bankart repair for initial anterior shoulder dislocations in young athletes. Am J Sports Med. 2009;37(4):669-673.

[16] Ozturk BY, Maak TG, Fabricant P, et al. Return to sports after arthroscopic anterior stabilization in patients aged younger than 25 years. Arthroscopy. 2013;29(12):1922-1931.

[17] Harris JD, Gupta AK, Mall NA, et al. Long-term outcomes after Bankart shoulder stabilization. Arthroscopy. 2013;29(5):920-933.

[18] Mohtadi, NG, Chan DS, Hollinshead RM, et al. A randomized clinical trial comparing open and arthroscopic stabilization for recurrent traumatic anterior shoulder instability. J Bone Joint Surg Am. 2014;96 (5):353-360.

[19] Burkhart SS, DeBeer J. Traumatic glenohumeral bone defects and their relationship to failure of arthroscopic Bankart repairs: significance of the inverted pear glenoid and the humeral engaging HillSachs lesion. Arthroscopy. 2000;16(7):677-694.

[20] Purchase RJ, Wolf EM, Hobgood ER, et al. Hill-Sachs remplissage: an arthroscopic solution for the engaging Hill-Sachs lesion. Arthroscopy. 2008;24:723-726.

[21] McCabe MP, Weinberg D, Field LD, et al. Primary versus revision arthroscopic reconstruction with remplissage for shoulder instability with moderate bone loss. Arthroscopy. 2014;30(4):444-450.

[22] Rowe CR, Zarins B. Recurrent transient subluxation of the shoulder. J Bone Joint Surg Am. 1982;63: 863-872.

[23] Jobe FW, Kvitne RS, Giangarra CE. Shoulder pain in the overhand or throwing athlete. The relationship of anterior instability and rotator cuff impingement. Orthop Rev. 1989;18:963-975.

[24] Gross ML, Distefano MC. Anterior release test. A new test for occult shoulder instability. Clin Orthop Relat Res. 1997;339:105-108.

[25] Silliman JF, Hawkins RJ. Classification and physical diagnosis of instability of the shoulder. Clin Orthop Relat Res. 1993;291:7-19.

[26] Abrams JS. Arthroscopic anterior instability repair. In: Levine WN, Blaine TA, Ahmad CS, eds. Minimally Invasive Shoulder and Elbow Surgery. New York, NY: Informa Healthcare; 2007:91-104.

[27] Gerber A, Ganz R. Clinical assessment of instability of the shoulder. With special reference to anterior and posterior drawer tests. J Bone Joint Surg Br. 1984;66:551-556.

[28] Gagey OJ, Gagey N. The hyperabduction test. J Bone Joint Surg Br. 2001;83:69-74.

[29] DiGiacomo G，Itoi E，Burkhart SS. Evolving concept of bipolar bone loss and the Hill-Sachs lesion：from "engaging/non-engaging" lesion to "on-track/off-track" lesion. Arthroscopy. 2014；30(1)：90-98.

[30] Balg F，Boileau P. The instability index score. A simple pre-operative score to select patients for arthroscopic or open shoulder stabilization. J Bone Joint Surg Br. 2007；89(11)：1470-1477.

第3章

盂肱韧带肱骨侧撕脱的关节镜修复

Gregory C. Mallo, MD, FAAOS; Petar Golijanin;
Matthew Doran; and Matthew T. Provencher, MD

一、引言

创伤后肩关节不稳通常累及盂唇和关节囊。典型病变者,这类损伤归类为盂唇从前下盂分离(Bankart 损伤)或者关节囊的塑性形变。有些情况下,特别是手臂创伤,过度外展外旋时,可能发生下盂肱韧带从肱骨附着点撕脱。Nicola 和 Bach 等将这种盂肱韧带从肱骨侧撕脱定义为 HAGL(humeral avulsion of the glenohumeral ligamen)。虽然这种损伤不常见,但是 Wolf 等发现在 64 例患者中,HAGL 的发生率为 9.3%,而 Bokor 等发现 547 例肩关节不稳中,HAGL 的发生率为 7.5%。HAGL 损伤表现为持续的前方不稳和疼痛,运动能力降低,无力。在具备损伤机制基础上,持续有症状时,医师必须高度怀疑 HAGL 损伤,在术前做 MRI 造影检查。

二、适应证

因疼痛和(或)不稳,导致活动受限,或运动能力降低,经非手术治疗无效,应考虑手术治疗。经术前 MRI 造影明确存在 HAGL 损伤,诊断性关节镜手术中确认,应该考虑修复。年轻患者肩关节损伤后持续疼痛、功能受限,主诉肩关节功能差,医师应高度怀疑 HAGL 损伤。以上这些表现提示 HAGL 损伤。

相对适应证

包括肩胛盂存在明显骨缺损或者咬合性 Hill-Sachs 损伤,除外修复 HAGL 损伤,这些损伤也应修复。处理肩胛盂或肱骨骨缺损时,修复 HAGL 损伤的作用还不十分明确。

三、相关体格检查

与较普通的 Bankart 损伤相比,还没有明确的临床试验来鉴别 HAGL 损伤。但是当肱骨头滑过盂唇时,没有捻发音的前向不稳提示 HAGL 损伤。但是这种微小发现在检查时却不容易体会到。

四、相关影像

最常使用的术前评估可疑 HAGL 损伤检查是 MRI 关节造影。HAGL 的磁共振造影特点为信号增强和下关节囊肥厚,沿着内侧肱骨颈造影剂外渗,以及 J 形腋袋(J 征),而正常的结构为 U 形(图 3-1)。

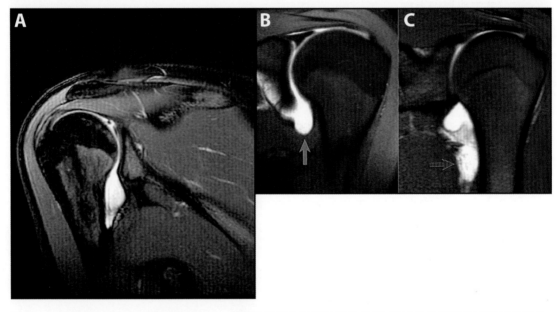

图 3-1　MR 造影上的 HAGL 撕裂举例(A)　注意造影剂向下蔓延到肱骨颈,提示关节囊附着到肱骨处损伤,比较完整 IGHL 和关节囊的肩关节(B)与肩关节明显 HAGL 损伤(C)MRI,下关节囊附着到肱骨侧损伤的 MR

五、设备

★ 标准的 4.0mm 关节镜 30°镜头,有时需要配备 70°镜头。
★ 全套关节镜工具,包括 Lasso 穿梭缝合器、抓线钳、骨准备工具(磨钻)、金属交换棒。
★ 3.5mm 或 4.5mm 全半径骨磨钻,磨锉关节囊和清创盂唇组织。
★ 一套透明鞘管,允许器械通过和打结:5.25 和 8.25mm。
★ 3.5mm 或 4.5mm 无结铆钉,或者 3.5mm 及以上直径的螺钉拧入铆钉。

六、体位和入路

(一)体位

侧卧位,全麻或喉罩麻醉,术中麻醉下检查。

常规消毒、铺无菌巾单,手臂给予 10 磅的悬吊牵引,15°前屈、50°外展,如此较好地显露盂肱关节。

(二)入路

后方入路:通过确认冈下肌腱和小圆肌腱之间的间隙,建立标准的后方观察入路。一般平行于肩峰外缘以远 1.5～3.0cm 处。

前上入路:在直视下,使用外向内侧技术建立。这个入路应该在肩袖间隙的较高位置,用于建立 7 点钟位置辅助后外侧入路时的观察入路。该入路向外侧位于肩峰前外侧边缘约 1cm,常仅靠二头肌腱上方。

辅助后外侧入路(7 点钟入路):这个入路的建立,需要从前上入路观察,使用 18G 硬膜外针定位。位于肩峰后角外侧 4cm 处,然后通过光滑金属杆,无创伤地置入鞘管。

前方中-下肩胛盂入路:摄像头转回到后方入路,直接在肩胛下肌腱上方建立前方的中-下肩胛盂入路。使用 18G 硬膜外针确认到达肱骨 5 点钟入路:该入路位于前方入路下方 1cm,外侧 2～3cm 处,通过肩胛下肌腱最外侧部分。有助于在肱骨上植入铆钉。Huberry 和 Burkhart 称这里为"杀手角",仅通过 5 点钟入路能够到达,此时手臂应置于外展外旋位。

七、手术步骤

复习术前影像后,医师确认患者,给予全麻或喉罩麻醉。麻醉下检查,确认不稳的诊断和评估其他疾患。

患者摆放于侧卧位,腋部垫枕。消毒铺单,给予 10 磅的平衡悬吊。上臂 15°前屈,50°外展,以便于牵开关节,使肱骨头从肩胛盂分开。

首先做标准的后方入路,开始关节镜诊断。使用外向内或内向外技术,将前方入路建立在肩袖间隙上方。然后植入透明的 5.25mm 鞘管,关节镜转换到前方入路观察,完成镜下诊断。

接着,从前上入路观察,使用 18G 硬膜外针定位和建立辅助的后外侧入路或 7 点钟入路。硬膜外针置入和入路点位于肩峰后角外侧 4cm 处,通过光滑的金属交换棒导入鞘管。建立 7 点钟入路是关节镜 HAGL 修复技术的关键步骤。

接着,关节镜重新置入后方入路观察,恰好在肩胛下肌腱上方建立中-下肩胛盂入路,使用 18G 硬膜外针恰当地做好入路定位。这个入路对于以恰当角度达到肱骨骨床和前方肩胛盂是必需的(图 3-2)。

一旦建立好入路,可以进一步评估 HAGL 损伤(图 3-3)。检查前方的盂肱韧带是否从肩胛骨/盂唇起点走行到肱骨颈。

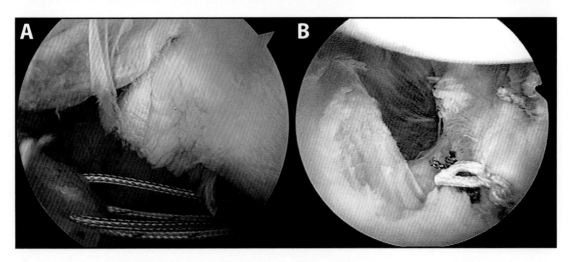

图 3-2　A. 第二部分反向 HAGL，置入 2 个水平缝线(4 个进入关节囊)用于将关节囊修复到肱骨。B. 双极病变的 Bankart 修复(HAGL 和盂唇 Bankart 撕裂)，然后将修复 HAGL

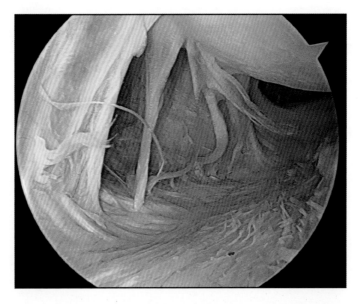

图 3-3　前下关节囊 HAGL 损伤　指示经典的分层和从肱骨头撕裂

　　典型的 HAGL 损伤表现为所有或部分下盂肱韧带复合体从肱骨侧撕脱。可以是前部、下部、后部，或者三个部位均损伤。经后方入路，使用 70°关节镜，可以获得该复合体在肱骨侧附着的最佳视野。使用 30°关节镜，从前上入路观察，也可以达到相同效果(图 3-4)，通过前方的中-下肩胛盂入路置入探针，评估韧带的功能。

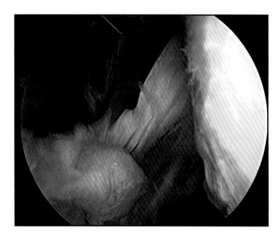

图 3-4 反向 HAGL 或后下关节囊从肱骨撕
裂举例 注意肩袖(肩胛下肌)肌肉
由于关节囊撕裂而暴露出来(箭头)

(一)伴随损伤:骨缺损或盂唇损伤

如果发现大的咬合型 Hill-Sachs 损伤或显著的肩胛盂骨缺损,治疗计划改变为另外一个操作,即治疗骨缺损。如果确认 Bankart 损伤合并 HAGL 损伤,首先使用抓线钳将盂肱韧带复位到肱骨颈,评估关节囊的张力。首先修复 HAGL 损伤,避免内侧关节囊过度紧张。通过前方的中部肩胛盂入路置入磨钻,准备下盂肱韧带复合体在肱骨侧原始附着点,温柔清创产生出血的骨床利于组织贴附。Bankart 修复按照标准方式完成,不要张力过大,这样才会留出足够的组织,将关节囊以铆钉固定在肱骨颈撕裂部位。

(二)盂肱韧带肱骨侧撕裂的修复步骤

注意力转向在先前准备的区域,经皮植入铆钉到内侧肱骨颈。直视下,18G 针引导,建立正确的铆钉植入通道。恰当的铆钉植入点位于标准后方入路和辅助后外侧入路(7点钟入路)之间,使用经皮铆钉植入工具和导向钻完成此操作。建立恰当的入路后,正确地植入铆钉,从前上入路抽回一根缝线。另外一根缝线留在皮外。经 7 点钟入路,将直的缝合工具插入鞘管,通过下/外侧关节囊,恰好在撕裂边缘内侧穿梭。可以重复此操作完成褥式缝合,然后使用推结器经 7 点钟入路打结。随着修复持续向前,为保证植入铆钉正确,需要辅助的低位前方入路。这个低位入路经肩胛下肌腱建立,位于肱骨外侧以降低腋神经损伤风险。此入路可以经皮植入铆钉或者使用小号 5mm 鞘管。旋转肱骨帮助控制到达所有肱骨关节囊撕裂位点十分重要。植入铆钉后,采用先前描述的方式,将缝线穿梭通过撕裂的关节囊。将穿梭缝线从中部外侧入路拉出。一般来说,采用褥式缝合,便于在关节囊外侧完成打结(见图 3-2)。

八、术后原则

手臂放在支具中保护 4 周。在此期间,指导患者开始仰卧位,前屈手臂 90°、手臂侧方被动外旋 30°,握力训练和手、腕、肘关节的活动度训练。手术后可开始三角肌和肩袖的等长锻炼。术后 4～6 周,主动和主动辅助前屈 140°,开始侧方外旋到 40°,渐进性的三角肌和肩袖等长锻炼,开始固定肩胛骨锻炼。第 8 周,全范围所有方向,在活动度训练终点开始轻柔拉伸锻炼,允许渐进性轻的对抗训练。三角肌和肩袖渐进锻炼到等张锻炼。术后 10～12 周开始 45°外展位外旋锻炼。术后 3 个月,当患者已经获得无痛的、对称的、主动的活动度时,开始加大锻炼强度到能接受的程度。通常在术后 5～6 个月,完成等动和功能测试后,可以恢复体育活动。

九、可能的并发症

HAGL 损伤手术的并发症包括僵硬和神经损伤。但是,注意手术技术、入路建立、入路轨道、正确植入铆钉,可以降低以下并发症风险。

★ 手术修复 HAGL 损伤后的僵硬和运动丢失:原因是关节囊过度拉紧或者是损伤本身问题。撕裂本身会导致术后关节囊挛缩,原因是有时候需要将质量好的组织修复到损伤处,必须将关节囊向内牵拉,如此造成张力高和关节囊的过度限制。使用抓线钳可以评估组织的活动性和是否能够解剖修复。

★ 神经损伤风险:主要风险是腋神经损伤。必须当心避免前下和较深的前方或下方入路,此处损伤腋神经风险较高。外侧风险也较高,虽然变化较大和存在个体差异,但是肩峰外侧 5cm 也是高风险区域。侧卧位的体位可以降低风险,但是避免腋神经损伤仍十分重要。

★ 植入物并发症:肱骨头骨质比肩胛盂骨质软得多,因此必须选择具备充分固定能力并具备较好抗拔出力铆钉。这类铆钉通常为小号肩袖拧入式铆钉。敲入式加压铆钉,虽然可获得充分的固定,但是直径应该足够大(一般 3.5mm 以上),才能在较脆弱的肱骨侧获得较大把持力。

★ 没有认识到双重因素损伤:在一组病例中,43% 的患者既有 HAGL 损伤,也有复合的 Bankart 损伤或盂唇损伤。必须仔细处理这些损伤。一般而言,先处理 HAGL 损伤,然后再处理盂唇损伤。但是,二种损伤均需要治疗,才能确保良好的、稳定的手术效果。

技术要点

1. 评估 Bankart 损伤的前方盂唇、显著的骨缺损,或者前盂唇韧带骨膜袖撕脱损伤。
2. 评估关节囊平面和下方的肩胛下肌肌腱间的关节囊。
3. 手臂外展外旋,使用 5 点钟入路和 7 点钟入路,可以获得极佳的肱骨侧斜向角度,方便铆钉植入。手臂应保持在这个位置,准备骨床和植入铆钉。
4. 穿梭缝线后,必须能够看清楚韧带,确保复位到肱骨近端,关节镜下打结时,必须维持在这个位置。
5. 必须避免缝线穿过肩胛下肌腱,确认所有线结打在肩胛下肌腱和外侧关节囊之间的平面上。

参 考 文 献

[1] Nicola T. Anterior dislocation of the shoulder: the role of the articular capsule. J Bone Joint Surg Am. 1942;24(3):614-616.

[2] Bach RB, Warren RF, Fronek J. Disruption of the lateral capsule of the shoulder. A cause of recurrent dislocation. J Bone Joint Surg Am. 1988;70(2):274-276.

[3] Wolf EM, Cheng JC, Dickson K. Humeral avulsion of glenohumeral ligaments as a cause of anterior shoulder instability. Arthroscopy. 1995;11(5):600-607.

[4] Bokor DJ, Conboy VB, Olson C. Anterior instability of the glenohumeral joint with humeral avulsion of the glenohumeral ligament. A review of 41 cases. J Bone Joint Surg Br. 1999;81(1):93-96.

[5] Provencher MT, McCormick F, Gaston T, LeClere L, Solomon DJ, Dewing C. A prospective outcome evaluation of humeral avulsions of the glenohumeral ligament (HAGL) tears in an active population. Arthroscopy. 2014;30(S):e5. doi:10.1016/j.arthro.2014.04.017.

[6] Bui-Mansfield LT, Dean T, Uhorchak JM, Tenuta JJ. Humeral avulsions of the glenohumeral ligament: imaging features and a review of the literature. AJR Am J Roentgenol. 2002;179(3):649-655.

[7] Stoller DW. MR arthrography of the glenohumeral joint. Radiol Clinic North Amer. 1997;35(1):97-116.

[8] Huberty DP, Burkhart SS. Arthroscopic repair of anterior humeral avulsion of the glenohumeral ligaments. Tech Shoulder Elbow Surg. 2006;7(4):186-190.

[9] Davidson PA. The 7-o'clock posteroinferior portal for shoulder arthroscopy. Am J Sports Med. 2002;30(5):693-696.

[10] Richards DP, Burkhart SS. Arthroscopic humeral avulsion of the glenohumeral ligaments (HAGL) repair. Arthroscopy. 2004;20:134-141.

第 4 章

肩关节稳定关节镜翻修手术

Brian J. Cole, MD, MBA; Chris R. Mellano, MD; Rachel M. Frank, MD;
Andrew J. Riff, MD; and Matthew T. Provencher, MD

一、引言

据统计,很多解剖和技术因素是复发性不稳手术稳定后的危险因素。这些统计学因素高度预示复发不稳,包括年轻、过头运动、接触性运动和男性。加上患者自身因素,年轻是复发不稳的最危险因素。Voos 等报道,20 岁以下年轻人复发率达 37.5%,而 20 岁以上患者肩关节不稳复发率为 15.3%。Porcellini 等报道,22 岁以下患者复发率为 13.3%,而 22 岁以上患者复发率为 6.3%。参加过头或接触性运动,也极大地增加复发脱位的发生率。Owens 等报道了一组对 39 例接触性运动患者,关节镜治疗 Bankart 损伤,平均随访 11.7 年的随访资料,最后一次随访,14.3% 发生复发性脱位,21.4% 发生半脱位,14.3% 需要进行不稳翻修手术。男性也是复发不稳的危险因素。Balg 和 Boileau 等证实 Bankart 关节镜修复后平均 31.2 个月时,男性不稳的复发率为 17%,而女性仅为 2%。常见导致复发不稳的解剖因素包括明显的肩胛盂骨缺损、咬合性 Hill-Sachs 损伤和极度韧带松弛。已证实肩胛盂骨缺损超过关节面 25% 时,高度预示原来的修补尝试失败。翻修病例,肩胛盂缺损超过 20%,关节镜翻修失败率较高。而且咬合性 Hills-Sachs 损伤和肩胛盂缺损超过 25% 并存的情况下,比那些没有二者并存的情况,复发风险增加近 10 倍(51.5% vs. 5.5%)。韧带松弛的患者复发比例更高。Balg 和 Boileau 证实,肩关节过度松弛的患者(定义为肩关节内收时,外旋超过 85°)复发率为 18.9%,而没有过度松弛者复发率为 4.9%。

对于初次稳定手术失败的患者,必须全面评估手术技术,找出失败的原因。在一组 16 例患者中,Arce 等发现 75% 的初次失败为手术技术不佳。技术步骤不佳可细分为术前、术中和术后失误。术前,没有认识到后方不稳、多方向不稳、显著的肩胛盂骨缺损、咬合型 Hill-Sachs 缺损或者盂肱韧带的肱骨侧撕脱(HAGL 损伤),可能导致解剖修复不充分、降低关节的稳定性。术中,没有充分地松解盂唇和粘连的关节囊,不能恢复关节囊的适当张力和肩胛盂的凹性压紧效应。另外,术中在肩胛盂颈部铆钉植入偏内,会错误地减小关节囊盂唇复合体,反过来损害该复合体的稳定。术后,必须明确告知患者接触性运动的风险和避免风险体位的重要性。

一项总分为 10 分的术前不稳严重性指数评分(ISIS),可以筛查患者肩关节复发脱位的风险,指导初次肩关节不稳手术的治疗策略。评分依据包括年龄、体育活动水平、体育活动种类、是否存在过度松弛、是否存在 Hill-Sachs 损伤、是否存在肩胛盂骨缺损。Balg 和 Boileau 的研究中,3 分以下的患者复发率为 5%;6 分以上的患者复发率为 70%。他们建议对于积分 6 分以上的患者,做切开植骨手术。ISIS 为 4～6 分的患者,关节镜手术还是切开稳定手术存在争议。

二、适应证

★ 复发性不稳的患者,肩胛盂骨缺损不多、关节囊组织质量较好。

相对适应证

★ 肩胛盂骨缺损为 15%～20%复发不稳患者。

★ 单纯较大、咬合性 Hill-Sachs 损伤,需要同时完成 remplissage 手术。

三、禁忌证

★ 肩胛盂骨缺损>20%(图 4-1)。

★ 咬合型、轨迹不佳的 Hill-Sachs 损伤和肩胛盂骨缺损。

★ 因为遗传、创伤或以前手术导致的关节囊组织质量较差。

★ 自发脱位,间接复位。

★ 患者有多种复发的危险因素(即较高的 ISIS)。

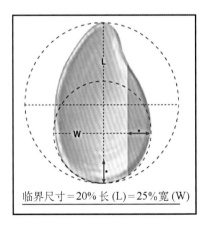

临界尺寸=20% 长 (L)=25%宽 (W)

图 4-1　3D-CT 重建　评估肩胛盂骨缺损,灰色区域代表骨缺损。翻修情况下,如果盂缺损超过 10%,应考虑切开骨块稳定手术

四、相关体格检查

★ 首先检查对侧肩关节,建立基准的关节活动范围(ROM),稳定性和松弛度。

★ 后方牵拉试验(jerk 试验),应仔细检查,排除后方不稳。

★ Gagey 征，与对侧肩关节相比，过度外展＞20°，下方关节囊松弛或 MDI 者，可观察到此体征。

★ 肩关节内收位，被动外旋＞85°，提示前关节囊过度松弛，凹沟征（sulcus 征）也提示关节囊松弛。

★ 其他关节也应检查过度松弛征（即手指过伸、肘关节过伸、能够被动将每个拇指贴附到手臂的屈面）。

★ 评估肩袖的力量。

★ 仔细的神经学检查，排除医源性或与损伤相关的腋神经或臂丛神经损害。

★ 伴发损伤，如二头肌长头腱、上盂唇自前向后损伤（SLAP），肩锁关节损伤应排除。

五、相关影像

★ 对于确定正确的初始诊断和手术适应证是有帮助的。

★ 如果能够得到，复习最初的术前影像资料（包括 X 线片和高级影像资料）。

★ 如果能够得到，复习手术的关节镜图像资料。

★ 如果能够得到，复习以前的手术记录，明确以前铆钉数量、铆钉大小、位置和材料（生物材料、PEEK、金属材料），预测术中可能的挑战。

★ 手术失败后 3D-的磁共振关节造影，评估软组织病变程度。

★ 手术失败后 3D-CT 重建肱骨头数字减影技术，定量肩胛盂的骨缺损和定位以前铆钉植入位置（图 4-2）。

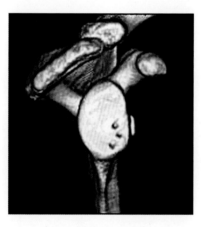

图 4-2　一例 17 岁男性失败的以前 Bankart 修复　3D-CT 显示小的前下盂骨缺损和 3 个以前植入的铆钉

六、设备

翻修关节镜稳定手术时，使用标准的关节镜 Bankart 修复设备，无须多大调整。

★ Wissinger 棒（尖头交换棒）。

★ 小号头盔样磨钻，准备骨床。

★ 多角度缝合穿梭工具和可吸收单纤维引线（1 号 PDS 线）。

★ 缝线回抽工具。

★ 关节镜推结器。

★ 关节镜剪线器。

★ 大直径鞘管,可以通过手术各个步骤的所有工具(6～9mm 直径)。

★ 方便鞘管在 Wissinger 棒上通过,尤其是穿透肩胛下肌腱关节内纤维时适当尺寸的扩张器。

★ 宽、低翼(1.5mm)无结铆钉(2.9mm),避免缝线在肱骨关节软骨摩擦,减少造成失败的负荷。

★ 另外,如果喜欢打结固定,准备单线或双线铆钉(2.4mm 或 3mm 铆钉)。

七、体位和入路

我们喜欢所有的肩关节镜稳定手术在侧卧、上臂悬吊位进行。其他医师可能因为解剖定位优势而喜欢沙滩椅位。我们的观点是侧卧位持续提供较好的关节镜视野,不必考虑患者的体质,允许助手辅助手术,而不是经常调整患者手臂位置。应该控制上臂悬吊时间,避免神经损伤。我们喜欢 10 磅的牵引重量,35°～45°外展、10°～20°的前屈体位。

对于成功的肩关节稳定翻修手术来说,精确的定位入路至关重要。为了成功完成翻修稳定增强手术,我们喜欢建立 4 个入路,包括标准后方观察入路、肩袖间隙入路置入 8.25mm 鞘管,后下方 7 点钟入路置入 8.25mm 或 9mm 鞘管,以及常常需要建立经皮穿肩胛下肌腱 5 点钟入路(图 4-3)。

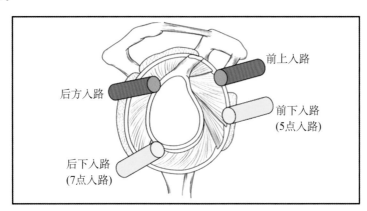

图 4-3　翻修关节镜稳定术的入路设置　标准后方观察入路,肩袖肩袖前上入路,经肩袖 5 点钟入路和后下 7 点入路

八、手术步骤

步骤 1　关节镜诊断

侧卧位,在牵引前,进行负荷和推移试验。首先建立后方观察入路,侧卧位该入路应比沙滩椅位更靠外侧。然后在肩袖间隙肩胛下肌腱上边建立前方入路,需要首先使用硬膜外针,在

喙突外侧从外向内定位,然后置入8.25mm鞘管。从后方和前方鞘管置入探针,开始关节镜诊断,评估肩袖、二头肌腱、上盂唇和以前手术的一些植入物。检查关节囊评估整个组织的质量和是否存在HAGL损伤,采用Burkhart等的技术评估前下方肩胛盂骨缺损,然后评估关节软骨,是否存在盂唇软骨破损。检查肱骨头,评估HAGL缺损的大小。如果担心存在咬合型Hill-Sachs缺损,可以将手臂去除牵引,关节镜下观察外展外旋。有些罕见的病例存在HAGL损伤,但是没有显著的肩胛盂骨缺损,在前方的Bankart损伤修复后,给予关节镜下remplissage手术。如果担心存在后方关节囊盂唇损伤,从前方鞘管置入关节镜观察,从后方入路鞘管置入探针可以检查后方盂唇。关节镜诊断完成后,诊断为单纯失败的Bankart修复,肩胛盂骨缺损较小,关节囊组织较完整,就可以开始后下关节囊盂唇折叠增强的Bankart翻修手术。

步骤2　建立后下方7点钟入路

翻修病例,我们喜欢做下方和后下方关节囊盂唇折叠术来增强前下方Bankart修复。以右肩为例,经后下方7点钟入路可以较好地到达肩胛盂的6点钟和7点钟位置。7点钟入路位于标准后方入路远侧和外侧各2横指处,或者大体上位于肩峰后外侧角远端4cm处。直视下置入硬膜外针,硬膜外针应以陡峭的角度紧靠肱骨头、瞄准肩胛盂6点钟位置置入关节。陡峭的轨道,有助于最后在肩胛盂6点钟和7点钟位置植入铆钉。硬膜外针位置和轨道方向满意后,以Wissinger棒替代硬膜外针,交换棒刺穿关节囊时应指向腋袋方向,避免肩胛盂软骨医源性损伤。扩张器依次扩张后,通过交换棒置入8.25mm或9mm鞘管。

步骤3　关节囊和骨准备

从后方入路观察,从前方鞘管植入磨钻,轻柔地准备前方和下方关节囊要贴附的骨面,然后将磨钻从7点钟入路鞘管置入,准备下方和后下方关节囊骨面。使用大而阔的组织抓钳,以卷动的方式轻轻抓持缝合线游离缘,将残留的铆钉和缝线拆除。接着,从前方鞘管,置入关节镜骨膜剥离器,将前方和前下盂唇从关节盂锐性剥离,产生一个大的软组织袖套,这个步骤对于前方盂唇骨膜袖撕脱或者以前将盂唇固定到下方肩胛盂边缘的情况来说特别重要。抓线钳从7点钟入路置入,尝试将剥离松解的盂唇试验性复位到肩胛盂边缘,确定是否充分松解了。由于关节囊盂唇损伤通常向后下延伸,可在7点钟入路置入剥离器松解提升相应部位的盂唇,为证实充分松解提升了前方的关节囊盂唇袖,有些医师喜欢从前方或前上入路观察肩胛下肌的肌纤维;但是另外一些医师认为没有必要如此观察,使用70°关节镜从后方入路观察,也可看到前方的关节囊和肩胛下肌。损伤的关节囊盂唇组织获得充分提升,必须将肩胛盂骨轻轻地去除皮质以促进愈合。使用带保护套的磨钻,避免损伤邻近的关节囊和盂唇,以及十分小心限制切骨量是十分重要的。

步骤4　6点钟位置植入铆钉:下关节囊悬吊增强

从下方关节囊增强开始翻修,我们喜欢从下方或后下方关节囊盂唇折叠增强开始翻修。因此,从6点钟或6点30分位置植入1枚铆钉(图4-4)。90°弧度缝合钩从7点钟入路置入,在关节囊和盂唇下方6点钟位置穿梭PDS线,一旦缝合钩穿过关节囊,必须停留在表面,避免腋神经损伤。使用勾线穿刺器从前方鞘管引回PDS线,在鞘管外将宽缝合线(盂唇型1.5mm,Arthrex)的一端,绑到PDS线上,在盂唇下方逆行穿过,从7点钟入路拉出。在7点钟入路,置入勾线穿刺器,勾回缝合盂唇缝线的另外一端,此时以简单方式缝合盂唇的二个缝线均从7点钟入路引出。接着,将钻孔套筒从7点钟入路置入,置于肩胛盂的6点钟或6点30分位置,必须小心地将钻孔套筒放置在盂唇前方的关节面上,尽可能地垂直于关节面。避免钻头刮擦。术者手持钻头保护套和关节镜,助手通过钻头保护套在肩胛盂上钻孔,钻头保护套从鞘管取出,关节镜继续观察肩胛盂钻孔部位,保持观察铆钉植入部位,接着助手将盂唇带二端通过无结铆钉(2.9mm)的钉孔,然后助手持镜,观察肩胛盂的铆钉植入点,术者将铆钉植入钻孔部位。使用小锤敲击,使铆钉完全植入,避免铆钉突出导致软骨损伤。使用剪线器在肩胛盂齐平位置剪断盂唇带,避免缝线残端过长(图 4-5)。

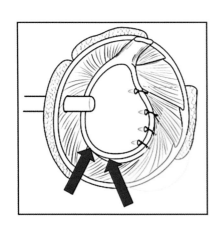

图 4-4　翻修关节镜 Bankart 修复　需要前下和后下关节囊盂唇加强,缝合铆钉一般位于红箭头处,有助于复位 IGHL 关节囊松弛,形成内悬吊

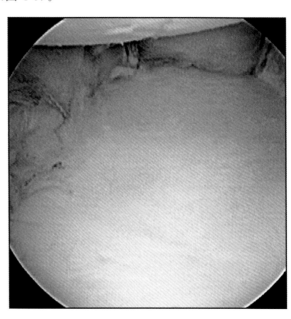

图 4-5　右肩侧位后方观察入路　翻修 Bankart 修复,无结缝线铆钉后方和后下增强

医师的喜好不同,下方的关节囊盂唇折叠增强,可以在 7 点钟或 7 点 30 分位置增加铆钉向后延伸。可以采用和以上提及的 6 点钟位置植入铆钉方式相同的方法完成此操作。此操作完成后,需要特别注意的是,如果临床需要,可以采用关节镜 remplissage 手术修复咬合型 Hill-Sachs 损伤。当肩胛盂前下方骨缺损不明显(即<15%),伴有相应的 Hill-Sachs 损伤时,remplissage 手术仍然是降低复发脱位的一项较好选择。缺损骨床准备好后,采用经皮技术,将 1~2 枚双线铆钉经腱植入。铆钉植入在缺损的上方边缘,组织穿刺器经皮通过肩袖穿刺进入关节,抓回每个铆钉中缝线的一支,在肩峰下间隙直视下打结,应避免漫不经心地缠绕三角肌下筋膜。

步骤5　通过经三角肌下入路(5 点钟入路)前下方植入铆钉

我们的观点是,低位前下方关节囊盂唇修复对于成功的 Bankart 修复手术来说,十分重要。试图从肩袖间隙的前方鞘管植入前下方铆钉,常导致钻头摩擦肱骨头或者铆钉在骨上的固定不充分,因骨性解剖关系导致翻修手术时并发症增加的可能。为了获得理想的铆钉植入轨道,常有必要经过肩胛下肌腱入路植入铆钉(对于右肩来说,5 点钟入路)。腋神经位于肩胛下肌腱下方,如果 5 点钟入路位于肩胛下肌腱纤维的中间部位,该入路外 2~3cm 是安全的。首先使用硬膜外针找到理想的入路定位和轨道,为了避免损伤肩胛下肌腱,铆钉应经皮置入或经窄的 4mm 金属鞘管置入,大的鞘管不常规经肩胛下肌腱置入。铆钉经肩胛下肌腱 5 点钟入路植入后,经标准前方肩袖间隙鞘管进行缝合和打结。

前下方肩胛盂骨缺损或者残留以前植入的铆钉,会使新铆钉植入十分困难。对于翻修手术,前下方肩胛盂骨量不足以植入多枚铆钉是常见情况。此时,我们喜欢在5点钟位置植入1枚双线铆钉(2.4mm或3mm铆钉)打结固定。使用打结固定时,首先是在前下肩胛盂上方定位钻孔袖套,即经皮经肩胛下肌腱5点钟入路,无须使用鞘管置入尖头关节镜穿刺器械。尖头关节镜穿刺器和钻孔鞘管穿过肩胛下肌腱后,可以较安全地瞄准腋袋方向,避免医源性损伤肩胛盂软骨。穿过肩胛下肌腱后,撤回关节镜穿刺器,通过钻头袖套,将钻头置于理想的5点钟肩胛盂位置。肩胛盂钻孔后,通过导钻袖套植入双线铆钉,以小锤击打铆钉入位,铆钉线留在皮外。通过前方的肩袖间隙鞘管置入90°缝合钩,在铆钉下方5点30分位置的关节囊和盂唇下方穿过组织,此时打结能够将脱位的盂唇向上推移和复位到5点钟铆钉位置,将PDS线从7点钟入路拉出,PDS线打结捆绑的铆钉线一头从相应的7点钟入路拉出。将PDS线从盂唇下方穿过,逆向从前方鞘管拉出;从前方鞘管拉回同一根缝线的另外一端,完成一个单纯缝合。选择穿过盂唇的缝线作为中轴线,完成关节镜下打结,可避免线结摩擦关节软骨,然后剪线。第2个缝合植入位置为4点30分位置,恰好在铆钉上方,以相同方式打结。在上方的缝线(4点30分位置)打结之前,完成5点30分位置缝线的穿梭和打结,非常重要的是将下方移位的Bankart损伤充分复位到肩胛盂。

步骤6 追加前方铆钉植入

翻修时,至少使用3枚铆钉植入修复Bankart损伤是十分重要的。前下方铆钉植入后,依据Bankart损伤的程度,术者可以向3点钟方向在肩胛盂面上继续植入铆钉,但是5%～10%的Bankart损伤可向上延伸到波及上盂唇和二头肌腱附着点。术者必须认识前上盂唇的解剖变异(如盂唇下隐窝或Buford复合体),是不可以当作损伤修复的。我们喜欢在3点钟位置使用无结铆钉。从前方鞘管置入带角度缝合钩,将PDS线从3点30分或4点钟位置,从盂唇下方穿过,从7点钟位置拉出。缝线绑到PDS线上,从盂唇下方拉回,然后从前方鞘管拉出。

使用缝线穿刺拉回工具,拉住盂唇带的另外一端,从前方鞘管拉出,完成单纯缝合。向上在3点钟位置的肩胛盂关节面置入钻孔袖套,助手从钻孔袖套钻孔。将盂唇带穿过铆钉孔(2.9mm),使用小锤将铆钉击入已经钻好孔的肩胛盂。平齐肩胛盂关节面,剪断盂唇带尾端。如果需要进一步的上盂唇稳定,重复以上步骤。手术结束时,重复负荷和推移试验验证手术效果。图4-5显示完成的翻修Bankart修复增强手术。

九、术后原则

★ 第1～4周:悬吊4周,屈曲不超过90°,外旋不超过40°,内旋不超过胃平面,外展不超过45°。开始被动的关节活动度锻炼,然后开始辅助的主动关节活动度锻炼,能够忍受的主动关节活动度锻炼。

★ 第4～8周:间断悬吊4周。增加主动关节活动度锻炼,前屈到140°,外旋40°,内旋到后方腰带,外展60°。此阶段开始力量锻炼,包括等长锻炼、轻的张力带和肩胛骨稳定锻炼。

★ 第8～12周:如果关节活动度不足,在锻炼末端通过轻柔的被动拉伸,增加到完全的关节活动度。加大能够耐受的力量锻炼,初始为等长锻炼然后张力带锻炼和轻重量锻炼。

★ 第3～12个月:每周3次的力量锻炼,闭链锻炼。3个月开始体育运动相关的康复。

4-5 个月开始恢复投掷运动,6 个月开始投掷练习,1 年时有望完全康复。

十、可能的并发症

肩关节镜稳定手术后最常见的并发症是复发不稳。对 16 篇文章、349 例翻修关节镜 Bankart 手术的系统回顾发现,总的复发率为 12.7%。其他并发症可能包括运动丢失、深部感染或神经损伤。

技术要点

1. 提升所有的盂唇和关节囊组织,形成一个大的软组织袖,直至充分复位到肩胛盂关节面之上。
2. 经 7 点钟入路,通过下方和后下方关节囊盂唇折叠,加强翻修 Bankart 修复。
3. 经肩胛下肌腱 5 点钟入路,非常有利于从理想的轨道,植入前下方铆钉,翻修病例肩胛盂可能条件不好的情况下尤其有益。
4. 骨缺损和以前铆钉妨碍植入多枚铆钉时,在前下方位置植入双线铆钉。

参 考 文 献

[1] Voos JE, Livermore RW, Feeley BT, et al. Prospective evaluation of arthroscopic Bankart repairs for anterior instability. Am J Sports Med. 2010;38(2):302-307.

[2] Porcellini G, Campi F, Pegreffi F, Castagna A, Paladini P. Predisposing factors for recurrent shoulder dislocation after arthroscopic treatment. J Bone Joint Surg. 2009;91(11):2537-2542.

[3] Owens BD, DeBerardino TM, Nelson BJ, et al. Long-term follow-up of acute arthroscopic Bankart repair for initial anterior shoulder dislocations in young athletes. Am J Sports Med. 2009;37(4):669-673.

[4] Balg F, Boileau P. The instability severity index score. A simple pre-operative score to select patients for arthroscopic or open shoulder stabilisation. J Bone Joint Surg Br. 2007;89(11):1470-1477.

[5] Ahmed I, Ashton F, Robinson CM. Arthroscopic Bankart repair and capsular shift for recurrent anterior shoulder instability. J Bone Joint Surg Am. 2012;94(14):1308.

[6] Mologne TS, Provencher MT, Menzel KA, Vachon TA, Dewing CB. Arthroscopic stabilization in patients with an inverted pear glenoid: results in patients with bone loss of the anterior glenoid. Am J Sports Med. 2007;35(8):1276-1283.

[7] Arce G, Arcuri F, Ferro D, Pereira E. Is selective arthroscopic revision beneficial for treating recurrent anterior shoulder instability? Clin Orthop Relat Res. 2011;470(4):965-971.

[8] Nho SJ, Frank RM, Van Thiel GS, et al. A biomechanical analysis of anterior Bankart repair using suture anchors. Am J Sports Med. 2010;38(7):1405-1412.

[9] Burkhart SS, Debeer JF, Tehrany AM, Parten PM. Quantifying glenoid bone loss arthroscopically in shoulder instability. Arthroscopy. 2002;18(5):488-491.

[10] Lo IK，Lind CC，Burkhart SS. Glenohumeral arthroscopy portals established using an outside-in technique：neurovascular anatomy at risk. Arthroscopy. 2004;20(6):596-602.

[11] Abouali JAK，Hatzantoni K，Holtby R，et al. Revision arthroscopic Bankart repair. Arthroscopy. 2013; 29(9):1572-1578.

第 **5** 章

关节镜单排肩袖修复术

Robert T. Burks，MD and R. Judd Robins，MD

一、引言

肩袖损伤是人们年龄增大时试图保持活力的常见问题。肩袖损伤的原因为急性创伤,如跌倒、肩关节轴向负荷损伤、抓持物体时跌倒、肩关节脱位、试图举起或移动重物时的创伤。当患者年龄增大时肩袖组织的退行性改变和血管改变也会导致肩袖损伤。这种年龄相关损伤的原因还不完全清楚,但是对于医师试图诊断和治疗急性、慢性基础上的急性和退变性肩袖损伤时造成显著困难。随着技术、工具和植入物改进提高,关节镜修复肩袖损伤成为治疗首选。有足够的健康组织残留时,各种类型的肩袖损伤可以使用关节镜获得较好治疗,这些损伤包括部分滑囊侧或关节面侧损伤、全层肌腱破裂、多个肌腱巨大撕裂伴随或不伴随回缩。但是有关肩袖肌腱长度丢失、肌肉和肩袖肌腱组织生物学和生物力学特性持续降低时,医师如何较好地处理以提高愈合率仍存在较大争议。技术聚焦于试图以更多肩袖组织较好地覆盖附着点足印,将更多肩袖组织压在足印,增加固定区的硬度和强度,增加术后愈合阶段耐受生理负荷的能力。治疗肩袖撕裂的最终目标是降低疼痛、恢复力量和肩关节功能。肩袖修复在降低疼痛和提高关节结果评分方面显示较好结果的同时,复发撕裂也是较大问题,一些报道显示巨大肩袖再撕裂率高达 $50\% \sim 90\%$。尽管影像上看到生物力学提高和腱-骨愈合提高,但是没有证实肩袖不同类型间修复功能结果方面的显著统计学差异。

没有必要试图采用单排肩袖修补方法、使用自身肩袖组织使覆盖区很理想。依据这个方法后的哲理,认识和处理各种肌腱撕裂导致自然肌腱长度的丢失问题。单排修复的目标聚焦于以下原则。

★ 避免残存的肩袖肌腱-肌肉结构张力过大,退变性肩袖损伤才可能较好愈合。

★ 提高修复结构生物力学强度的方法是在肩袖足印内优化铆钉植入位置(必要时内移)。

★ 每个铆钉的缝线数量足够多(2 或 3 根),关节镜结强度足够大。
★ 控制需要修复的骨性足印铆钉数量、降低继发"缺损"。
在这些原则基础上,单排肩袖缝合是一种费用低、有效治疗肩袖撕裂方法。

二、适应证

★ 肩关节损伤(轴向负荷摔倒、脱位等)导致有症状的急性肩袖撕裂。
★ 任何大小的、肌腱丢失较小、能够复位到大结节附着点的撕裂,经各种保守治疗(物理治疗、口服非甾类消炎镇痛药物、肩峰下皮质激素注射)症状持续者。
★ 有症状的部分滑囊侧或关节面侧肩袖撕裂。
★ 肩袖肌腱长度丢失/退变性撕裂。
★ 撕裂肩袖肌腱回缩需要松解。

相对适应证

★ 慢性撕裂,脂肪浸润程度较高(大于 Goutallier Ⅱ级)。
★ 高龄患者(＞65 岁)。
★ 慢性和持续性烟草暴露的患者。
★ 患者患有内科疾病,影响肌腱愈合(肾疾病、糖尿病、免疫系统疾病)。
★ 较小的部分肩袖撕裂,没有疼痛和(或)轻微无力的患者。
★ 年轻、活动量大,意外发现肩袖撕裂,没有症状的患者。

三、相关体格检查

★ 由于疼痛和无力,主动活动显著丧失,但是与对侧相比,被动活动功能保留。
★ 肩关节活动度检查时,肩峰下捻发音。
★ 肩关节区域的前上和(或)后上方触诊疼痛。
★ 肩锁关节和二头肌腱鞘/近端二头肌腱相关触痛。
★ 力量丢失,尤其在抗阻前屈、外展和外旋时(Jobe 试验)。
★ 在肩胛骨平面,不能主动地降低手臂(垂臂征阳性)。
★ 不能维持外旋(外旋滞后征,吹号征)。
★ 撞击试验阳性(Neer 撞击征、Hawkins 征)。
★ 尽管肩峰下注射利多卡因疼痛(Neer 撞击征)改善,但是持续无力。
★ 罕见的情况,与对侧相比,冈上肌/冈下肌窝相对萎缩。

四、相关影像

★ 受累侧肩关节的 X 线片[前后位、真实前后位(Grashey 位)、腋位、肩胛骨 Y 位、可能情况下的 Zanca 位]。
★ 磁共振矢状位、冠状位、轴位。
★ 受累肩关节超声。

★ CT 肩关节造影(无法进行磁共振检查时)。

五、设备

标准关节镜泵和设备,包括 30°关节镜、4mm 或 5mm 刨削器、关节镜磨钻和关节镜射频。建议使用鞘管,在肩峰下间隙作为通道、工具通道和液体管理。特殊的关节镜抓钳包括各种角度的带环抓钳,方便缝线管理,完成各种操作。顺向和逆向缝合穿梭工具。关节镜推结器和剪线器。各种类型的关节镜磨头、带角度的肌腱剥离器、为附着点生物学准备的 2mm 打孔器。

六、体位和入路

侧卧位或沙滩椅位,沙滩椅位对于将上臂摆放在各种位置(如外展、内收、外旋、内旋)暴露肩袖肌腱及复位和将肌腱固定到足印十分便利。使用绑在手术床上的机械或气动手臂把持器,极大地方便手臂定位,不再额外需要助手。全麻加肌间沟阻滞或导管辅助术后疼痛管理。摆体位时,需要注意避免压迫损伤,包括所有骨突起部位、眼、耳、易受损伤神经(尺神经、正中神经、腓总神经等)。膝关节和髋关节应屈曲,避免坐骨神经牵拉伤。患者的头和颈部要牢固固定,避免手术中必然发生的对臂丛神经牵拉而导致的移动。手术床的方向调整,方便看清显示屏。线缆和管道等长度足够并松散,允许工具自由移动,避免手术野污染。麻醉医师应具有到达患者头部的简易通道,方便气道管理。

七、手术步骤

步骤 1 关节镜诊断

手术侧肢体消毒铺单后,建立标准的后方和前方入路,进行全面的关节内检查。此时可处理任何关节内病变。可以根据需要切断二头肌腱,其后根据患者的生活习惯需要和爱好决定是否行二头肌腱固定。全面检查肩胛下肌腱十分重要并且是必需步骤,排除部分或完全撕裂和可能的肌腱回缩。如果发现肩胛下肌腱撕裂,此时可以使用 1 枚或 2 枚铆钉修复。这项技术在另外章节讨论。

步骤 2 肩峰下滑囊切除术

完成关节内操作后,从后方入路置入关节镜进入肩峰下间隙,在直视下使用 18G 硬膜外针,平行肩峰前缘,建立外侧入路。在皮肤上做切口,置入鞘管建立入路。接着关节镜观察下,将 5mm 的刨削器,刨削孔面向肩峰下表面,置入肩峰下间隙。然后滑膜切除,帮助看清肩袖和显露肩袖撕裂的轮廓及程度。使用刨削器刨削滑囊后,肩峰下空间形成,肩峰下表面得以确认。射频可加速清除包括肩峰下间隙后方和外侧沟的滑囊组织。全半径 5mm 刨削器,可用来区分健康肩袖肌腱上的滑囊和病变组织,确定撕裂的轮廓。一般可根据需要建立中前方和后外入路,帮助观察和显露肩袖撕裂(图 5-1)。虽然不需要常规肩峰成形,但是此时完成肩峰成形去除骨刺或骨赘,可以形成需要的肩峰下间隙。后外侧入路可以很好完成观察,有助于术者确定分层、回缩的区域,以及其他影响修复的撕裂情况。

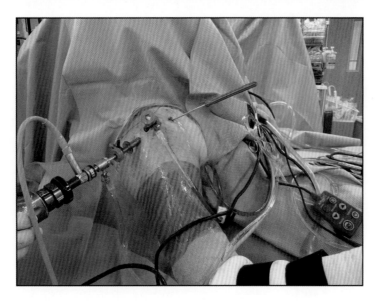

图 5-1　前外、中外和后外入路

步骤 3　肩袖修复准备

暴露大结节的足印,使用刨削器清除软组织,磨钻处理皮质骨至出血。但是,必须当心不要去除所有皮质骨,因为这样会影响铆钉的拔出力和肩袖愈合到骨的完整性。在前方和外侧区,使用肩袖抓钳拉肩袖,评估肩袖组织的活动度。注意从肌肉-肌腱交界处开始的残存肌腱长度,目的是确认撕裂的类型和撕裂性质(L 形 vs. U 形,倒 L 形,分层撕裂、残存韧带长度等)。如果肩袖向内回缩,肌肉肌腱单位活动能够按照需要完成。有些情况,对于慢性回缩性撕裂,必须松解肩袖间隙、喙肱韧带和喙突附着点,来松解冈上肌腱。为了恢复肌肉肌腱单位的适当张力,需要额外松解肌腱时,可考虑在关节面侧关节囊松解及后方冈上肌腱和冈下肌腱间隙滑移(见第 6 章)。

松解肩袖后,通过"排演"将肩袖肌腱复位到足印,可以决定铆钉植入位置(图 5-2 和图 5-3)。应尽力避免导致非生理张力(高张力)覆盖足印的修复,因为这样可能导致修复的早期

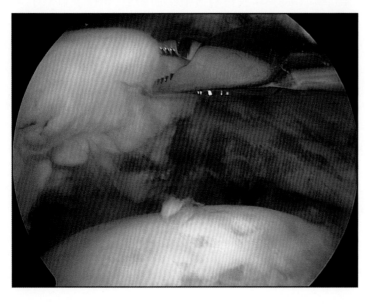

图 5-2　从后外入路观察肩袖撕裂

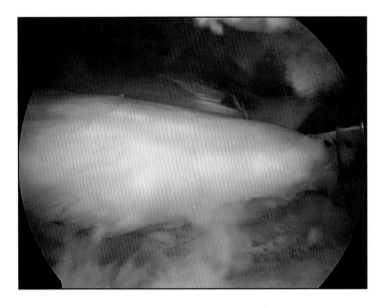

图 5-3　松解肩袖撕裂和"演练"铆钉植入修复

失败。必要时铆钉植入位置内移，以减小修复肌腱的张力。大多数肌腱长度残存的情况下，如肩关节脱位相关的急性肩袖撕裂，铆钉植入位置可以更加位于足印的中心，以恢复肩袖的正常生理张力。而且，目标是恢复肩袖肌肉的正常生理张力，避免张力过大。

使用 7～8mm 的鞘管，方便观察和工具置入。摄像在前外、中部外侧和后方入路间移动，提高和观察对撕裂的认识能力。除了外侧入路，鞘管也可根据需要放置在前方和后方入路，以维持液体压力、允许无创通过包括摄像等工具，包括缝线管理。鞘管可以是硬的或软的，但是应符合以前所列要求。

步骤 4　肩袖修复

一般来讲，铆钉间隔 5～10mm 植入（图 5-4）。根据撕裂大小和特点决定铆钉植入数量。

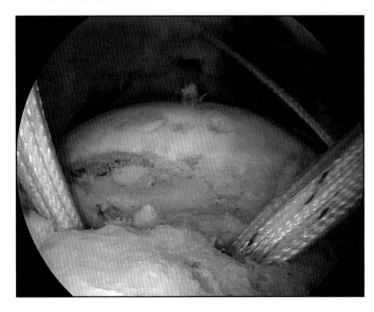

图 5-4　在肩袖足印内植入缝线铆钉

多数铆钉含 2 根 2 号编织线，含 3 根缝线的铆钉使用更加便利。铆钉可以是金属材料、PEEK材料或生物材料，但是一般不推荐纯的生物可吸收铆钉。通常应选择直径 3.5～5.5mm 的松质骨铆钉。全缝合铆钉越来越受欢迎。骨质疏松的情况下，选择 6.5mm 的铆钉降低拔出风险。为了铆钉植入方便，手臂置于内收位。铆钉通过辅助"戳孔"的上外入路，即位于肩峰外缘，这个方法允许理想地植入铆钉，这个角度更没有损伤软骨面的风险（图 5-5）。依据先前试复位时肌腱移动的幅度和到达部位，以及肌腱复位类型，将铆钉植入在足印内。可以使用牵引缝线，测定张力和将肩袖把持在复位位置。这样有利于确定每个铆钉的恰当缝线位置。然后开始在肌腱上缝合，可以从前方开始，逐步向后方；或者符合最佳组织复位、牢固把持肌腱的方式缝合，可以使用顺向缝合、逆向回抽或者其他穿梭工具。缝合一般从外侧入路，缝合线然后摆放于前方入路、后方入路或者铆钉植入的上外戳孔（图 5-6）。缝线穿梭完毕后在肩峰下间隙外分开并有序放置（图 5-7）。必须小心确保缝线在撕裂边缘 10～15mm 穿过组织，单排缝合时尤为重要。所有缝线通过后，打结前将手臂置于更加外展位置，降低缝线张力。在修复结构间隙最小位置或张力最小点开始打结（如后方缝线对于后内回缩肌腱来说，张力最小）。分别拉回每组缝线，然后在外侧入路分开。打滑动、锁定结，传送、反向半分结加固（图 5-8）。更

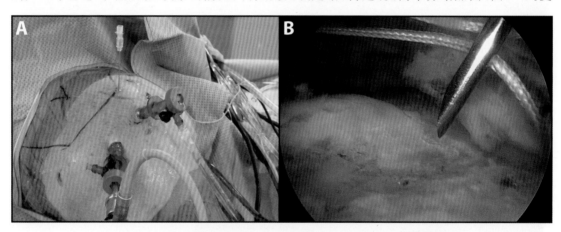

图 5-5　使用脊柱针定位上外"戳孔"切口，使铆钉植入位置理想

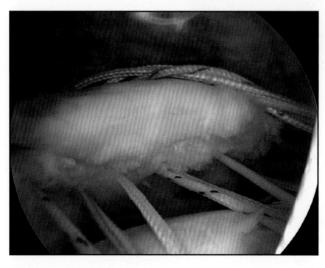

图 5-6　通过肩袖组织，穿过缝线，将缝线"存储"在前方入路

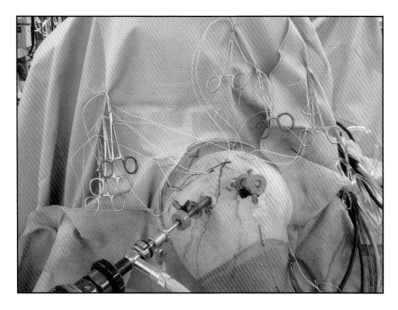

图 5-7　使用止血钳分开缝线是缝线管理的理想方式

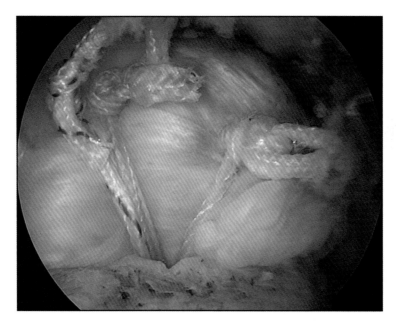

图 5-8　带三根缝线铆钉的打结和肩袖肌腱复位

大些肩袖撕裂,使用每个铆钉 3 根缝线或改良的 Mason-Allen"巨大肩袖撕裂"缝合技术,即每个铆钉 1 个水平褥式缝合和 1 或 2 个单纯缝合来帮助理想化修复的生物力学特点,预防肌腱-缝合拔出。然后手臂做关节活动范围检查,确保修复牢固,决定是否术后需要增加活动度限制。此时也从盂肱关节看到修复肩袖的关节面,确定修复肩袖的复位情况和完整性。

步骤 5 生物学增强

对于所有类型的修复,可以使用 2mm 的打孔器在大结节钻孔,产生多能间充质骨髓细胞,提高修复质量和修复部位的组织量。

八、术后原则

伤口缝合,辅料包扎后,患者手臂置于外展吊带中。依据患者的年龄、伴发疾病、组织质量和修复质量、撕裂大小,决定康复原则。监护下,第 1 周开始钟摆运动,鼓励肘、腕和手指活动。主动的仰卧位运动一般从 6 周开始,或者根据修复质量从术后 4 周开始,术后 6～8 周开始完全的主动运动和肩胛骨稳定锻炼。能够完全运动后,12 周开始肩袖力量锻炼。至少 6 个月可完全康复,术后 12 个月最大功能评分、关节活动度、力量才会获得显著改善。

九、可能的并发症

肩袖撕裂修复后最常见的并发症是再撕裂,肩袖组织的条件、撕裂的慢性长期性、患者年龄、伴随疾病不同,再撕裂率为 12%～94%,术后僵硬的发病率为 2%～7%。危险因素包括单纯肌腱修复、关节面部分肌腱撕裂修复、钙化性肌腱炎、并发盂唇修复、手术前粘连性关节囊炎。有些僵硬的发病可能比报道的更多见。治疗肩关节其他疾病失败,会导致术后僵硬和粘连。其他并发症包括腋神经损伤、肌皮神经损伤、肩胛上神经损伤及入路位于喙突内侧和下方时的臂丛神经损伤。关节镜肩袖修复感染的风险较低,报道发生率为 0.2%～0.3%。罕见的并发症为上肢深静脉血栓或肺栓塞,发生率＜0.1%。

技术要点

1. 使用流入带或不带有流出阀门的加压泵对于视野清晰十分有帮助。在每个入路置入硬鞘管或软鞘管,维持液体压力。另外,对于滑囊组织,主要使用射频电切进行全面的滑膜切除,刨削刀清理肩袖组织,显露肩袖肌腱、撕裂部位和肌肉肌腱结合部。这样会极大地方便后续手术操作,缩短手术时间,减少手术步骤。反之,降低软组织肿胀和水肿的发生,水肿会影响看清重要结构和要修复解剖标志的能力。

2. 在铆钉植入前或缝线穿梭前试复位是十分重要的。可以确保撕裂肌腱的适当张力,也有助于完成相关修复结构和设计及不同撕裂类型的个体化处理。这个操作步骤允许医师测量残存肌腱长度和铆钉植入的恰当位置,清楚撕裂类型(L 型、U 型、中间层撕裂、肌肉肌腱结合部撕裂等),确定是否存在分层撕裂、是否需要额外松解。另外,手臂应不受限制重新定位,以显露撕裂,方便铆钉植入和肩袖恰当复位。试复位降低张力过大的风险,减小了早期再撕裂的风险,避免了肌腱的不充分或不恰当复位。

3. 明智而仔细地使用入路,注意铆钉植入顺序和方向,按次序打结,极有利于缝线管理。非常有必要将缝线依序置于不同入路并使用止血钳分开固定,避免缠绕和产生软组织桥。将缝线在肩关节外排列,用止血钳夹在无菌敷料上,顺序和在关节内穿过组织时相同。这样有助于看清修复类型,这个指导原则和管理缝线原则是一致的。

4. 医师应熟练掌握滑动和非滑动打结技术。理解两种方法的内涵,有利于组织张力适当、线环和线结的牢固性适当,从而耐受循环负荷。有时,缝线穿过肌腱后无法滑动,此时在滑动打结技术和非滑动打结技术间转换,使手术能够进行下去,完成牢固固定修复肌腱的目标。另外,术者应熟悉各种缝合穿梭工具,以利于处理各种类型撕裂。

5. 确认撕裂为 L 型或大的 U 型撕裂时,使用缝线牵引,有助于将肩袖复位到足印,维持在边-边缝合时的复位。边-边缝合有利于铆钉的均匀植入,减少植入数量,又能达到张力更低修复。边-边缝合可以单独进行,也可以用来自铆钉的缝线做水平褥式缝合(图 5-9)。

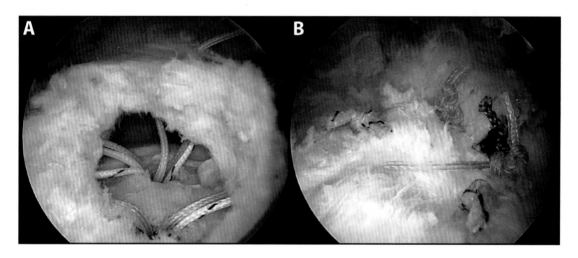

图 5-9 带三根缝线铆钉的边-边修复

参 考 文 献

[1] Kim YK, Moon SH, Cho SH. Treatment outcomes of single-versus double-row repair for larger than medium-sized rotator cuff tears: the effect of preoperative remnant tendon length. Am J Sports Med. 2013;41(10):2270-2277.

[2] Denard PJ, Burkhart SS. Techniques for managing poor quality tissue and bone during arthroscopic rotator cuff repair. Arthroscopy. 2011;27(10):1409-1421.

[3] Ma CB, Comerford L, Wilson J, Puttlitz CM. Biomechanical evaluation of arthroscopic rotator cuff repairs: double-row compared with single-row fixation. J Bone Joint Surg Am. 2006;88(2):403-410.

［4］　Domb BG，Glousman RE，Brooks A，Hansen M，Lee TQ，ElAttrache NS. High-tension double-row footprint repair compared with reduced-tension single-row repair for massive rotator cuff tears. J Bone Joint Surg Am. 2008;90(Suppl 4);35-39.

［5］　Lo IK，Burkhart SS. Double-row arthroscopic rotator cuff repair: re-establishing the footprint of the rotator cuff. Arthroscopy. 2003;19(9);1035-1042.

［6］　Galatz LM，Ball CM，Teefey SA，Middleton WD，Yamaguchi K. The outcome and repair integrity of completely arthroscopically repaired large and massive rotator cuff tears. J Bone Joint Surg Am. 2004;86-A(2);219-224.

［7］　Sugaya H，Maeda K，Matsuki K，Moriishi J. Functional and structural outcome after arthroscopic full-thickness rotator cuff repair: single-row versus dual-row fixation. Arthroscopy. 2005;21(11);1307-1316.

［8］　Lapner PL，Sabri E，Rakhra K，et al. A multicenter randomized controlled trial comparing single-row with double-row fixation in arthroscopic rotator cuff repair. J Bone Joint Surg Am. 2012;94(14);1249-1257.

［9］　Burks RT，Crim J，Brown N，Fink B，Greis PE. A prospective randomized clinical trial comparing arthroscopic single-and double-row rotator cuff repair: magnetic resonance imaging and early clinical evaluation. Am J Sports Med. 2009;37(4);674-682.

［10］　Franceschi F，Ruzzini L，Longo UG，et al. Equivalent clinical results of arthroscopic single-row and double-row suture anchor repair for rotator cuff tears: a randomized controlled trial. Am J Sports Med. 2007;35(8);1254-1260.

［11］　DeHaan AM，Axelrad TW，Kaye E，Silvestri L，Puskas B，Foster TE. Does double-row rotator cuff repair improve functional outcome of patients compared with single-row technique? A systematic review. Am J Sports Med. 2012;40(5);1176-1185.

［12］　Duquin TR，Buyea C，Bisson LJ. Which method of rotator cuff repair leads to the highest rate of structural healing? A systematic review. Am J Sports Med. 2010;38(4);835-841.

［13］　Ma HL，Chiang ER，Wu HT，et al. Clinical outcome and imaging of arthroscopic single-row and doublerow rotator cuff repair: a prospective randomized trial. Arthroscopy. 2012;28(1);16-24.

［14］　Mihata T，Watanabe C，Fukunishi K，et al. Functional and structural outcomes of single-row versus double-row versus combined double-row and suture-bridge repair for rotator cuff tears. Am J Sports Med. 2011;39(10);2091-2098.

［15］　Nho SJ，Slabaugh MA，Seroyer ST，et al. Does the literature support double-row suture anchor fixation for arthroscopic rotator cuff repair? A systematic review comparing double-row and single-row suture anchor configuration. Arthroscopy. 2009;25(11);1319-1328.

［16］　Saridakis P，Jones G. Outcomes of single-row and double-row arthroscopic rotator cuff repair: a systematic review. J Bone Joint Surg Am. 2010;92(3);732-742.

［17］　Davidson PA，Rivenburgh DW. Rotator cuff repair tension as a determinant of functional outcome. J Shoulder Elbow Surg. 2000;9(6);502-506.

［18］　Jost PW，Khair MM，Chen DX，Wright TM，Kelly AM，Rodeo SA. Suture number determines strength of rotator cuff repair. J Bone Joint Surg Am. 2012;94(14);e100.

［19］　Genuario JW，Donegan RP，Hamman D，et al. The cost-effectiveness of single-row compared with double-row arthroscopic rotator cuff repair. J Bone Joint Surg Am. 2012;94(15);1369-1377.

［20］　Namdari S，Donegan RP，Chamberlain AM，Galatz LM，Yamaguchi K，Keener JD. Factors affecting outcome after structural failure of repaired rotator cuff tears. J Bone Joint Surg Am. 2014;96(2);99-105.

［21］　Kukkonen J，Joukainen A，Lehtinen J，et al. Treatment of non-traumatic rotator cuff tears: a randomised controlled trial with one-year clinical results. Bone Joint J. 2014;96(1);75-81.

[22] Moosmayer S, Tariq R, Stiris M, Smith HJ. The natural history of asymptomatic rotator cuff tears: a three-year follow-up of fifty cases. J Bone Joint Surg Am. 2013;95(14):1249-1255.

[23] Yamaguchi K, Tetro AM, Blam O, Evanoff BA, Teefey SA, Middleton WD. Natural history of asymptomatic rotator cuff tears: a longitudinal analysis of asymptomatic tears detected sonographically. J Shoulder Elbow Surg. 2001;10(3):199-203.

[24] Bryan NA, Swenson JD, Greis PE, Burks RT. Indwelling interscalene catheter use in an outpatient setting for shoulder surgery: technique, efficacy, and complications. J Shoulder Elbow Surg. 2007;16(4): 388-395.

[25] Davis JJ, Swenson JD, Greis PE, Burks RT, Tashjian RZ. Interscalene block for postoperative analgesia using only ultrasound guidance: the outcome in 200 patients. J Clin Anesth. 2009;21(4):272-277.

[26] Chahal J, Mall N, MacDonald PB, et al. The role of subacromial decompression in patients undergoing arthroscopic repair of full-thickness tears of the rotator cuff: a systematic review and meta-analysis. Arthroscopy. 2012;28(5):720-727.

[27] Han Y, Shin JH, Seok CW, Lee CH, Kim SH. Is posterior delamination in arthroscopic rotator cuff repair hidden to the posterior viewing portal? Arthroscopy. 2013;29(11):1740-1747.

[28] Gerhardt C, Hug K, Pauly S, Marnitz T, Scheibel M. Arthroscopic single-row modified mason-allen repair versus double-row suture bridge reconstruction for supraspinatus tendon tears: a matched-pair analysis. Am J Sports Med. 2012;40(12):2777-2785.

[29] Ponce BA, Hosemann CD, Raghava P, Tate JP, Sheppard ED, Eberhardt AW. A biomechanical analysis of controllable intraoperative variables affecting the strength of rotator cuff repairs at the suture-tendon interface. Am J Sports Med. 2013;41(10):2256-2261.

[30] Jo CH, Shin JS, Park IW, Kim H, Lee SY. Multiple channeling improves the structural integrity of rotator cuff repair. Am J Sports Med. 2013;41(11):2650-2657.

[31] Keener JD, Galatz LM, Stobbs-Cucchi G, Patton R, Yamaguchi K. Rehabilitation following arthroscopic rotator cuff repair: a prospective randomized trial of immobilization compared with early motion. J Bone Joint Surg Am. 2014;96(1):11-19.

[32] Koo SS, Parsley BK, Burkhart SS, Schoolfield JD. Reduction of postoperative stiffness after arthroscopic rotator cuff repair: results of a customized physical therapy regimen based on risk factors for stiffness. Arthroscopy. 2011;27(2):155-160.

[33] Denard PJ, Ladermann A, Burkhart SS. Prevention and management of stiffness after arthroscopic rotator cuff repair: systematic review and implications for rotator cuff healing. Arthroscopy. 2011;27(6): 842-848.

[34] Yeranosian MG, Arshi A, Terrell RD, Wang JC, McAllister DR, Petrigliano FA. Incidence of acute postoperative infections requiring reoperation after arthroscopic shoulder surgery. Am J Sports Med. 2014;42(2):437-441.

[35] Martin CT, Gao Y, Pugely AJ, Wolf BR. 30-day morbidity and mortality after elective shoulder arthroscopy: a review of 9410 cases. J Shoulder Elbow Surg. 2013;22(12):1667-1675 e1661.

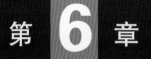

第6章

关节镜肩袖松解技术

Ian Lo, MD, FRCSC

一、引言

只要撕裂肌腱具备自身活动性,大多数肩袖撕裂可以不做高级松解(即间隙滑移)而修复,撕裂肌腱的自身活动性可指导修复策略。然而,几乎所有撕裂肩袖至少需要某些基础性松解,来分清撕裂边缘、提高活动性。这些基础松解(即滑囊松解)常常与肩袖修复同时进行。

常常根据撕裂的形状,将肩袖撕裂分为新月形、U形、L形、倒L形及巨大、回缩、不可修复型。巨大、回缩、不可移动型撕裂约占巨大撕裂的5%,内-外方向和前-后方向活动性最小。这类巨大撕裂,以前认为是不可修复的,现在使用高级松解(包括间隙滑移)变得可以修复了。

二、适应证

★ 任何类型肩袖修复时,可以做肩袖松解提高活动性。

★ 任何类型肩袖修复时,常规进行滑囊侧松解。

★ 关节内松解常常用于张力中等的新月形撕裂、一些L形撕裂或倒L形撕裂和粘连性关节囊炎时的肩袖修复。

★ 肩袖瘢痕化严重使得肩袖边缘无法分清时,需要仔细松解找出肩袖(即肩袖翻修复)。

★ 巨大、回缩、不可移动性肩袖撕裂,以前认为是不可修复的,现在可以进行间隙滑移松解(即滑囊松解、关节内松解)。是否进行间隙滑移要依据患者年龄、组织质量(肌腱和肌肉质量)、患者的症状(疼痛 vs. 无力)来决定。

相对适应证

★ 最近有一种对于大的或巨大肩袖撕裂,使用反肩置换治疗的倾向;高级松解和肩袖修复适用于 65 岁以下,希望改善疼痛和功能的多数患者。大多数病例,可以获得部分或完全修复,显著缓解疼痛和改善功能。

★ 对于慢性重度肱骨近端移位、肩峰髋臼化、肱骨股骨化的病例,即使使用高级松解技术,仍无法修复肩袖。关节镜清创可能是一种可供选择的方法。

三、相关体格检查

★ 与其他类型肩袖撕裂相似,巨大肩袖撕裂的相关表现为撞击征、主动活动丢失、内收和外展 90°时的外旋迟滞征、肩胛下肌腱损伤体征(后方的 lift-off、belly-press 征阳性)。

★ 需要松解的巨大肩袖撕裂常表现为冈上肌和冈下肌的萎缩和无力。

★ 僵硬可能提示粘连性关节囊炎,需要关节内松解。

四、相关影像

★ 与普通肩袖修复术前计划相似,包括普通 X 线片和 MRI。

★ 普通 X 线片(前后位、穿肩胛侧位、腋位)可评估慢性肱骨近端移位、肩峰髋臼化和肱骨头股骨化。这些变化提示慢性肩袖撕裂关节病,尽管进行高级松解,仍无法修复肩袖。

★ MR 或 MR 关节造影,可准确评估回缩、肌肉萎缩和脂肪浸润。必须获得肩胛冈内缘的斜矢状位片,才能充分评估肌肉萎缩和脂肪浸润。肌肉严重萎缩或Ⅲ度以上脂肪浸润的患者,决定进行高级松解包括间隙滑移松解前,应与患者在手术前进行充分沟通,谨慎决定。这些患者进行高级松解间隙滑移关节镜修复,获益不一定多,尤其是力量方面获益不多。

五、设备

关节镜肩袖松解的工具与其他肩袖修复的工具相似。

★ 缝合钩、探针和抓线钳。

★ 15°Bankart 刀或剥离器。

★ 牵引缝合线(2 号纤维线,Arthrex)。

★ 多种缝合工具[顺向缝合工具(Scorpion 缝合器,Arthrex);穿梭工具(Spectrum Ⅱ,Conmed-Linvatec);逆向缝合工具(0°、25°、45°鸟嘴缝合工具,Arthrex)]。

★ 关节镜剪刀(直的、右弯、左弯)。

★ 刨削刀(5.5mm)。

★ 电切工具,射频。

★ 70°关节镜头。

★ 鞘管(8.25mm×7cm,Arthrex)。

六、体位和入路

肩关节镜常规采用侧卧位,但是肩袖松解、修复术可以采用侧卧位或沙滩椅位完成。标准的肩关节镜肩峰下入路包括后方入路、外侧入路和前方入路。另外,一些松解术可能需要辅助外侧或前上外侧入路(见下文)。

七、手术步骤

(一)基础肩袖松解

步骤 1　滑囊松解

肩袖修复前,必须将肩袖肌腱与滑囊叠加在上方的肩峰和三角肌内侧筋膜分离显露出来。多数情况下,滑囊松解与肩峰下减压结合进行,包括部分肩峰下滑囊切除,分清和显露撕裂肩袖边缘。在前方、外侧和后方清晰地看到肩袖和周围三角肌的间隙。

建立标准的前方和外侧肩峰下入路,使用刨削刀和射频清理折叠滑囊,清晰显露肩峰下间隙。从外侧肩峰下入路观察时,在后方入路置入工具(刨削刀、射频)显露肩胛冈。肩胛冈位于肩峰的后内侧部位,显示为一个龙骨样外形的结构(图 6-1)。肩袖修复时常规显露这个骨性标志,有助于确定冈上肌腱和冈下肌腱的间隙。肌腱撕裂边缘明确后,测定撕裂肌腱的活动性。

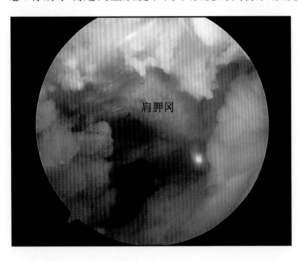

肩胛冈

图 6-1　关节镜从肩峰下入路观察右肩　显示肩胛冈的龙骨样结构

步骤 2　仔细松解找出肩袖

某些情况下,在肩袖和肩峰下表面间、肩袖和三角肌内侧筋膜间粘连及瘢痕导致肩袖肌腱边缘模糊。翻修手术时会发现这种瘢痕组织模糊组织界面和骨性标志的情况。此时肩袖修复十分困难和乏味无聊。这种情况下,必须首先将肩袖与覆盖的肩峰和三角肌内侧筋膜分离,然后确认撕裂边缘。

完成这项技术,需要从外侧肩峰下入路观察肩峰下间隙,从后方入路置入工具,进入肩峰下表面和肩袖间的纤维脂肪间隙。基本上是通过触摸肩峰后外侧角,以双盲方式插入间隙,然后在肩峰下方触摸肩峰的骨性下表面滑行(图 6-2)。沿肩峰内侧面最容易定位该间隙,向外向后解剖,将肩袖组织与肩峰和三角肌内侧筋膜分离,继续向前向外解剖松解。必须紧贴肩峰下表面松解,避免损伤残存的肩袖,翻修手术时尤为重要。

组织界面确定后,沿着大的延伸到三角肌内侧筋膜的滑囊带,松解肩袖(图 6-3)。通过切除大的滑囊带,显露肩袖真实边缘。滑囊带与肩袖组织鉴别要点是:滑囊带通常较薄而且有外膜,在肱骨侧没有附着点,但是却延伸到三角肌内侧筋膜。肌腱边缘确认和显露后,可以评估肌腱的活动性。

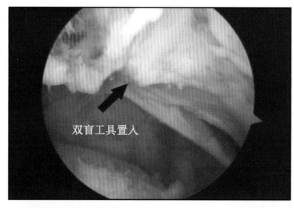

图 6-2　关节镜从肩峰下入路观察左肩　显示"双盲"下从后方入路工具置入进入肩峰和肩袖之间的纤维脂肪间隙

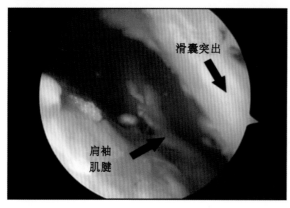

图 6-3　关节镜从肩峰下入路观察左肩　显示滑囊"突出部"和肩袖肌腱。滑囊突出部必须切除,描出肩袖的真实边缘

步骤 3　关节内松解

评估活动性(撕裂分类)后,进行关节内或关节囊松解。这种松解对于张力中等程度,但仍然可以复位到骨床的撕裂最有价值。这种撕裂可获得 1.0～1.5cm 的松解,因此可以降低修复张力,但几乎不能使不可修复撕裂变为可修复撕裂。

关节内松解最常用于新月形撕裂,但是也可用于 L 形或倒 L 形撕裂的松解。另外,由于多数粘连性关节囊炎患者表现为关节囊环形挛缩,存在明显僵硬的肩袖撕裂修复时,这种松解是基本操作。

关节内松解时,关节镜置于肩峰下入路的外侧或后外侧入路。沿冈上肌腱和冈下肌腱边缘置入牵引缝线,分别通过改良 Nevaiser 入路和后方入路拉回(图 6-4)。这种牵引缝合可获得肌腱边缘的上方和外侧牵引,改进肌腱的显露和活动性。也可使用交换棒或钩状探针。

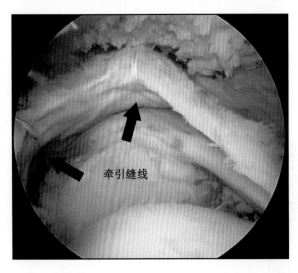

牵引缝线

图 6-4　关节镜从肩峰下入路观察右肩　显示牵
　　　　引缝合置于冈上肌腱和冈下肌腱,分别
　　　　从改良的 Nevaiser 和后方入路回抽

　　从外侧或后外侧入路观察,从辅助外侧入路进入射频和(或)剥离器。辅助入路位于外侧入路后方 1～2cm 处,从该入路可直接到达肩胛盂边缘上方、冈上肌腱和冈下肌腱下方的关节囊。使用硬膜外针定位,确保入路角度正确。

　　在肩胛盂边缘上方小心切开关节囊(图 6-5A),因为肩胛上神经位于肩胛盂内侧 1.5～2.0cm 处,所以松解必须小心,尽可能向外远离骨性肩胛盂。看到关节囊深部的肌纤维,提示松解完成(图 6-5B)。牵引线上给予一定张力,有助于确定牵引的方向,改善显露的视野。另外,向上和向外牵拉肩袖,可以远离肩胛盂边缘,较安全地进行松解。

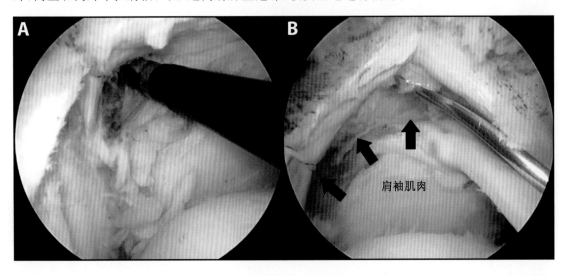

肩袖肌肉

图 6-5　关节镜从肩峰下入路观察右肩　A. 工具(即电刀,骨膜剥离器)从辅助外侧入路引入,在肩胛盂周围
　　　　切开关节囊。B. 肩袖下方肌肉显露时,关节内松解完成

(二)高级松解

步骤 4　间隙滑移

撕裂肩袖在内-外方向和前-后方向活动性较小时,可以采用间隙滑移技术提高肩袖活动度。以前很多这种撕裂被认为是不可修复的,使用前和(或)后间隙滑移技术,现在变得可以修复。前间隙滑移松解了冈上肌腱和肩袖间隙,而后间隙滑移松解了冈上肌腱和冈下肌腱间隙。

某些情况下,撕裂肩袖自身的活动性,可提示进行哪种滑移松解。我们的经验是,后方间隙滑移应用更广泛,可获得更充分的活动度。前间隙滑移仅在必须情况下应用。

后间隙滑移松解了冈上肌腱和冈下肌腱间隙,因此提高了二个肌腱的活动度。总体来说,后间隙滑移作为初始松解技术,可获得 3～4cm 的肌腱活动度。

后间隙滑移的关键解剖标志是肩胛冈,肩胛冈可指引冈上肌腱和冈下肌腱间松解的方向(图 6-6)。通过外侧或辅助外侧入路观察肩袖,通过冈上肌腱和冈下肌腱放置牵引缝线,然后分别通过前方和后方入路拉出牵引缝线。

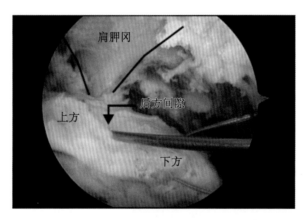

图 6-6　关节镜从辅助外侧入路观察左肩　显示肩胛冈,
后者用作标记指示后方间隙滑移的方向

平行于后方间隙方向,建立辅助外侧入路。从辅助外侧入路置入关节镜剪刀,向肩胛冈方向行后方间隙切开(图 6-7A)。在牵引线上施加张力,有助于松解时指引肩袖方向、分离肌腱。这样在松解和未松解组织间隙产生了一个尖峰,可清晰地看到剪刀尖端,确保完成精确和安全的后方间隙滑移。

必须小心抬高剪刀尖端,远离骨性肩胛盂,保护肩胛上神经。松解继续向前直至显露提示存在肩胛上神经的纤维脂肪组织(图 6-7B)。

评估冈上肌腱和冈下肌腱的活动度。如果活动度充分,能够将肌腱修复到骨,可以使用标准缝合铆钉将肌腱修复到骨,进行确定的固定。如果肌腱活动度仍不充分,进行前方间隙滑移松解获得更大的肌腱活动度。

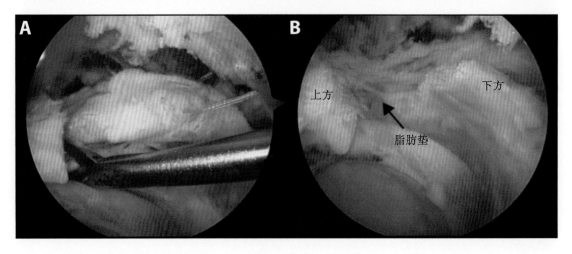

图 6-7　关节镜从辅助外侧入路观察左肩　A. 从外侧入路引入关节镜剪刀,切开冈上肌腱和冈下肌腱间的组织。B. 当在肩胛冈外侧显露纤维脂肪组织时,提示肩胛上神经,表示后方间隙滑移完成

步骤 5　前方间隙滑移

前方间隙滑移涉及松解冈上肌腱在肩袖间隙的突出边、喙肱韧带、喙突和肩胛下肌腱。前方间隙滑移的关键解剖标志是喙突基底部,喙突基底部位于二头肌腱长头根部的前内侧(图 6-8)。

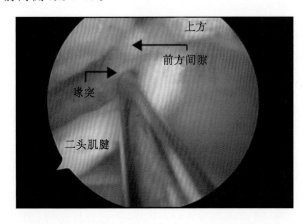

图 6-8　关节镜从外侧入路观察左肩　显示前方间隙滑移的方向。前方滑移朝向喙突基底方向,在二头肌腱根部前方和内侧可以触及喙突

进行这种松解手术,从肩峰下外侧或辅助外侧入路观察肩袖。在冈上肌腱做牵引缝合,通过后方或后外入路拉出缝线,在二头肌长头腱前方和内侧可触及喙突基底部的骨性突起。辅助外侧入路朝向喙突基底部对齐肩袖前方间隙建立。从辅助外侧入路置入关节镜剪刀,对齐并朝向喙突基底部开始松解。给予牵引缝线张力,可方便松解并扩大视野。触及喙突基底部骨性突起时,提示前方松解完成。连接前方间隙松解的关节内松解完成。前方间隙松解完成后,可使冈上肌腱的活动度增加 1～2cm。

八、术后原则

肩袖修复后的原则,依据撕裂大小、修复的可靠性不同而不同。巨大肩袖撕裂的修复需要广泛松解,其康复治疗较保守。相反,撕裂较小同时伴有粘连性关节囊炎的修复,术后僵硬的风险较大,其康复治疗要积极主动。我们的一般康复原则为:使用护具悬吊制动 6 周,手、腕、肘关节能够耐受情况下的即刻主动关节活动范围运动。术后即允许手臂在能够耐受情况下的体侧被动外旋。前屈大约在术后 6 周开始,从被动到辅助下主动再到完全主动的前屈锻炼。术后 12~14 周开始力量锻炼,术后 6~8 个月进展到功能活动和体育相关活动。

九、可能的并发症

与松解有关的并发症和肩袖缝合相关并发症相似。但是与松解技术相关并发症也存在特殊性,即关节内松解或间隙滑移(后侧间隙滑移)时,肩胛上神经损伤风险较大。因此,需要十分当心,确保工具没有穿透超过肩胛盂内侧 1.5cm,应远离肩胛盂松解,在到达有可能损伤肩胛上神经的部位(肩胛冈周围纤维脂肪层)停止松解。

技术要点

1. 显露肩胛冈:此操作会提高医师在肩峰下间隙的方向感。作为冈上肌腱和冈下肌腱间隙的标志。
2. 牢记多数肩袖撕裂不需要高级松解:确定撕裂边缘后,花些时间评估肩袖肌腱自身的活动度,确定是否可以无张力地修复到骨。
3. 使用牵引缝合:进行松解时,常规使用牵引缝合。牵引缝合改善松解时的难度、扩大视野、有助于定位松解的方向。
4. 做后方间隙滑移松解:后方间隙滑移可提高所有个体松解的最大活动度,改善冈上肌腱和冈下肌腱的活动度。
5. 保护肩胛上神经:后方滑移或关节内松解时,肩胛上神经有损伤风险。进行这些松解时,必须小心确保工具尽可能在骨性肩胛盂外侧和上方。到达纤维脂肪组织(后方间隙滑移)或肌腹(关节内松解)时,松解立即停止。

参 考 文 献

[1]　Burkhart SS,Lo IK. Arthroscopic rotator cuff repair. Arthroscopy. 2007;14(6):333-346.

[2]　Lo IK,Burkhart SS. Arthroscopic repair of massive,contracted,immobile rotator cuff tears using single and double interval slides: technique and preliminary results. Arthroscopy. 2004;20(1):22-33.

［3］ Berdusco R，Trantalis JN，Nelson AA，et al. Arthroscopic repair of massive，contracted，immobile tears using interval slides：clinical and MRI structural follow-up. Knee Surg Sports Trauma Arthro. 2015；23 (2)：502-507. doi：10. 1007/s00167-013-2683-9. Epub 2013 Sep 22.

［4］ Lo IK，Burkhart SS. Arthroscopic revision of failed rotator cuff repairs：technique and results. Arthroscopy. 2004；20(3)：250-267.

［5］ Klein JR，Burkhart SS. Identification of essential anatomic landmarks in performing arthroscopic single- and double-interval slides. Arthroscopy. 2004；20(7)：765-770.

第 **7** 章

肩锁关节急性损伤的关节镜修复

Craig R. Bottoni，MD and Kevin P. Krul，MD

一、引言

虽然肩锁关节(acromioclavicular joint，ACJ)修复治疗慢性损伤存在争议，但是推荐手术治疗急性高级别 ACJ 损伤，以恢复正常解剖，使患者恢复体力工作，或者使运动员可靠地恢复体育运动。ACJ 损伤约占肩关节损伤的 3.2%，ACJ 损伤的发病率在男性和接触性运动员中较高，特别是橄榄球、摔跤、曲棍球运动员。损伤机制为肩峰受到向下方向的力，使肩胛骨向内向下移位。一般发生于运动员摔跤或者手臂内收时被擒住摔倒的情况下。肩关节尤其肩峰首先撞击到地面，然后受到向下的力，使锁骨远端从肩胛骨连接处分离。这可能是对这种非专业名词"分离肩"损伤的起源。AC 韧带首先断裂，然后是喙锁韧带(coracoclavicular，CC)的两个部分，更前外侧的斜方韧带和后内的锥状韧带。急性损伤的临床表现是疼痛、肩关节功能受限、锁骨远端向上移位造成的肩关节外侧突出。

最初，Tossy 等将 AC 脱位分为 1、2 和 3 型。Rockwood 系统后来将 AC 脱位分为 6 型，明确了更严重的损伤。Ⅰ型和Ⅱ型损伤表示 AC 和 CC 韧带不完全撕裂，Ⅲ至Ⅳ型损伤代表 AC 和 CC 关节的完全撕裂。Ⅲ型或更高级别损伤代表 CC 韧带的完全撕裂，可能需要急诊手术干预。

有多种将分离移位的Ⅴ型 AC 损伤复位的修复技术。这些技术中多数为将锁骨远端固定到肩峰或喙突。钢板、螺钉、钢丝、缝线、线缆带都曾用来固定这类损伤。ACJ 复位固定急性 CC 的方法是通过将锁骨固定到喙突，修复破裂的 CC 韧带。是否需要重建急性损伤的韧带存在争议。但是，术后 MRI 证实多个复位、原来没有修复的 ACJ 手术中，韧带已经愈合。抬高上臂时，AC 关节运动幅度<10°，将该关节坚强固定会导致固定物失败。关节镜辅助急性 ACJ 修复的优势为切口小、能够评估伴发的盂肱韧带损伤、牢固的但非坚强固定、固定锁骨时能够

直接看到喙突基底部。

我们在关节镜辅助下,使用一种坚强缝合带进行 CC 固定技术,该技术维持 CC 复位,保证了斜方韧带和锥状韧带急性破裂的愈合。使用标准肩关节镜设备,以及商业可得到的固定扣板,将移位的锁骨固定到喙突。

二、适应证

Rockwood 分类的Ⅴ型 ACJ 脱位,理想手术时机有待讨论。但是损伤处理越早,效果越好。这种急诊手术固定的时间定义为受伤 2 周内。

相对适应证

★ 劳动者或运动员优势手臂的急性 Rockwood 分类的Ⅲ型 ACJ 损伤。

★ 患者的身体状况不允许手术,或者术后无法满足术后原则。较少出版物报道非手术治疗Ⅴ型 AC 损伤,证实非手术治疗的患者获得较好效果。

三、禁忌证

★ 伴发喙突骨折、骨不连,或者以前喙突移位手术(Bristow-Latarjet),是绝对禁忌证。怀疑喙突完整性时,应进行 CT 扫描,来清楚看清骨折或骨不连(图 7-1)。

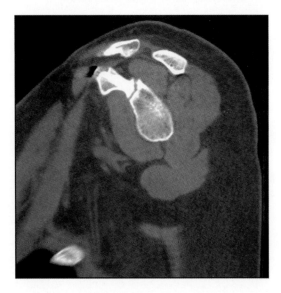

图 7-1　CC 韧带重建患者,CT 扫描喙突骨不连　这应该是急性 ACJ 关节镜辅助重建的禁忌证

★ 一些排除手术的条件(出血疾病、任何其他排除手术的系统疾病)。

★ 患者不能耐受全身麻醉,如果一定要使用区域神经阻滞麻醉,需要增加局部麻醉。

★ 开放损伤,后方移位(Ⅳ型)、下方移位(Ⅵ型)和那些复合锁骨和(或)肩胛骨骨折,明确需要手术治疗,非本章节讨论主题。本技术聚焦于闭合的Ⅴ型 AC 损伤。

★ 迟发病例:本技术在急性期应用至关重要。超过受伤 10～14d,建议添加移植物增强(见第 8 章)。

四、相关体格检查

★ Best 试验：鉴别Ⅲ型或Ⅴ型损伤。患者站立，内收上臂，然后做耸双肩动作。Ⅴ型损伤耸肩不能复位，Ⅲ型损伤可以。检查者不能将 ACJ 复位也提示损伤程度高于Ⅲ型。

★ 摔跤或运动损伤后的经典表现是重度疼痛局限于肩关节上方。

★ 首先十分重要的是确定皮肤完整性、损伤是否开放的？第二是评估擦伤，就损伤机制来说，擦伤十分常见。计划的皮肤切口区域擦伤和戳伤，可能需要延迟手术治疗。

★ Ⅲ型和Ⅴ型 ACJ 损伤的鉴别十分困难。观察者间的可靠性较差。ACJ 关节内注射 0.25% 丁哌卡因，可显著缓解疼痛，较好地进行肩关节检查。

★ 皮肤有突起，提示斜方韧带筋膜破裂，进一步支持Ⅴ型损伤的诊断。

★ 必须进行神经学评估。臂丛神经恰巧横跨喙突的下内侧边。臂丛神经受到牵拉或直接损伤，表现为同侧上肢的神经病变。

★ 应触摸整个锁骨，因为可能发生伴发 ACJ 损伤的胸锁关节损伤。

五、相关影像

★ 损伤肩关节的标准 X 线片，包括前后位、肩胛骨 Y 位、腋位。

★ 对侧肩关节前后位片或包括二侧 ACJ 关节的全胸片，方便比较 CC 间隙。正常的 CC 距离为 1.1～1.3cm，这个间距变化很大。在普通 X 线片上，从喙突上方直接到锁骨下边测量 CC 间距。Ⅰ型损伤没有明显放射学异常，Ⅱ型损伤 CC 间距增加<25%，Ⅲ型损伤 CC 间距增加 25%～100%。Ⅴ型损伤增加超过 100%。Ⅴ型损伤也可定义为锁骨向上移位绝对值超过 2cm。Ⅳ型损伤表现为腋位或肩胛骨 Y 位上向后移位。Ⅵ型损伤表现为锁骨远端向下移位，X 线片上锁骨位于喙突下方。

★ 如同前面章节介绍的一样，对于任何畸形或以前损伤，均应检查喙突。如果存在疑问，CT 检查可较好观察到喙突和其他相关骨性结构。

六、设备

关节镜辅助 ACJ 关节重建，需要可得到并熟悉一些特殊设备。医师应熟悉常规的肩关节镜、工具和盂唇修复技术。

★ 标准的 30° 和 70° 关节镜。

★ 标准关节镜工具包括抓线钳、探针、刨削器、射频、鞘管。

★ 前交叉韧带（ACL）胫骨定位器。

★ 2.4mm 胫骨导针。

★ 小号（3.0～4.5mm）带鞘管磨钻。

★ 高强线或线缆带，如 Fiber 或 Fibertape（Arthrex）。

★ 固定扣板如 Dogbone 扣板（Arthrex）。

★ 大号可通过工具鞘管。

★ 可屈曲缝合穿梭工具，类似于 1.1mm 带环镍丝［缝合 Lasso SD 线环（Arthrex）］。

七、体位和入路

关节镜辅助技术包括复位 ACJ，使用 2 个金属扣板和 2 根高强线将锁骨固定到喙突（图 7-2）。体位为沙滩椅位或侧卧位。先进行标准关节镜，但是后方入路和前方入路，应该比平时稍偏外，如此观察较清楚，并能够方便地到达喙突基底部。前方鞘管应足够大，便于包括 ACL 定位器等工具通过。我们喜欢将屈曲弹性鞘管［Passport（Arthrex）；图 7-3］插入肩袖间隙，该鞘管允许同时通过多个工具并易于通过 ACL 定位器。首先使用关节镜检查关节内伴发疾病。虽然 ACJ 脱位常常为单发疾病，但是也有同时发生上盂唇前后撕裂、肩袖损伤、软骨损伤的情况，应该在 ACJ 固定前处理好。

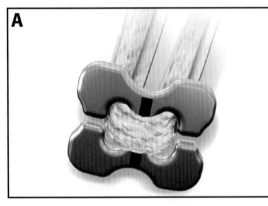
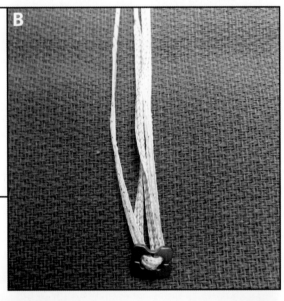

图 7-2　A. 装配结构由形状像一块骨头的名称为 Dogbone 的金属扣板构成，开放侧允许缝线易于穿进扣板。B. Dogbone 和纤维带结构准备置入关节

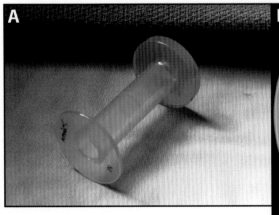
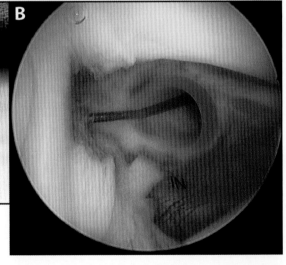

图 7-3　A. 这个手术喜欢使用的大的柔韧鞘管。
　　　　B. 恰当置入肩袖间隙后的鞘管

八、操作步骤

沙滩椅位或侧卧位。我们喜欢沙滩椅位,易于到达肩关节后方。铺无菌单时,肩关节前方和锁骨要露在外面。从前下入路,使用射频在肩袖间隙行关节囊切开,该切开部位恰好位于肩胛盂前方上盂肱韧带和中盂肱韧带之间。有时,存在下盂唇孔的解剖变异,允许行关节囊最小切开到达喙突基底部。此时,将普通 30°关节镜转换为 70°关节镜,虽然可以不使用 70°关节镜,但是因为 70°关节镜方便观察上盂唇周围,因此强烈建议使用 70°关节镜。射频在肩胛盂内侧 1.5~2cm 清理,显露喙突基底部。确认喙突基底部而不是喙突尖部非常重要,喙突尖部从基底部向前外侧突出较多。在喙突基底内侧使用射频十分重要,因为臂丛神经从喙突基底下方几厘米处通过。一旦确认,清除喙突基底软组织,显露内侧和外侧边缘。

接着,在锁骨上方做 3cm 切口,从锁骨中心纵行切开骨膜,使用电刀小心剥开骨膜,显露锁骨远端的前方和后方边缘。这些骨膜瓣留作术后在锁骨上方覆盖来加强修复,缓解患者主诉锁骨上方有金属物的不适感。从前方入路将标准 ACL 胫骨定位器置入,在内侧和外侧骨边缘的中心,定位器尖端置于喙突基底部。虽然这个定位器设定好的、具备牢固的接受末端,可防止针尖在下方穿透。我们认为,如果视野清晰,导针穿过喙突时小心即可。将导针袖套固定在锁骨前、中 1/3 的上表面,在锁骨远端 2.5~3.0cm 处垂直于锁骨,安放导针定位器和导针。2.4mm 的金属 ACL 胫骨导针钻透锁骨、喙突,同时以关节镜在喙突下观察,避免钻孔过深(图 7-4)。导针应仅穿透喙突后突出 1~2mm,导针尽可能贴近喙突基底中部十分重要,因为喙突为柱状结构,很难准确做到这一点。但是如果导针太偏内或偏外,后来的扩孔会导致喙突骨折,固定失败。使用小刮匙固定导针尖的同时,4mm 空心钻沿导针扩孔(图 7-5A),穿透喙突下方后,空心钻留在原位不动,撤下导针(图 7-5B)。通过空心钻,将可屈曲 1.1mm 末端带孔的镍丝(Suture Lasso SD 线环)向下穿过,线环末端应在前方,将导线固定,使用关节镜抓线钳从前方入路拉出(图 7-6)。撤下空心钻,使用镍丝线环通过缝线扣板结构的引线或线缆带。关节镜观察下,将 FiberTape 的二个自由端,从喙突拉过,再从锁骨孔拉出。将扣板(Dogbone)连接二个线缆带,从前方鞘管拉出,然后使用关节镜抓线钳固定;再推进至喙突下方,同时在锁骨上方拉紧线缆带(图 7-7A),理想的扣板方向由激光线确定,其长轴应为前后方向(图 7-7B);必要时,可用探针或抓线钳控制扣板。4 股 FiberTape 的末端通过第二个金属固定扣板(Dogbone),向下系至锁骨上方。肘关节屈曲向上,用手在锁骨上方施压将 ACJ 关节复位。将 ACJ 复位同时,将锁骨上方金属扣板的前二根缝线打结。应术中透视确定复位充分,如果 ACJ 复位满意,将锁骨扣板上的另外二根缝线也打结,然后剪线。较罕见的情况是,ACJ 不能复位,可能需要锁骨远端切除,使用可吸收线将骨膜瓣缝合,常规皮肤缝合。

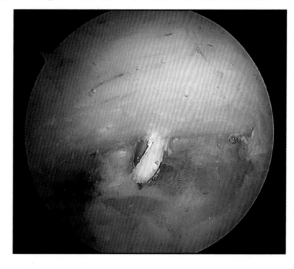

图 7-4　使用 ACL 胫骨定位器　将钻头尖端定位针从锁骨钻至喙突基底中间

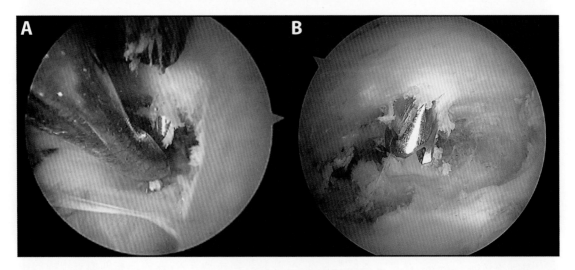

图 7-5　A. 使用小的关节镜刮匙,防止导针在锁骨和喙突钻孔时突出过多。B. 移除导针,空心扩孔器留在原位,略突出喙突下方 1～2mm,方便镍丝通过

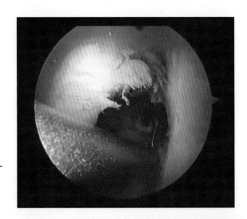

图 7-6　使用关节镜抓线钳回抽镍丝,然后移除扩孔器

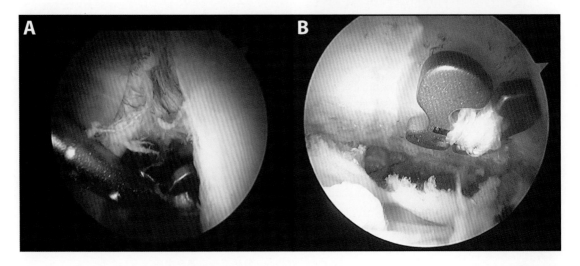

图 7-7　A. 扣板进入关节,使用关节镜抓线钳置于喙突下。B. Dogbone 扣板位于适当位置,激光线平行于喙突长轴

九、术后原则

锁骨作为身体轴和四肢骨骼的唯一支撑。内侧段(肩胛胸关节)是胸骨柄上的相对固定点。肩关节活动时,肩胛骨旋转、伸出和缩回。因为锁骨在 ACJ 是固定的,锁骨与肩胛骨结合部也是活动的,盂肱关节前屈时,锁骨旋转和前屈,所以肩关节活动时高应力通过完整的 CC 韧带传递到喙突,正因为如此,术后 6 周肩关节活动应严格限制。更重要的是,从坐位至站立位时,手臂不可支撑身体。在早期阶段,涉及此动作或类似动作足以破坏修复。推荐的康复原则如下。

- ★ 手臂置于吊带保护 6 周,禁止主动前屈或外展。被动活动不可超过 90°。
- ★ 允许立即进行钟摆活动。此阶段,不必进行正式的物理治疗。因为关节内操作不多,不必担心肩关节僵硬。
- ★ 6 周后,不再使用吊带。开始上肢日常活动。术后 3 个月开始渐进性力量锻炼前,进行物理治疗,以恢复关节活动度。
- ★ 术后 4~6 个月,开始完全体育活动。

十、可能并发症

复位丢失、畸形复发是最常见并发症。发生原因为扣板拔出、骨折或缝线断裂。术中并发症或技术失误导致失败的有:锁骨上钻孔偏离太多,喙突侧更常发生此问题,偏心钻孔或术后创伤会发生喙突骨折。

锁骨骨折也会发生。常为跌倒或术后创伤导致(图 7-8)。锁骨上方疼痛可能是另外一个并发症,极罕见情况是,一旦伤口愈合困难,需要取出内固定物,但一般建议术后 8~10 个月月才考虑此操作。

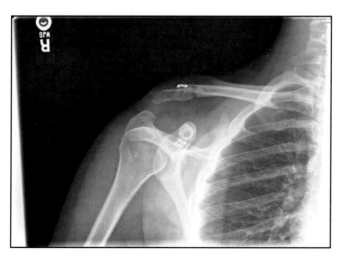

图 7-8　轻微创伤后,由于偏心的锁骨隧道和扣板放置而发生骨折

技术要点

1. 铺单时,确保充分显露肩关节后方(关节镜入路)和前方胸部(评估锁骨)。

2. 入路偏外,使用70°关节镜有利于看清喙突下方,充分看清喙突是基本操作,可确保导针置于喙突基底部中心。不正确置入导针和偏心钻孔,会导致喙突骨折和复位丢失。

3. 前方入路使用大号鞘管,特别是有弹性的Passport鞘管,允许工具和ACL导向器通过。

4. 第二组缝线打结前,确保ACJ是复位的,建议透视确定,单纯触摸不能确保是否关节已复位。

5. 必须严格遵守康复限制的一些原则,避免早期负重和手术失败(图7-9)。

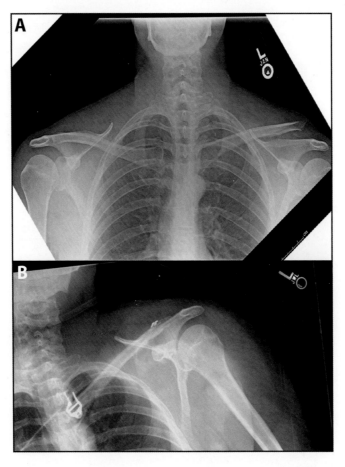

图7-9　A. 一例27岁男性Rockwood V型损伤的术前片。B. 同一患者的术后3个月照片,显示解剖复位。显示植入物的低侧位像

参 考 文 献

[1] Mazzocca AD，Arciero RA，Bicos J. Evaluation and treatment of acromioclavicular joint injuries. Am J Sports Med. 2007;35(2):316-329.

[2] Pallis M，Cameron KL，Svoboda SJ，Owens BD. Epidemiology of acromioclavicular joint injury in young athletes. Am J Sports Med. 2012;40(9):2072-2077.

[3] Tossy JD，Mead NC，Sigmond HM. Acromioclavicular separations: useful and practical classification for treatment. Clin Orthop Relat Res. 1963;28:111-119.

[4] Williams G，Nguyen V，Rockwood C. Classification and radiographic analysis of acromioclavicular dislocations. Appl Radiol. 1989;18:29-34.

[5] Smith TO，Chester R，Pearse EO，Hing CB. Operative versus non-operative management following Rockwood grade III acromioclavicular separation: a meta-analysis of the current evidence base. J Orthop Traumatol. 2011;12(1):19-27.

[6] Phillips AM，Smart C，Groom AF. Acromioclavicular dislocation. Conservative or surgical therapy. Clin Orthop Relat Res. 1998(353):10-17.

[7] Reid D，Polson K，Johnson L. Acromioclavicular joint separations grades I-III: a review of the literature and development of best practice guidelines. Sports Med. 2012;42(8):681-696.

[8] Tamaoki MJ，Belloti JC，Lenza M，Matsumoto MH，Gomes Dos Santos JB，Faloppa F. Surgical versus conservative interventions for treating acromioclavicular dislocation of the shoulder in adults. Cochrane Database Syst Rev. 2010(8):CD007429.

[9] Di Francesco A，Zoccali C，Colafarina O，Pizzoferrato R，Flamini S. The use of hook plate in type III and V acromio-clavicular Rockwood dislocations: clinical and radiological midterm results and MRI evaluation in 42 patients. Injury. 2012;43(2):147-152.

[10] Simovitch R，Sanders B，Ozbaydar M，Lavery K，Warner JJ. Acromioclavicular joint injuries: diagnosis and management. J Am Acad Orthop Surg. 2009;17(4):207-219.

[11] Johansen JA，Grutter PW，McFarland EG，Petersen SA. Acromioclavicular joint injuries: indications for treatment and treatment options. J Shoulder Elbow Surg. 2011;20(2 Suppl):S70-82.

[12] Flint JH，Wade AM，Giuliani J，Rue JP. Defining the terms acute and chronic in orthopaedic sports injuries: a systematic review. Am J Sports Med. 2014;42(1):235-241.

[13] Bannister GC，Wallace WA，Stableforth PG，Hutson MA. The management of acute acromioclavicular dislocation. A randomised prospective controlled trial. J Bone Joint Surg Br. 1989;71(5):848-850.

[14] Kraeutler MJ，Williams GR，Jr，Cohen SB，et al. Inter-and intraobserver reliability of the radiographic diagnosis and treatment of acromioclavicular joint separations. Orthopedics. 2012;35(10):e1483-1487.

[15] Cho CH，Hwang I，Seo JS，et al. Reliability of the classification and treatment of dislocations of the acromioclavicular joint. J Shoulder Elbow Surg. 2014;23(5):665-670.

[16] Green DP，Rockwood CA，Bucholz RW，Heckman JD，Tornetta P. Rockwood and Green's Fractures in Adults. Vol 1. Philadelphia，PA: Lippincott Williams & Wilkins; 2010.

[17] Echo BS，Donati RB，Powell CE. Bipolar clavicular dislocation treated surgically. A case report. J Bone Joint Surg Am. 1988;70(8):1251-1253.

[18] Vaisman A，Villalon Montenegro IE，Tuca De Diego MJ，Valderrama Ronco J. A novel radiographic in-

dex for the diagnosis of posterior acromioclavicular joint dislocations. Am J Sports Med. 2014;42(1): 112-116.

[19] Bearden JM, Hughston JC, Whatley GS. Acromioclavicular dislocation: method of treatment. J Sports Med. 1973;1(4):5-17.

[20] Cote MP, Wojcik KE, Gomlinski G, Mazzocca AD. Rehabilitation of acromioclavicular joint separations: operative and nonoperative considerations. ClinSports Med. 2010;29(2):213-228, vii.

[21] Geaney LE, Miller MD, Ticker JB, et al. Management of the failed AC joint reconstruction: causation and treatment. Sports Med Arthrosc. 2010;18(3):167-172.

第 **8** 章

使用异体/自体肌腱关节镜下重建肩锁关节

Lane N. Rush, MD; Michael J. O'Brien, MD; and Felix H. Savoie Ⅲ, MD

一、引言

(一)肩锁关节解剖

肩锁关节(acromioclavicular joint,ACJ)是肩胛骨肩峰突起的内侧边与锁骨外侧面之间的双滑动关节,AC 韧带内含有半月板样纤维软骨盘,这个软骨盘的精确功能尚不清楚,但其大小和外形存在较大变异。

增厚的关节囊包裹关节形成 AC 韧带提供前后平面的稳定,AC 韧带由上、下、前、后韧带组成,上方韧带最强壮。沿着锁骨上边和肩峰突起,上方的 AC 韧带与三角肌和斜方肌的附着融合,从而使韧带复合体增强,同时增加了 AC 关节的稳定。

喙锁韧带复合体(coracoclavicular,CC)由二个韧带组成:内侧的锥状韧带和更外侧的斜方韧带。锥状韧带在锁骨下方起点较宽,向喙突后面走行时,从上向下逐渐变细。锥状韧带提供肩关节活动时的垂直和水平平面的合理稳定。从锁骨外侧边到喙突内侧边的距离约 47mm。

斜方韧带在锁骨下面的附着更靠外侧,位于锁骨外侧约 25mm 处,斜方韧带在锁骨上的附着形成一种前后面上线形、绶带样形状。

AC 关节的稳定由 CC 韧带、强壮的 AC 关节囊、AC 韧带维持。研究证实,斜方韧带在对抗锁骨向后方移位时作用更大,而锥状韧带在对抗锁骨向前移位时的作用更大。

有关锁骨远端切除,AC 关节囊和韧带的作用研究较广泛。仅 5mm 的锁骨远端骨切除,可避免锁骨与后方肩峰接触。这样保留了关节囊和韧带,维持了 AC 关节的前后稳定。已证实更多的切除锁骨远端导致锁骨向后移位过多。

从这些实验研究,可以得出以下一般结论:水平稳定由 AC 韧带控制,垂直稳定由 CC 韧带控制(图 8-1)。

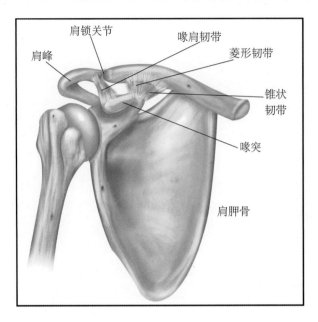

图 8-1　正常 AC 关节和 CC 韧带的解剖图示

(二)肩锁关节生物力学

AC 关节生物力学涉及静态稳定、动态稳定和 AC 关节运动。固定不稳 AC 关节方法变化很大,最近,更复杂技术的生物力学研究说明了关节不同结构的作用。这些研究也证实了众所周知的、流行固定方法(如 Weaver-Dunn 方法),将喙肩韧带的肩峰附着转移到锁骨远端切除末端的技术,没有复制正常 AC 韧带生物力学,缺少解剖技术的稳定。

Grutter 和 Peterson 最近研究显示,自然 AC 和 CC 韧带复合体的失败负荷为 815N。移位的 CA 韧带仅提供完整 AC 韧带复合体的 25% 强度,失败负荷为 145N。Lee 等发现生物力学上,使用肌腱移植物解剖重建 CC 韧带,优于 CA 韧带移位。使用自由的肌腱移植物,有助于该结构的初始稳定,提供与自然韧带相等的强度,比以前的非解剖重建具有更大优势。这些生物力学发现,推动了以下技术包括解剖 CC 重建(anatomic reconsturction,ACCR)的流行。

(三)肩锁关节分离的机制和分类

肩锁关节脱位几乎都是创伤造成的。患者手臂内收位、肩关节外侧面着地时,往往造成肩锁关节脱位。肩峰被迫向下向内,整个肩胛带向下移位。向下的力足够大时,会导致锁骨骨折或 AC 韧带扭伤。外力再增加,将会进一步导致韧带撕裂,继发 CC 韧带扭伤,最后 CC 韧带完全破裂,三角肌和斜方肌附着点撕脱。如此,受伤的上肢丧失了锁骨的悬吊支撑,整个前 1/4 向下移位。这种情况与斜方肌对锁骨的轻微向上拉力相结合,导致 AC 完全脱位特有的肩关节向下移位。

Rockwood 等提出的 Rockwood 分类,将 AC 破裂细分为 6 级(型),已经成为普遍接受的分类(图 8-2)。

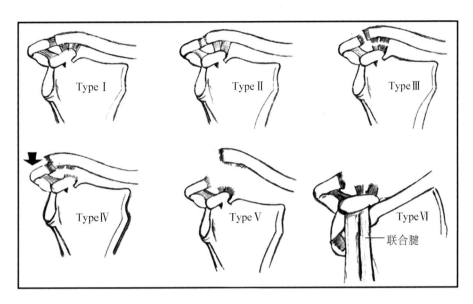

图 8-2　AC 关节损伤的 Rockwood 分类

二、适应证

★ 一般状况好的患者，Ⅳ 型、Ⅴ 型和Ⅵ型损伤。
★ 开放损伤。

相对适应证

★ 要求高的运动员、重体力劳动者，急性Ⅲ型分离。
★ 慢性Ⅲ型分离、非手术治疗失败，导致持续疼痛，皮肤突起明显，肩关节功能不良。

三、相关体格检查

★ AC 关节触痛点。
★ 手臂交叉内收试验阳性。
★ 必须排除相关的胸锁关节损伤和脱位。
★ Ⅱ度以上损伤，皮肤突起。
★ AC 关节的可复性。

多数急性 AC 损伤的患者，表现为将损伤上肢置于内收位和悬吊位置，以缓解疼痛。急性期表现为 AC 关节疼痛、触痛点、周围肿胀。检查受伤的肩关节并与对侧比较，可显示畸形明显。外展和手臂交叉内收可缓解疼痛，Ⅲ型或Ⅳ型损伤，显示锁骨远端皮肤突起。急性 AC 损伤未见血管损伤，但是Ⅵ型损伤可见短暂的受伤肢体感觉异常。

应该测试 AC 关节复位的难易。关节不可复位提示有组织挤夹，需要术中切除。

四、相关影像

★ 前后位、肩胛骨 Y 位和腋位。

★ Zanca 位。

★ MRI 确定或排除伴发疾病。

AC 损伤的初始片应包括标准前后位、肩胛骨 Y 位和腋位。前后位可显示锁骨相对于肩峰向上移位的程度，腋位对于确定 Ⅳ 型分离至关重要，此时锁骨向后移位。

最准确的观察 AC 关节平片是 Zanca 位，此时 X 线呈 $10°\sim15°$ 倾斜，光束从前向后方向投射，AC 关节的正常宽度是 $1\sim3mm$，男性间隙宽度 $>7mm$，女性间隙宽度 $>6mm$，应考虑病理性增大。

Zanca 位也可评估 CC 关节间距，喙突上面和锁骨下面的平均距离为 $13\sim15mm$，Bearden 等报道与对侧相比，CC 间距增加 $40\%\sim50\%$，提示 CC 完全破裂。Rockwood 和 Young 发现 25% 的 CC 差异，即提示 CC 破裂。

MRI 已经成为 CC 损伤术前计划的一个重要工具，所有这类患者考虑手术干预前，常规推荐 MRI 检查。选择非手术治疗者，不常规推荐 MRI 检查。X 线平片依据骨性关系，评价韧带损伤；MRI 的优势是直接看到 AC 和 CC 破裂，并且能辨别相关的盂肱损伤。Ⅲ 型至 Ⅴ 型 AC 关节破裂伴发的盂肱关节损伤发生率高达 18.2%。

五、设备

★ 异体/自体半腱肌腱。

★ 编织的 PDS(polydioxanone)线(Johnson & Johnson,Ethicon)。

★ PEEK 生物固定界面螺钉(Arthrex)。

六、非手术治疗

1. Rockwood Ⅰ 型和 Ⅱ 型损伤一般非手术治疗。虽然多数医师建议单纯悬吊制动，我们喜欢肩胛骨复位支具，试图使手臂回到锁骨上方。制动时间依据损伤程度不同而有显著不同。Ⅰ 型损伤通常制动 1 周，而 Ⅱ 型损伤需要制动 $2\sim3$ 周，一旦患者无症状了，可以停止使用支具，开始康复治疗。被动和主动关节活动度锻炼是重点，直至患者整个关节活动度无痛，才开始恢复完全活动。对于 Ⅰ 型损伤，恢复活动需要 $1\sim2$ 周，而 Ⅱ 型损伤需要长达 $6\sim8$ 周才愈合。

其他治疗模式包括冰敷、消炎镇痛药、活动限制和完全休息，对于高要求运动员，也可在 AC 关节注射皮质激素和(或)麻醉药，以利于快速恢复体育活动。

2. Ⅲ 型损伤的处理存在争议。除外要求高的运动员，传统上提倡非手术治疗。多数非手术治疗的患者有望获得好的效果，恢复到以前的活动水平。然而，一些医师建议对于要求高的运动员和重体力劳动者，早期手术治疗。

基于当代文献的一项共识是，手术治疗和非手术治疗 Ⅲ 型 AC 损伤，没有功能差别。但是有一种倾向,就是手术治疗总体并发症发生率更高,需要更长时间恢复到以前的体育或工作水平。

我们的建议是多数急性Ⅲ型 AC 损伤采取非手术治疗。肩胛复位支具固定 3～4 周,然后温和的关节活动度锻炼和力量锻炼。非手术治疗的正常愈合时间是 3～4 个月。虽然一些患者仍存在锁骨远端突起,但是多数非手术治疗患者表现良好。那些持续水平方向不稳的患者,抗阻交叉胸部内收和外展,锁骨在喙突上会产生捻发音和水平(前后方向)移动。通常效果较差,最有可能需要手术治疗。非手术治疗失败的患者定义为症状持续,或不能恢复到期望的体育或活动水平,可能需要 AC 重建。

七、手术步骤

关节镜辅助 ACCR 的几个变化已经描述了,然而 3 个关键步骤对于取得成功结果十分重要。

★ 解剖复位 AC 关节。

★ 修复或重建 CC 和 AC 韧带。

★ 急性期愈合阶段,使用合成材料或植入物辅助修复以维持稳定。

每个结构含有一个斯滕特式印模和一个生物材料。Stent 印模是一种合成材料或坚硬移植物,用来维持急性愈合阶段 AC 关节稳定性。Stent 印模通常是一种缝合线、皮质固定扣板、螺钉或合成线缆带。

生物材料的使用,依照手术时机不同和损伤严重性而有所不同。急性阶段,有可能可以修复自然的 AC 和 CC 韧带。慢性阶段,使用自体或异体肌腱重建 AC 和 CC 韧带。半腱肌腱是最常使用的移植物。

下面描述的是三项关节镜辅助 ACCR 技术。第一个技术使用单股、带环异体移植物的 ACCR 技术;第二项技术将异体和皮质扣板固定技术结合应用。第三项技术采用切开入路,引入 AC 钩板辅助异体半腱肌腱,我们喜欢在翻修 AC 重建时采用第三种方法。

(一)关节镜辅助下使用带环异体移植物喙锁韧带解剖重建

1. 体位

患者置于侧卧位,后倾 30°,颈部向外侧偏离手术部位 10°～15°,允许较好地建立入路和避免干扰钻头入路。铺手术单时应显露整个锁骨,锁骨、肩峰、喙突均可触摸到,并做好标记,有利于建立手术入路。

2. 入路和初始关节镜入路

通过标准后方入路,进入盂肱关节进行关节镜检查。确认是否存在并发疾病,如果存在并发疾病,此时进行处理。关节镜检查和并发疾病处理完后,关节镜从盂肱关节撤出,通过相同后方皮肤入路进入肩峰下间隙,通过后方入路观察,在肩峰前外侧角以远 3cm 处,使用硬膜外针的由外向内技术,建立外侧入路。关节镜观察确定入路正确,将关节镜转换到外侧观察入路。确定 CA 韧带但是不要将它剥离下来。沿 CA 韧带的后边,向下指向喙突尖端。

使用硬膜外针,采用外向内技术,向前并稍向下,在喙突内侧直接建立前方入路。硬膜外针必须能够轻松到达喙突上方和下方(图 8-3 和图 8-4)。

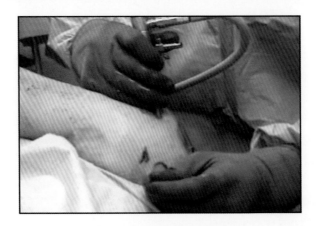

图 8-3　侧位时的入路设置　使用外侧观察入路来确定前方入路的外向内设置

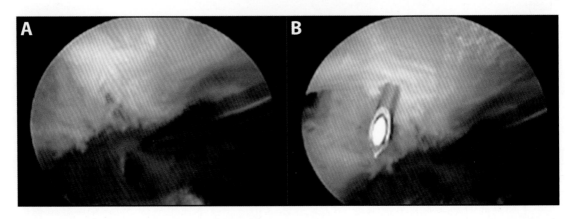

图 8-4　前方入路建立　A. 在喙突下方可见脊柱针。B. 在喙突上方可见脊柱针(RePrinted with Permission from Felix H. Savoie Ⅲ,MD)

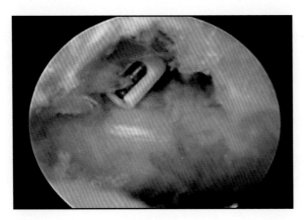

图 8-5　使用电刀进行喙突上方和下方清理　电刀工作面始终接触喙突骨面,避免神经损伤(RePrinted with Permission from Felix H. Savoie Ⅲ, MD)

将直径8mm鞘管置入前方入路。使用射频去除喙突前、下和上方的软组织(图8-5)。始终保持射频紧贴骨组织,对避免损伤神经血管结构至关重要。此时从喙突内侧面松解胸小肌肌腱,特别是术前伸展有慢性顽固性挛缩,或者是喙突观察不满意的情况下。以射频和刨削清理,显露锁骨下表面,保留CC韧带残端(图8-6)。建立上方的AC入路,检查AC关节。多数慢性病例,关节镜从外侧入路观察,刨削器置入前方入路,进行锁骨远端切除。至少切除5mm锁骨远端,允许关节复位,降低疼痛性AC关节病的风险。

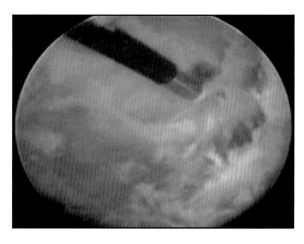

图8-6 锁骨下表面,清创CC韧带起点区域 这个步骤通常使用电刀操作,避免不经意造成出血。电刀面保持接触移位的锁骨骨面。保护CC韧带残端,作为锁骨隧道入点标志(RePrinted with Permission from Felix H. Savoie Ⅲ,MD)

3. 小切口操作和隧道的建立

注意力再次回到锁骨上标记的皮肤切口,在锁骨外侧边内侧2.0~4.5cm接近CC韧带附着处做切口。使用针尖样射频进行三角肌胸大肌筋膜的松解。使用剪刀进行全厚皮瓣分离。

使用电刀,平行于锁骨长轴,将筋膜和AC关节囊以一层方式切开。Homan拉钩置于锁骨前方和后方,显露锁骨远端。

克氏针朝向喙突方向钻入锁骨,克氏针将有助于锁骨内侧和外侧隧道建立。将其置入CC韧带起源处,该步骤需要关节镜从外侧入路观察,残存的CC韧带边缘作为克氏针置入的标记(图8-6和图8-7)。

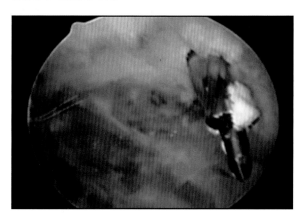

图8-7 从外侧入路观察 在CC韧带起点锁骨起点处穿过克氏针。关节镜确定附着点,使用5mm扩孔器扩大隧道(RePrinted with Permission from Felix H. Savoie Ⅲ,MD)

锥状韧带隧道(内侧隧道)位于锁骨后上面AC关节内侧45mm处,斜方韧带隧道位于锁骨上表面AC关节内侧25mm处。根据植入物大小,使用4.5~6.0mm空心钻沿克氏针进行扩孔,然后进行攻丝,方便螺钉植入。

4. 移植物植入

通过前外入路观察,前方入路穿线,直达喙突下方,从锁骨内侧隧道拉回。第二根缝线从前方鞘管置入,在喙突上方拉回,拉出锁骨外侧隧道。

内侧缝线从前方入路拉移植物,在喙突下方,通过锁骨内侧隧道,如此拉出切口。外侧缝线用于拉回移植物对侧端,方法是使用以前准备的编织 PDS 线 Stent 印模,缝线 Stent 印模的另外一端在喙突下方置入,从 AC 关节入路拉回(图 8-8)。

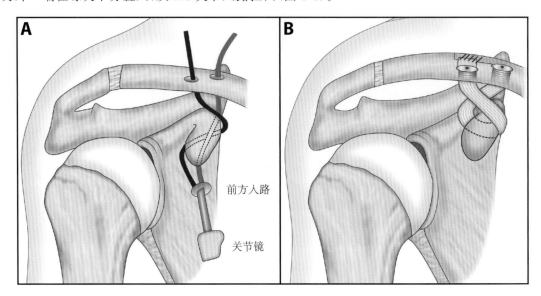

图 8-8　A. 通过前方入路置入穿梭缝线,在喙突下回抽,从锁骨内侧隧道拉出;通过前方入路,穿过第 2 个缝线(紫色),在喙突上方回抽,从锁骨外侧隧道拉出。B. 使用绿色穿梭线引导半腱肌移植物至喙突下方,锁骨内侧隧道出来;从外侧入路观察,观察移植物向上移动进入内侧锁骨隧道;第 2 个穿梭缝线通过鞘管拉移植物的对侧端,在喙突上方,进入锁骨外侧隧道;移植物进入合适位置,给予张力,消除软组织松散或松弛,确认位置满意。注意,在喙突和锁骨之间,移植物的二支在空间上交叉。(RePrinted with Permission from Felix H. Savoie Ⅲ,MD)

5. 移植物张力和挤压钉固定

通过锁骨内侧和外侧隧道置入镍导针,然后给予移植物适当张力,首先植入并拧紧内侧挤压螺钉直至与锁骨上方皮质齐平。将螺钉手柄留在螺钉上,用于将锁骨向喙突过度复位,同时应继续使用关节镜观察整个 AC 关节,缝线 Stent 印模引导移植物围绕锁骨基底部,锁骨和喙突间的结通过锁骨上的钻孔,而不是在锁骨上方,避免刺激皮肤。然后再给予移植物张力,确定适当恢复了 CC 解剖,植入外侧挤压螺钉。

将移植物的 2 支相互缝合,多余的移植物经皮肤隧道送达喙突,使用经皮缝合固定到喙突或者外侧 AC 关节囊,重建前方和后方 AC 韧带。整个过程中,可以术中 C 臂透视确定复位。

(二)使用肌腱移植和皮质固定扣板解剖重建喙锁韧带

使用标准后方入路,关节镜置入盂肱关节。有些医师喜欢切开肩袖间隙,将关节镜留在关节内观察。我们喜欢以前描述的相同前方和外侧入路。诊断性关节镜检查和伴发疾病处理。

最初阶段的喙突显露与移植物技术中描述的相同,胸小肌喙突附着点保持完整。

在锁骨上方做 5cm 纵向切口。以电刀分离到斜方肌筋膜水平。充分看清锁骨,使用以前描述的技术进行锁骨钻孔。

在喙突上做 4.5mm 的钻孔,该孔必须尽可能接近喙突基底部,避免发生医源性骨折。固定扣板通过锁骨上的锥形孔,向下通过喙突,扣板在喙突下方翻转。皮质固定扣板翻转的直视非常重要。在喙突周围,联合腱后方内向外模式放置缝线,将植入物通过喙突周围穿过相应的锁骨孔。

AC 关节解剖复位,皮质固定 Stent 模给予张力并固定。复位和固定 AC 关节后,将移植物的每一端给予张力并使用双皮质挤压钉固定。

(三)钩板固定(非关节镜技术)

对于需要更坚强固定的病例,可以使用钩板作为"Stent 模"。应用该技术的话,患者需要在术后 4 个月接受二次手术取出钢板,但是并不具备在术后早期阶段需要较少固定的优势。

患者置于沙滩椅位,全身麻醉。与锁骨外缘和 AC 关节平行做 7cm 长切口。显露 AC 关节,检查瘢痕组织和纤维化征象。将 AC 关节复位,钩子在肩峰下方,钩板定位,使用螺钉固定到锁骨。钢板适当定位后,透视确认,半腱肌异体移植物通过钩板上的一个空孔植入(图 8-9 和图 8-10)。

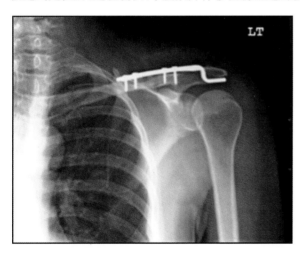

图 8-9　半腱肌异体移植物通过钩板绕圈,围绕喙突

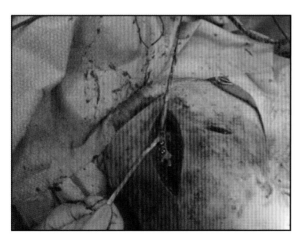

图 8-10　肩峰钩板的前方入路照片　3～6 个月后钩板移除

在锁骨下方和喙突周围,将移植物向后和向前环扎。获得 CC 韧带的异体重建。多余的移植物引至 AC 韧带的后方和上方,缝合加强 AC 关节。

八、术后原则

(一)关节镜

术后,肩关节外展悬吊固定 6 周,此阶段可以进行肘、腕和手部运动。术后第一次查房时拍片。第 2 周开始被动活动度锻炼。术后 4 周,穿戴白天活动的动力性肩胛骨回缩支具,逐渐停止外展悬吊。此阶段开始主动关节活动度锻炼,但是术后 8 周内避免交胸内收。6~8 周开始积极康复恢复到正常活动,通常 12~16 周恢复正常。

(二)钩板

患者置于枕式悬吊 1 周。术后 1 周,除夜间外停止悬吊,开始物理治疗。鼓励患者恢复正常活动。4 个月后,取出钢板,患者每个月随访时拍片一次,控制在肩胛冈内的任何腐蚀。

九、可能的并发症

虽然关节镜 AC 关节重建设计为最小化与大的、切开手术相关的手术并发症,但是并不是没有手术风险。常见的关节镜辅助 ACCR 并发症包括复位丢失、软组织激惹/感染,锁骨远端骨性关节炎。

导致复位丢失的因素很多,包括移植物失败、扣板滑动、扣板拔出、固定物失败、锁骨隧道骨溶解,喙突骨折,锁骨骨折。据报道,复位丢失的发生率为 30%～89%,但是通常无症状,并有较好的功能结果。Schliemann 等报道,Rockwood Ⅱ 至 Ⅲ 型损伤复位丢失可能无症状,并有较好的功能结果。但是 Rockwood Ⅴ 型损伤的复位丢失有临床症状并需要翻修手术。

软组织并发症通常与 PDS 线肉芽肿有关,疼痛、激惹、有时侵蚀锁骨上方的皮肤,这种并发症发生原因是在锁骨上表面缝线结太突出。这些并发症需要口服抗生素抑制和伤口护理至术后 12 周。此时可以在局麻下去除缝线结。

AC 关节关节病是术后持续疼痛的常见原因。目前,较少有证据支持或反对常规同时进行远端锁骨切除。一些研究证实,保留锁骨远端是疼痛起源,导致有症状的关节炎,需要进一步治疗。Carofino 和 Mazzocca 报道了一组 16 例进行 ACCR 手术,保留锁骨远端的 16 例患者中,14 例无 AC 关节症状。

十、结论

关节镜 AC 重建具有切开解剖重建 CC 韧带和微创的双侧优势。AC 重建的新生,依据是牢固的生物力学和解剖数据,已经促使第四代杂交重建技术,使用微创技术重建稳定牢固的结构。

关节镜重建损伤的 AC 关节技术,仍在进展,但已经显示出将来重建这些有挑战损伤的巨大希望。

技术要点

1. 合适的入路是关键。
2. 喙突周围足够的显露是基础。
3. 锁骨隧道必须间隔 20～25mm,预防医源性骨折。外侧隧道必须远离锁骨外侧边 15～20mm。
4. 避免在锁骨上表面突出的缝线结或固定材料,否则会侵蚀皮肤导致感染。
5. 合成的或金属 Stent 模,特别是通过喙突孔的,具有较高比例并发症,如果应用,必须仔细观察可能的松动或骨折。

参 考 文 献

[1] DePalma AF. The role of the disks of the sternoclavicular and the acromioclavicular joints. Clin Orthop. 1959;13:222-233.

[2] Li X, Ma R, Bedi A, Dines DM, Altchek DW, Dines JS. Management of acromioclavicular joint injuries. J Bone Joint Surg Am. 2014;96(1):73-84.

[3] Urist, MR. Complete dislocations of the acroioclavicular joint:the nature of the traumatic lsion and effective methods of treatment with an analysis of forty-one cases. J Bone Joint Surg. 1946;28(4):813-837.

[4] Salzmann GM, Walz L, Buchmann S, Glabgly P, Venjakob A, Imhoff AB. Arthroscopically assisted 2-bundle anatomical reduction of acute acromioclavicular joint separations. Am J Sports Med. 2010;38(6):1179-1187.

[5] Blazar PE, Iannotti JP, Williams GR. Anteroposterior instability of the distal clavicle after distal clavicle resection. Clin Orthop. 1998;(348):114-120.

[6] Grutter PW, Petersen SA. Anatomical acromioclavicular ligament reconstruction:a biomechanical comparison of reconstructive techniques of the acromioclavicular joint. Am J Sports Med. 2005;33(11):1723-1728.

[7] Lee SJ, Nicholas SJ, Akizuki KH, McHugh MP, Kremenic IJ. Reconstruction of the coracoclavicular ligaments with tendon grafts:a comparative biomechanical study. Am J Sports Med. 2003;31(5):648-655.

[8] Rockwood CA, Williams GR, Young CD. Injuries to the acromioclavicular joint. In:Rockwood CA, Green DP, Bucholz RW, Heckman JD, eds. Fractures in Adults. Vol 2, 4th ed. Philadelphia, PA:Lippincott-Raven, 1996:1341-1414.

[9] Zanca P. Shoulder pain:involvement of the acromioclavicular joint. (Analysis of 1,000 cases). Am J Roetgenol Radium Ther Nucl Med. 1971;112(3):493-506.

[10] Bearden JM, Hughston JC, Whatley GS. Acromioclavicular dislocation:method of treatment. J Sports Med. 1973;1:5-17.

[11] Tischer T, Salzmann GM, El-Azab H, Vogt S, Imhoff AB. Incidence of associated injuries with acute acromioclavicular joint dislocations type Ⅲ through Ⅴ. Am J Sports Med. 2009;37(1):136-139.

［12］Bannister GC，Wallace WA，Stableforth PG，et al. The management of acute acromioclavicular disloca-tion. A randomised prospective controlled trial. J Bone Joint Surg Br. 1989;71:848-850.

［13］Scheibel M，Droschel S，Gerhardt C，Kraus N. Arthroscopically assisted stablization of acute high-grade acromioclavicular joint separations. Am J Sports Med. 2011;39(7):1507-1516.

［14］Schliemann B，Roblenbroich SB，Schneider KN，et al. Why does minimally invasive coracoclavicular liga-ment reconstruction using a flip button repair technique fail? An analysis of risk factors and complica-tions. Knee Surg Sports Traumatol Arthrosc. 2015;23(5):1419-1425.

［15］VanSice W，Savoie FH. Arthroscopic reconstruction of the acromioclavicular joint using semitendinosus allograft: technique and preliminary results. Tech Shoulder Elbow Surg. 2008;9(3):109-113.

［16］Carofino B，Mazzocca A. The anatomic coracoclavicular ligament reconstruction: Surgical technique and indications. J Bone Joint Surg. 2010;19(2 Suppl):37-46.

［17］Park JP，Arnold JA，Coker TP. Treatment of acromioclavicular separations. A retrospective study. Am J Sports Med. 1980;8(4):251-256.

第 9 章

关节镜细胞外基质肩袖替代/增强术

Nolan R. May，MD and Stephen J. Snyder，MD

一、引言

肩袖损伤一直是临床常见问题。全层肩袖撕裂的发生率与年龄增长相关,估算其发生率在 60 岁以上人群为 28%～40%。据报道手术修复全层肩袖撕裂的再撕裂率为 15%～60%,大或巨大肩袖撕裂的失败率高达 94%。患者年龄、撕裂大小、脂肪浸润、吸烟、肌肉萎缩和慢性撕裂都是导致修复失败的因素。

无症状或不可修复撕裂症状较少或者再撕裂的患者,应该非手术治疗,或者进行必要的小手术缓解来自于游离体、二头肌腱疾病、肩锁(AC)关节疾病、撞击症等疾病的症状。非手术治疗失败时,医师应寻求替代治疗。反肩置换是一种有用的治疗方式,适用于高龄患者,或者低要求的显著关节炎患者。但是肩袖可修复情况下不可以应用,肩袖残端充足,可以进行异体肌腱加强或者替代的情况,也不适合反肩置换。

对于较年轻或者较高要求患者的大或巨大肩袖撕裂,较适合生物修复,可消除反肩置换相关的限制。现在应用的较新技术涉及增强支架,通过替代或加强损伤的肩袖肌腱来增强肩袖修复结构。有多种支架包括合成非生物支架材料、异种真皮、异体真皮和其他胶原产品。新的生物材料通常指胞外基质移植物(extracellular matrix,ECM)。ECM 移植物有助于在将肌腱直接修复到骨以后,增强薄弱的肌腱,使损伤肩袖愈合(增强技术)。对于那些不能直接修复到骨的病例,由于肌腱质量较差,或者组织张力过大,ECM 移植物可用来桥接缺损(桥接技术)。

不论移植物是用来增强还是桥接,ECM 移植物的目的是增加原始修复强度,有利于细胞招募和粘连,因此有利于肩袖样组织肌腱再生。很多动物实验证明,无细胞真皮移植物已经成功修复缺损的肩袖肌腱。使用 ECM 的人类试验中期随访,也令人欣欣鼓舞。同使用异体组织重建人其他部分相似,在应用前医师应考虑生物活动性、组织的来源和准备、移植物的强度等特性。

二、适应证

★ 大的、退变性撕裂(>2cm)及那些有再撕裂风险的患者,适合异体肌腱增强或异体肌腱桥接技术。

★ 再撕裂风险高的,包括以前修复失败、术前 MRI 明确提示显著挛缩、脂肪浸润或萎缩,或者对侧肩修复没有愈合的患者。

★ 理想状态是,患者盂肱关节软骨损伤较少,仅轻微或中度疼痛,主动前屈>130°,外旋力量测试存在一些肌力。

★ 活动差、重度疼痛,以前修复失败和早期软骨磨损,仍可考虑适合该手术。但是效果可能低于"理想"状态适应证描述的状况,术前临床访视,必须聚焦于患者的期待值。

三、禁忌证

异体肌腱肩袖重建的适应证和禁忌证,仍在演变中,唯一真实的禁忌证如下。

★ 活动感染。

★ 重度僵硬。

★ 三角肌功能不全。

★ 重度盂肱关节炎。

★ 肩袖内侧无残端。

★ 全身疾病,围术期风险大。

★ 相对禁忌证是费用高、医师技术和经验、手术时间长。

四、相关体格检查

标准肩关节检查很重要,包括以下几项。

★ 评估颈部运动。

★ 检查肌肉萎缩情况。

★ 触诊定位疼痛部位。

★ 主动和被动肩关节活动,肌力,评估并记录/巨大肩袖撕裂,表现为冈上肌腱和冈下肌腱测试无力。

五、相关影像

患者应有最近的高质量 X 线片,术前序列应包括以下几项。

★ 4 张标准 X 线片:前后位、Zanca AC 位、腋部侧位、肩胛骨出口位。盂肱关节或 AC 关节炎程度、肩峰弧形和厚度、大结节囊变、肱骨头上移,以前植入的铆钉,均可以从这四个位置观察到。

★ MRI 扫描是必查项目。允许医师进一步评估可能的关节面缺损、大结节囊变、以前植入的铆钉。而且,MRI 还可以显示肌腱回缩程度,确认肌腱残端是否足够移植物固定。肩胛下肌腱、二头肌腱、残存肩袖组织状态也应在术前回顾。通常情况下,冠状(图 9-1A)和矢状(图 9-1B)图像显示明显脂肪浸润和冈上肌腱大的、回缩撕裂。

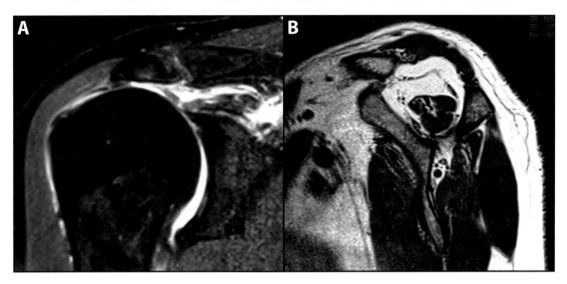

图 9-1　右肩的冠状 T_2 和矢状位 T_1 像　分别显示冈上肌腱大的、回缩撕裂及显著脂肪浸润

六、设备

★ 无细胞异体真皮移植物($>$1.8mm 厚度)。
★ 穿梭缝合工具。
★ 4 个鞘管,包括 3 个 7mm,1 个 8～10mm(根据移植物大小)。
★ 每 1 厘米增加刻度的带结刻度缝线。
★ 2 号编织缝线,适合短尾挤压结。
★ 带 3 根线缝合铆钉,钛钉最佳,术后片易于确认。

七、体位和入路

侧卧位,盂肱关节手术时,手臂 70°外展,5°前屈,根据患者体型大小,给予 10～15 磅牵引。滑囊手术时手臂外展 15°。评估大结节外侧面、植入外排铆钉时,手臂置于中立位(45°外展)。

最初建立的入路是标准后方肩胛盂中间入路和前方肩胛盂中间入路。也需要建立 1 号(图 9-2)或 2 号外侧入路。如果使用 2 号外侧入路,前外侧工作入路用于移植物通过和铆钉植入。同时后外侧入路用于观察,应该定位于撕裂中部的后方。下文描述的建立一个肩胛上切迹入路,也非常有用。

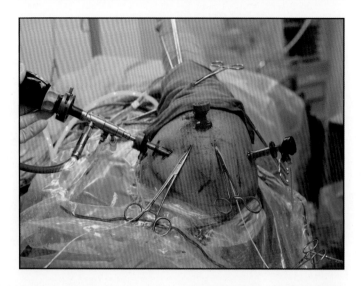

图 9-2　右肩外侧观显示标准前方和后方入路　大的外侧肩峰下入路通过移植物。2 个带 3 根线的缝合铆钉植入撕裂肩袖的前方和后方边缘，用止血钳轻轻夹住靠在皮肤上，形成 2 个"缝合堆"。所有来自移植物的缝线，必须在"缝合堆"间穿梭，避免缝线交叉和移植物缠绕。每个铆钉的每个缝线均通过撕裂肩袖边缘穿梭和打结，固定外侧边缘

八、手术步骤

(一)初始关节镜检查

从后方和前方入路，进行盂肱关节全面的 15 点关节镜评估。此时进行任何的关节内手术，包括盂唇清创、肩胛下肌腱修复、肩袖关节侧准备。从肩胛盂松解上关节囊，松解肩袖的回缩残端。手臂调整到 15°外展，进入滑囊间隙。建立外侧观察入路，为了扩大视野，进行滑囊组织清创，必要时进行肩峰下减压和锁骨远端切除。

(二)植入物准备

进行撕裂肩袖的清创，使用带结缝线作为测量工具，从前后和内外方向测量撕裂大小(图 9-3)。带结的缝线测量工具，是使用 1 号缝线的一端打一个环 STIK 结，每增加 1cm 放一个半分结。如果有必要，异体移植物贴片先水化，在手术台上根据模板切成合适大小(图 9-4A)。在每个边故意留出超过 3mm，方便放置每 3mm 的 STIK 缝线十分重要，在 1mm 金属杆上打线环后，带环的 STIK 缝线由一个较大的界面结系在 2 号缝线一端。使用手术标记铅笔在移植物外侧面的中线标记，放置蓝点，指示所有测量尺周围 STIK 的位置。我们建议从移植物边缘大约 3mm，在移植物周围后方、内侧、前侧面放置 3～5 个 STIK 缝线(图 9-4B)。如果使用外排铆钉，2 个 2 号缝线放置在外侧。

(三)初始肩袖修复

以标准模式，进行关节镜肩袖修复。多数撕裂能完全修复到骨。我们喜欢使用南加利福尼亚骨科学会的技术：2 个或 3 个内侧单排，将 3 根缝线铆钉植于关节面边缘，每个铆钉的 1 根缝线不用于修复肩袖。这些缝线存储在鞘管外，用于后来的外侧移植物固定。在大结节外

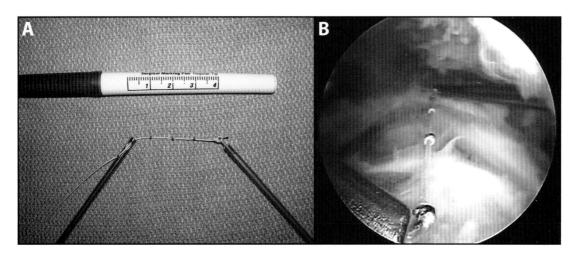

图 9-3　A. 间隔 1cm 打线结,制作测量缝线,用笔标记好。B. 推结器将测量线向下跨过撕裂,评估移植物尺寸

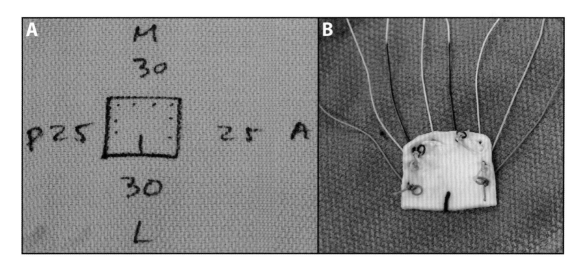

图 9-4　A. 测量后建立移植物的初步模板。B. 移植物切割后,在滑囊至关节预先标记的间隙,STIK 缝线沿移植物的后、内和前边穿梭,确保发光(表面)面向上朝向肩峰定位

侧骨上准备 5～7 个骨髓孔,有利于产生绯红骨床,红的骨髓凝块从大结节延伸到肩袖和异体移植物,提供了含间充质干细胞、血小板生长因子的纤维蛋白基质,以及持久的新生血管血供。

(四)缝线穿梭

在中间外侧入路使用 8.5～10mm 鞘管。在手臂外侧正确方向上定位移植物(图 9-5)。缝合钩通过后方鞘管置入,穿透多数后方和外侧肩袖组织,形成一小的全层一撮组织。缝合穿梭设备通过缝线针,从外侧鞘管抽出。相应的 STIK 缝线自由端,进行穿梭。穿过肩袖肌腱,从后方鞘管拉出。重复这种穿梭技术,沿后方肩袖行进,然后缝合内侧,最后前侧缝合,穿梭所有的 STIK 缝线。进行这些操作时,STIK 缝线不要缠绕十分重要。要点是每一个后来的穿梭、抓线、STIK 缝合都沿一定的路径,回抽到外侧鞘管时,在前方和平行于以前通过的缝线。

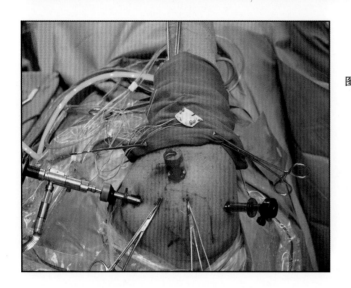

图 9-5　右肩　通过后方缝线堆的中间缝线，在手臂外侧。通过移植物的后外侧角穿过该缝线后，另外的 STIK 打结，提供牵引，消除残留的缝线松散。随后，已经穿过移植物的余下 STIK 缝线，以向内向前的次序穿梭通过 RCT。再次，始终以从后或从前方穿过缝线堆的方式穿梭缝线钩，在缝线堆之间回抽穿梭，在前方和平行以前缝线的方式，防止扭曲是十分重要的

（五）移植物植入

必须首先拉出 STIK 缝线的松散自由端，因此在外侧鞘管缝隙定位了移植物。然后移植物折叠，使用推拉技术在鞘管内（图 9-6）向下推进（STIK 缝线端从它们各自的后方和前方鞘管拉出，同时用抓线钳推移植物）。整个移植物通过鞘管后，拉每根缝线解开移植物的折叠。自由端和每个 STIK 结回抽进外侧鞘管，逐个打结（图 9-7）。先前留下的存储在外侧鞘管的铆钉缝线，使用标准缝线穿梭技术穿过移植物，将移植物的外侧边固定到大结节，穿梭和打结与常规肩袖修复相同。

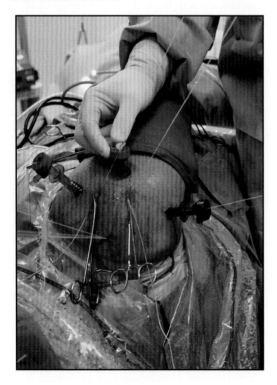

图 9-6　右肩移植物植入　通过拉外面的缝线堆，给予移植物缝线一致张力，传送移植物到鞘管嘴部。移植物自身翻滚，使其易于通过鞘管隔膜。使用推拉技术，给予缝线张力同时，使用闭合钝性工具将移植物推下鞘管。STIK 缝线的自由端，分别从鞘管拉出，使缝线张力一致。不允许任何缝线松散，因为会形成环，使 STIK 结缠绕，这点十分重要

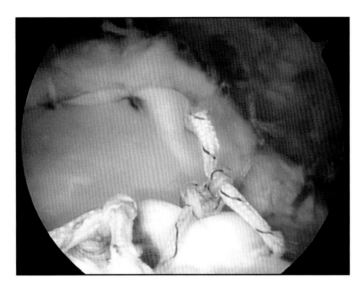

图 9-7　右肩　使用无细胞人类真皮异体组织重建肩袖后,关节镜从外侧肩峰下入路观察

九、操作步骤:桥接技术

(一)初始关节镜检查

使用先前增强重建描述的方法,进行初始 15 点盂肱关节检查和滑囊检查。进行大结节和皱缩肩袖边缘清创。

(二)前方和后方铆钉植入

带 3 根线铆钉在软骨边缘植入足印区后部区域。使用标准穿梭技术,铆钉最后方的缝线通过后部肩袖,打滑动、锁定结,为测量目的,建立稳定的撕裂后部边缘。第二个铆钉在软骨边缘、二头肌腱或结节间沟稍后方,植入足印区的前部,打结,确定撕裂的前部边缘。

(三)移植物准备

使用以前描述的打结测量缝线,测定前后和内外撕裂面积(见图 9-3),样本模板制作后,与前述增强技术相似的方法,准备移植物(见图 9-4A)。在移植物周围前方、内侧和后方间隔 5～7mm,STIK 缝线(前面描述的)置于移植物边缘 3mm 处(见图 9-4B),移植物的前外侧角和后外侧角不需要 STIK 线,因为在这些区域可以使用先前植入的铆钉缝线。使用不同颜色的缝线,更有助于确认肩关节内的缝线。

(四)缝线穿梭

关节镜置于前方观察入路,在外侧入路置入 8.5～10.0mm 鞘管用于缝线穿梭和移植物传递。移植物在手臂外侧以正确方向定位,有助于缝线管理(见图 9-5)。后方铆钉的最后方内侧支从中外侧鞘管拉出,使用直的 Keith 针从移植物的后外侧角,自下表面向上表面穿过缝线。将大的 STIK 结打结,这样线结位于移植物的上表面。从后方鞘管置入半月形缝合钩,穿梭最后方和外侧的肩袖组织,在肩袖下表面穿出。使用抓线钳从外侧鞘管拉出穿梭的缝线。相应的后方 STIK 缝线自由端负荷在穿梭工具上,穿梭通过肩袖肌腱,然后从后方鞘管拉出来。采用相同的缝合穿梭技术完成所有 STIK 缝线的穿梭。前方的缝线,在前方鞘管使用缝合钩穿梭。为了防止缝线缠绕,每个后来缝合钩的路径、穿梭缝合、抓线钳、STIK 缝线必须始终在前方,平行于以前通过的缝线。所有的缝线通过肩袖后,增加一个小的肩胛上切迹入路,将所有移植物内侧部分缝线从这个入路拉出。将内侧缝线定位在这个入路,有利于将移植物拉进肩关节。从外侧手术鞘管拉出前方铆钉的最前内侧支,使用直的 Keith 针穿梭移植物的前外侧角。将移植物上方的 STIK 结打结。

(五)移植物入位

将所有 STIK 缝线的松散自由端拉出,将移植物置于外侧鞘管间隙。将移植物自身滚动,有助于通过鞘管的隔膜(见图 9-6)。然后使用以前描述的推进拉出技术。首先拉储存在锁骨上方切迹入路的 STIK 缝线端,作为移植物通过的引导线。移植物通过鞘管后,依次收紧每个缝线端,打开移植物。将邻近皮肤的内侧和外侧 STIK 用止血钳夹持,维持移植物绷紧状态。然后通过合适的鞘管拉回缝线打结。我们喜欢通过后方或前方鞘管观察,外侧鞘管打结。

(六)外侧固定

使用穿梭技术,将后方铆钉余下缝线,穿梭通过移植物外侧边缘的后侧部分。前方铆钉的余下缝线,重复这一操作。理想状态是,使用塑料保护套,分别将这些缝线储存在后方和前方鞘管外。在移植物外侧植入 1 枚或 2 枚双线铆钉,这些额外铆钉置于移植物外侧边缘的中线标记处前方和后方一半处。使用标准穿梭技术,将 4 股铆钉缝线从后向前通过移植物外侧边缘,将每对缝线回抽储存在后方鞘管,使用滑动锁定结技术,经外侧鞘管从前向后,将外侧缝线打结(见图 9-7)。

十、术后原则

我们的经验是,在增强修复或植入物/桥接重建之间,术后处理原则无差异。使用外展 $15°$ 枕式悬吊 6 周,术后第 1 天开始轻柔钟摆运动,肘、腕和手运动锻炼,每日 3 次;大约术后 6 周开始正式的物理治疗,聚焦于被动运动,逐渐增加到可耐受的主动运动;能够完全无痛主动抬高后,才允许进行力量训练。

十一、可能并发症

典型并发症为缝线管理和移植物缠绕。为了方便移植物准备,使用手术标记笔在移植物外侧面中线标记方向线,放置蓝点指示所有外缘 STIK 的部位。从后方鞘管,使用缝合钩和缝合穿梭技术,通过后方和内侧 STIK 缝线,通过前方鞘管,使用缝合钩进行前方穿线缝合。为了使缝合不缠绕,每个后来的缝合钩、穿梭缝线、抓线钳、STIK 缝线必须位于前方、平行于以前穿过的缝线。移植物尺寸小是另外一个并发症,可以通过使用精确的测量线消除该并发症。

技术要点

1. 从 15 点盂肱关节检查,开始标准肩关节镜技术。从前方和后方入路观察。

2. 必须进行肩峰下滑囊的彻底清创,有助于看清整个病变情况。

3. 使用单纯半分结,增加 1cm 为刻度单位,制作带结测量缝线,测量理想大小植入物的前后距离及内外距离。植入物的每个边加大 3mm,为 STIK 缝线留出空间,使用不同颜色的 STIK 缝线,方便缝线管理。

4. 从后方鞘管,使用缝合钩和缝合穿梭技术,穿过相应的后方和内侧 STIK 缝线,从前方鞘管,使用缝合钩完成前方缝合。为了避免缝线缠绕,每个后来的缝合钩、穿梭缝线、抓线钳、STIK 缝线必须位于前方、平行于以前穿过的缝线。

5. 术后穿戴 15°外展枕悬吊 5~6 周。术后第 1 天开始轻柔钟摆运动,肘、腕和手运动锻炼。直至术后 6 周才可开始正式康复治疗。

参 考 文 献

[1] Sher JS, Uribe JW, Posada A, Murphy BJ, Zlatkin MB. Abnormal findings on magnetic resonance images of asymptomatic shoulders. J Bone Joint Surg Am. 1995;77:10-15.

[2] Galatz LM, Ball CM, Teefey SA, Middleton WD, Yamaguchi K. The outcome and repair integrity of completely arthroscopically repaired large and massive rotator cuff tears. J Bone Joint Surg Am. 2004;86:219-224.

[3] Boileau P, Brassart N, Watkinson DJ, Carles M, Hatzidakis AM, Krishnan SG. Arthroscopic repair of full-thickness tears of the supraspinatus: does the tendon really heal? J Bone Joint Surg Am. 2005;87:1229-1240.

[4] Bishop J, Klepps S, Lo IK, Bird J, Gladstone JN, Flatow EL. Cuff integrity after arthroscopic versus open rotator cuff repair: a prospective study. J Shoulder Elbow Surg. 2006;15:290-299.

[5] Cole BJ, McCarty LP Ⅲ, Kang RW, Alford W, Lewis PB, Hayden JK. Arthroscopic rotator cuff repair: prospective functional outcome and repair integrity at minimum 2-year follow-up. J Shoulder Elbow Surg. 2007;16:579-585.

[6] Verma NN, Dunn W, Adler RS, et al. All-arthroscopic versus mini-open rotator cuff repair: a retrospective review with minimum 2-year follow-up. Arthroscopy. 2006;22:587-594.

[7] Nho SJ, Brown BS, Lyman S, Adler RS, Altchek DW, MacGillivray JD. Prospective analysis of arthroscopic rotator cuff repair: prognostic factors affecting clinical and ultrasound outcome. J Shoulder Elbow Surg. 2009;18:13-20.

[8] Harryman DT II, Mack LA, Wang KY, Jackins SE, Richardson ML, Matsen FA III. Repairs of the rotator cuff. Correlation of functional results with integrity of the cuff. J Bone Joint Surg Am. 1991;73:982-989.

[9] Anderson K, Boothby M, Aschenbrener D, van Holsbeeck M. Outcome and structural integrity after arthroscopic rotator cuff repair using 2 rows of fixation: minimum 2-year follow-up. Am J Sports Med.

2006;34:1899-1905.

［10］ Huijsmans PE, Pritchard MP, Berghs BM, van Rooyen KS, Wallace AL, de Beer JF. Arthroscopic rotator cuff repair with double-row fixation. J Bone Joint Surg Am. 2007;89:1248-1257.

［11］ Lafosse L, Brozska R, Toussaint B, Gobezie R. The outcome and structural integrity of arthroscopic rotator cuff repair with use of the double-row suture anchor technique. J Bone Joint Surg Am. 2007;89: 1533-1541.

［12］ Sugaya H, Maeda K, Matsuki K, Moriishi J. Repair integrity and functional outcome after arthroscopic double-row rotator cuff repair. A prospective outcome study. J Bone Joint Surg Am. 2007;89:953-960.

［13］ Snyder SJ. Why I prefer the "SCOI" single row technique for all full thickness rotator cuff repairs. Inside AANA Newsletter. 2012;28(1):6-9.

［14］ Fuchs B, Weishaupt D, Zanetti M, Hodler J, Gerber C. Fatty degeneration of the muscles of the rotator cuff: assessment by computed tomography versus magnetic resonance imaging. J Shoulder Elbow Surg. 1999;8(6):599-605.

［15］ Snyder SJ, Arnoczky SP, Bond JL, Dopirak R. Histologic evaluation of a biopsy specimen obtained 3 months after rotator cuff augmentation with GraftJacket Matrix. Arthroscopy. 2009;25(3):329-333. Epub 2008 Jul 24.

［16］ Montgomery SR, Petrigliano FA, Gamradt SC. Biologic augmentation of rotator cuff repair. Curr Rev Musculoskelet Med. 2011;4:221-230.

［17］ Adams JE, Zobitz ME, Reach JS Jr, et al. Rotator cuff repair using an acellular dermal matrix graft: an in vivo study in a canine model. Arthroscopy. 2006;22:700-709.

［18］ Xu H, Wan H, SAndor M, et al. Host response to human acellular dermal matrix transplantation in a primate model of abdominal wall repair. Tissue Eng Part A. 2009;14:2009-2019.

［19］ Bond JL, Dopirak RM, Higgins J, et al. Arthroscopic replacement of massive, irreparable rotator cuff tears using a Graft-Jacket allograft: technique and preliminary results. Arthroscopy. 2008;24:403-409.

［20］ Burkhead WZ, Schiffern SC, Krishnan SG. Use of a Graft Jacket as an augmentation for massive rotator cuff tears. Semin Arthroplasty. 2007;18:11-18.

［21］ Wong I, Burns J, Snyder S. Arthroscopic GraftJacket repair of rotator cuff tears. J Shoulder Elbow Surg. 2010;19:104-109.

［22］ Barber FA, Burns JP, Deutsch A, Labbe MR, Litchfield RB. A prospective, randomized evaluation of acellular human dermal matrix augmentation for arthroscopic rotator cuff repair. Arthroscopy. 2012;28:8-15.

第10章

关节镜Hill-Sachs损伤

Nathan D. Faulkner, MD；Matthew D. Driscoll, MD；and Mark H. Getelman, MD

一、引言

Hill-Sachs损伤(Hill-Sachs lesion, HSL)是一种肱骨头后上的冲击骨折,损伤原因为创伤性前盂肱韧带脱位。Flower第一个在1861年认识到这种创伤,但是由Hill和Sachs率先描述损伤机制并命名。首次前盂肱韧带脱位时,HSLs的发生率高达67%,超过80%的患者表现为复发性前方不稳。

remplissage是一个法语单词,意义是"填充"。1972年,Connolly首先描述使用切开技术,将冈下肌腱及其大结节附着点转移,充填肱骨头缺损。2004年,Wolf和Pollack研发了一种关节镜微创技术,将Connolly的方法进行改良,他们将这种技术命名为Hill-Sachs remplissage。该技术包括:关节镜冈下肌腱固定、后方关节囊固定、填充HSL骨床,有效地在关节外修复HSL。结果是在关节活动时,缺损不再咬合于前下肩胛盂。后方的关节囊固定也会减少肱骨头向前移位,进一步降低复发脱位可能。

HSL大小、位置和方向不尽相同。所以,不是所有的HSL都造成一样的盂肱关节前向复发不稳。多数HSL伴发前盂唇和盂肱韧带及肩胛盂前方骨性边缘损伤而损伤。因此,对于任何HSL的评估,必须包括盂肱关节其他静态和动态稳定结构的评估(表10-1)。有几项研究确认不稳相关的骨丢失,作为Bankart损伤单纯关节镜软组织修复复发的特别强烈提示。Burkhart和De Beer回顾了197例关节镜Bankart修复创伤性前盂肱不稳的患者,确认了复发的危险因素。他们认为显著骨缺损的患者,不稳复发的风险为10倍(显著骨缺损组67%,没有显著骨缺损组为6.5%)。在这个标志研究中,显著骨缺损,定义为肩胛盂和Hill-Sachs缺损并存。骨缺损超过25%肩胛盂下方直径者,定义为倒梨形,此时肩胛盂下半部分的半径比上半部分的半径更小。同理,咬合型HSL定义为在功能位(外展和外旋),HSL的方向平行于前方肩胛盂,因此咬合或锁定在前方肩胛盂上。

表 10-1　肩关节的静态和动态稳定

静态	动态
喙肱韧带	肩袖肌肉
盂肱韧带	二头肌腱
盂唇	三角肌
关节接触	
肩胛骨倾斜	
关节内压	

　　全面病史回顾和体格检查,对于评估盂肱不稳来说十分重要。区分半脱位和需要复位的脱位及随意不稳和不随意不稳十分重要。因为可能存在肩胛盂骨缺损和多次脱位增加 HSL,所以应该明确损伤机制和以前不稳的次数。患者的年龄、职业、参与体育运动是影响复发风险的重要因素,相关损伤、患者对手术效果期待情况,均应评估。

　　全面体格检查应包括:评估颈椎和臂丛神经、评估全身韧带松弛情况。肩关节检查从患者前方和后背视诊开始,仔细评估任何萎缩和不对称。评估被动和主动关节活动度,包括肩关节运动的双侧盂肱关节和肩胸关节。大的 HSL 损伤,可能存在前方恐惧试验阳性,复位试验阳性。较小程度外展和外旋恐惧提示显著的肩胛盂和(或)肱骨头骨缺损。负荷和推移试验评估盂肱关节移位,对于评估咬合型 HSL 及前下盂肱韧带的完整性有价值。最后,后方和下方不稳应该分别通过 Jerk 试验和 sulcus 征评估。

　　肩关节不稳病史患者的放射检查应包括前后位、肩胛骨 Y 位、腋部侧位片。Stryker 切迹位和45°内旋前后位对于诊断 HSL 特别敏感,对于怀疑骨缺损的情况,应考虑做这些检查。Bernageau 侧位片,有助于评估肩胛盂骨缺损,已证实与 CT 扫描高度相关。X 线片应评估测定盂肱关节对线、是否存在骨折及骨折部位,骨折片位置、肩胛盂骨缺损和 HSL 位置。肱骨头后上方的任何扁平都提示 HSL。然而,有时 HSL 的唯一征象是单纯的"压缩线",意味着在肱骨头松质骨基底部压迫或压实。

　　CT 扫描三维重建,是定量肱骨头骨缺损的金标准。但是对评估软组织损伤程度的价值较小。带有或不带有对比造影的 MRI 检查,对于评估软组织损伤较有价值,包括 Bankart 或前盂唇骨膜袖撕脱缺损、上盂唇前后撕裂、盂肱韧带肱骨侧撕脱、盂肱韧带的反向肱骨侧撕脱、软骨缺损、肩袖撕裂。另外,与肩胛盂关节面相切的斜矢状位片,可评估肩胛盂骨缺损。我们喜欢使用关节内造影 MRI,作为怀疑肩关节不稳的基本影像模式。如果存在骨缺损,需要精确测量和定位、测量缺损大小时,考虑 CT 检查。CT 扫描应包括减影肱骨重建,如此获得了肩胛盂窝中影像,可以更准确评估骨缺损情况。MRI 测量技术发展很快,可能很快会消除 CT 扫描增加的相关辐射。

　　确定 HSL 大小和分级的方法很多。Rowe 等在 1984 年描述了一种方法,该分级方法依据术中评估为轻度(2cm 长×3cm 深);中度(4cm 长×0.3~1.0cm 深);重度(4cm 长,>1cm 深)。几年以后,Calandra 等依据 HSL 的贯穿深度提出了一种分级方法,Ⅰ度为自关节面贯穿达软骨下骨;Ⅱ度为贯穿包括软骨下骨;Ⅲ度为大缺损延伸达软骨下骨。Flatow 和 Warner 依据肱骨头涉及比例提出了一个独立分类系统：＜20％，没有临床意义；20％～40％，可变意义；＞40％，临床意义显著。也有人提出其他分类系统，但没有指导意义，不能预测手术效果。

Itoi 等提出了肩胛盂轨迹（glenoid track，GT）的概念，可能是最好的确定 HSL 意义的方法，也可能是定义 remplissage 降低复发不稳风险的最好方法。在该研究中，Yamamoto 等在尸体研究中，将盂肱关节在最大外旋位，做水平伸展，同时加大从 0～30°至 60°的盂肱外展。加大外展时，记录沿肱骨头后侧面，盂肱从下内到上外侧的接触面积，形成一个接触区域成为 GT。在肩袖内侧足印平均伸展 18.4mm，等同于下方肩胛盂直径的 84％。在一项开放 MRI 研究中，Omori 等使用 3D 动态分析进行了相似研究，他们测量得出 GT 的面积为肩胛盂下方直径的 83％，GT 的大小直接受到肩胛盂骨缺损量的影响，肩胛盂骨缺损增加导致一定比例的轨迹缩窄。HSL 的意义，在另外一个方面，不仅由大小决定，还由与 GT 有关的位置和方向决定。

这些概念尤其适用于研发负荷肩胛盂和肱骨骨缺损的治疗原则。Di Giacomo 等最近提出了一种计算 GT 大小并鉴别 HSL 为咬合型或非咬合型的方法。肩胛盂骨缺损病例，GT 计算为 83％的正常肩胛盂下方直径（D）减去肩胛盂缺损宽度（d）（GT＝0.83D－d；图 10-1）。Hill-Sachs 间隙（Hill-Sachs interval，HSI）是肩袖附着点到 HSL 内侧边缘的距离，计算为 HSL 和肩袖附着点之间，HSL（HS）的宽度加上骨桥（bony bridge，BB）的宽度（HSI＝HS＋BB，图 10-2）。如果 HSI 大于 GT，这个 HSI 是咬合型的，所以可能咬合或导致复发不稳；如果 HSI 小于 GT，HSL 是非咬合型的（图 10-3），这些测量可以在术前使用减除肱骨的 3D CT 或术中使用测量探针测量。HSL 和 GT 的关系有助于理解为何与显著肩胛盂骨缺损的一个小的 HSL 会导致盂肱不稳。Di Giacomo 等提出了基于肩胛盂骨缺损量和计算的 HSL 是咬合型或非咬合型的治疗原则（表 10-2）。

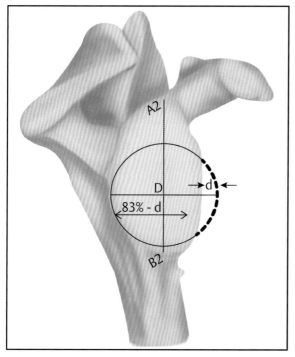

图 10-1　肩胛盂图解　显示如何计算 GT。GT＝0.83D－d。D＝正常盂下方直径，d＝盂骨缺损直径，A2－B2 为盂的长轴

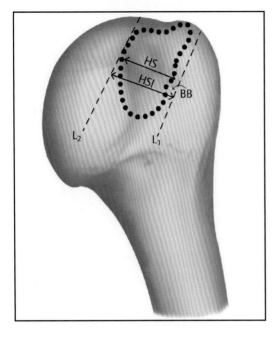

图 10-2　图示如何测定 HSI　HSI = HS + BB,
BB. HSL 和肩袖附着间的骨桥,
HS. HSL 的宽度,L₁代表肩袖足印的内
侧边,L₂代表 HSL 的内侧边

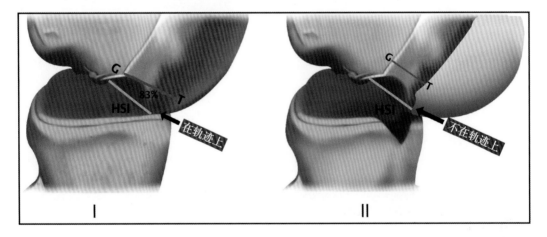

图 10-3　图示盂肱关节外展外旋在轨迹上和不在轨迹上 HSLs　如果 HSI 小于等于 GT,那么 HSL 在轨迹上或非
咬合(Ⅰ),HSL 伸展在 GT 内侧边的内侧(即 HSI 大于等于 GT),那么 HSL 不在轨迹上或咬合(Ⅱ)

表 10-2　相关肩盂和(或)肱骨头缺损的前方盂肱不稳治疗原则

组	盂缺损	Hill-Sachs 缺损	治疗建议
1	<25%	在轨迹	关节镜 Bankart 修复
2	<25%	不在轨迹	关节镜 Bankart 修复＋remplissage
3	>25%	在轨迹	Latarjet 修复
4	>25%	不在轨迹	Latarjet 修复＋/－肱骨头植骨或 remplissage(依据 remplissage 后 HSL 的咬合情况)

骨缺损的关系很重要,但是下盂肱韧带的张力及其对 GT 的影响也必须考虑。Kurokawa 等定义了真实的咬合型 HSL,是一种 Bankart 修复后咬合或者在 GT 上延伸的情况。他们争论的是在 Bankart 修复前,动力手术评估 HSL 的咬合,有可能导致咬合型 HSL 的过度诊断,因为韧带功能不全,会发生肱骨头的过度前移。实际上,评估 Bankart 修复后咬合型 HSL 的发生率较低($7.1\%\sim7.4\%$),而 Bankart 修复前关节镜动态评估计发生率为($34\%\sim45\%$)。

除外 remplissage 手术外,还有几种方法治疗 HSL,包括旋转截骨、异体骨关节移植、嵌入手术、部分关节置换。有的医师认为,即使存在大的 HSL,Latarjet 手术或其他肩胛盂前方植骨手术,应该是主要治疗手段,因为该手术增加了肩胛盂弧形的长度,在多数情况下会使 HSL 轨迹正常。很早以前,有人进行肱骨旋转截骨使肱骨头后倾,来调整肱骨头和肱骨干的关系。因此,向后外侧旋转了 HSL,降低 HSL 咬合的风险。然而,该技术因并发症比例高而被放弃,包括骨不连、延迟愈合、旋转过度、骨折风险、创伤后关节炎。肱骨头缺损的异体骨软骨移植,可以恢复解剖、增加弧度,但是需要切开手术、移植物塌陷会导致骨坏死和固定材料并发症。Re 等介绍了一种新的解除嵌入、邻近小粗隆经肱骨隧道在压缩的后方肱骨松质骨植骨技术。在他们的仅 4 例患者连续研究中,随访时间超过 1 年,显示出临床有效性。但是这项技术相对较新,较少有生物力学和临床证据支持其得到广泛应用。部分肱骨头置换消除了异体移植疾病传播和吸收风险,但是不利之处包括固定丢失和最终肩胛盂磨损。部分置换 2 年以上的良好结果已有报道,但是目前研究局限于短期个案报道。对于老年(>65 岁)、低要求患者、病变超过 40% 关节面和(或)显著软骨退变者,应考虑完全肱骨头成形或者全肩置换。

一项包括 7 个研究(Level Ⅱ 或 Ⅳ)的最新系统回顾,涉及 220 例患者,进行复合关节镜 Bankart 修复和 remplissage(Bankart repair and remplissage,BRR),平均随访 26 个月,显示在临床 ROM 方面没有显著丢失,满意率 98%,脱位/半脱位率 5.3%,72% 患者恢复到有症状前活动水平。在一项研究中,直接比较了 BRR 和单纯 Bankart 修复,Franceshi 等报道术前二组间 ROM 无差别,但 BRR 组复发不稳率更低(0 vs. 12%)。Boileau 等评估了 47 例患者,包括 9 例有以前不稳手术史,他们报告手臂内旋时外旋平均丢失 $8°$,这种 ROM 的轻度降低,没有显著影响运动恢复,包括那些过头投掷活动,这也是第一次使用 CT 造影或 MRI 客观评估 remplissage 愈合。已证实多数病例软组织充填 $>75\%$ 的 HSL。使用 MRI 的独立研究,评估 remplissage 愈合,证实没有缺损未被充填,肉芽肿充填 $75\%\sim100\%$,纤维组织充填,二者均有充填。

一组迄今最长时间随访中,Wolf 和 Arianjam 公布了他们 45 例肩关节不稳、显著 HSL 和盂缺损 25% 以上的 BRR 结果。随访 $2\sim10$ 年(平均 58 个月),创伤脱位后复发不稳发生率仅为 4.4%,患者报告较高临床效果评分,没有任何平面的显著 ROM 丢失,除外创伤脱位,没有再手术或并发症。评估关节镜 BRR 复发率发表的研究中,大多数没能精确报道肩胛盂和肱骨头缺损大小。我们的 47 例复发 BRR,肩胛盂缺损平均为轴向肱骨头直径的 39%($16\%\sim$ 61%)。我们注意到,肩胛盂缺损者一种复发率高的倾向(21.4%),而那些缺损 $<20\%$ 者,为 6.1%($2,33,P=0.05$)。因此,$>20\%$ 肩胛盂缺损患者,需要和患者综合决定,选择对每个患者最佳手术方式(关节镜 BRR vs.)肩胛盂切开植骨。

二、适应证

★ 复发肩关节前脱位,合并 HSL 和轻度肩胛盂缺损。

★ 中-大 HSL。

相对适应证

相关肩胛盂缺损(＞25％)。

三、相关体格检查

★ 前方恐惧试验

☆ 关节活动中间位置外展和小幅度外旋恐惧,预示显著骨缺损。

★ 恐惧抑制或复位试验阳性。

★ 负荷和推移试验移位加大。

☆ 麻醉下检查,临床上显著 HSL,通常感到临床上显著 HSL 咬合前方肩胛盂,可触及沉闷声。

四、相关影像

★ 复位前和复位后 X 线片,应包括前后位、腋侧位、肩胛骨 Y 位。

★ 内旋前后位和 Stryker 切迹位,平均 HSL 最佳。

★ Bernageau 侧位,评估肩胛盂骨缺损。

★ MRI 或 MRI 造影。

★ 可以考虑 CT 三维重建和肱骨减影。

五、设备

★ 关节镜在前上入路观察,5.5mm 鞘管置于后方入路,7mm 鞘管置于前方盂中间入路。

★ 带边和(或)带杯刮匙。

★ 4.5mm 刨削刀。

★ 磨钻。

★ 缝合钩和穿刺软组织抓钳(即鸟嘴)。

★ 4.5mm 或 5.5mm 带三根线铆钉。

★ 编织钩或带杯抓钳。

★ 推结器。

★ 缝线存储器。

六、体位和入路

理想的体位是侧卧位,腋下垫枕。患者体位摆放好后,手臂包好,手臂 10～12 磅平衡悬吊,三点固定器固定。最初外展 70°,前屈 10°～15°。首先建立标准后方和前方入路,继之增加前上入路(anterior superior portal,ASP),该入路位于肩袖间隙上部,二头肌长头腱后方,通过外向内技术,使用 18G 硬膜外针,建立入路前,找到理想位置(图 10-4),Bankart 和 HSL 诊断明确时,建立第 2 个前方肩胛盂中间入路(anterior mid-glenoid,AMG),也是通过外向内技术。做切开前,确定 18G 针可达到所有肩胛盂 Bankart 修复区域十分重要。应该小心确保入路间不彼此太靠近(图 10-5)。摄像头转换到 ASP 后方入路成为工作入路。一些医师提倡与 HSL 平行,后方入路位于中心,但是他们往往将后外入路置于标准位置。AMG 入路是 Bankart 修复的主要工作入路,也用于 remplissage 的缝线穿梭。AMP 和标准后方鞘管,应大小合适,方便穿梭工具如 spectrum 缝合钩或穿线抓钳通过。

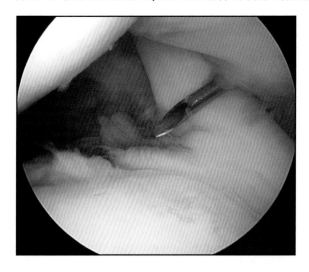

图 10-4　关节镜观察 18G 脊柱针直接位于二头肌腱后方,肩袖间隙高位,准确地测定 ASP 的位置

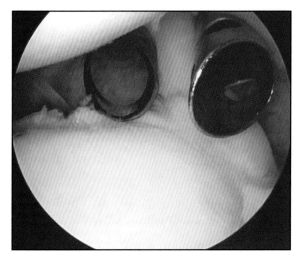

图 10-5　关节镜观察显示在 AMG 和 ASP 之间恰当延展

七、手术步骤

每例肩关节不稳,均应在麻醉下与对侧对比,全面检查。在所有平面评估肩关节活动度,以及外展 90°、旋转中立位的负荷推移,然后外旋测量盂肱关节移位程度。评估后方不稳,sulcus 试验评估任何肩袖间隙累及情况。

关节镜置入后,开始标准 15 点诊断性肩关节检查。HSL 最初由后方入路,使用关节镜观察,手臂外展、外旋,评估 HSL 咬合前方/下方肩胛盂能力。然后将关节镜转换到 ASP,此入路通常是评估肱骨头相对于肩胛盂 HSL 的最佳位置(图 10-6),下一步是完全松解 Bankart 损伤。松解前方关节囊韧带复合体后,使用抓线钳,将组织向上向外推移至前方肩胛盂,模拟最终盂唇提升的位置。在盂唇复位的位置,重新评估 HSL位置。通常情况是,一旦前方盂唇和韧带松解复位了,HSL 将旋转出手术视野。这意味着,通过肩胛盂弧度时,HSL 不可能与前/下盂唇形成关节或咬合。然而,如果 HSL 仍然可见或肱骨头旋转时,可见前方肩胛盂,应进行 remplissage 手术。

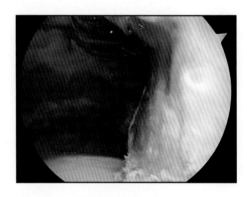

图 10-6　从 ASP 观察左肩关节镜下大的 HSL 像

remplissage 时机存在争议。我们认为,remplissage 的最佳时机是前方松解完成后,盂唇修复之前,因为此时 HSL 较易于观察。摄像头置于 ASP,插入一个环形刮匙,或者通过标准后方入路置入刨削器,在 HSL 基底部形成一个出血骨床(图 10-7)。如果使用刨削器或磨钻,必须当心尽可能去除最少量的骨,产生一个出血创面已经足够。后方关节囊也应该使用磨头或磨钻稍许清理。

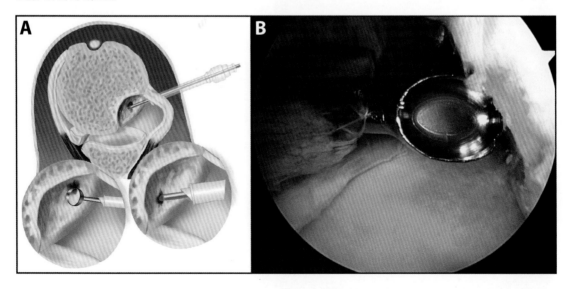

图 10-7　A. 示意图;B. 关节镜图显示以刮匙和(或)刨削器准备 HSL,形成出血骨床

　　HSL 的基底准备好之后,首先植入最下方铆钉。我们建议使用 4.5mm 或 5.5mm 3 根线铆钉,铆钉应接近关节面(图 10-8),使用打孔器作铆钉引导孔,肱骨头此部分的骨较松软,通常不需要攻丝。铆钉植入位后,给予缝线张力,以确保铆钉牢固固定在骨上,才可取出植入把手。使用转换棒,从后方入路取出所有缝线。后方鞘管再重新置入关节,然后向后拉至刚好在关节囊外,同时从 ASP 观察。鞘管指向更偏外,朝向冈下肌腱,但在铆钉下方。贯穿组织抓线钳偏外刺穿冈下肌腱和后方关节囊。

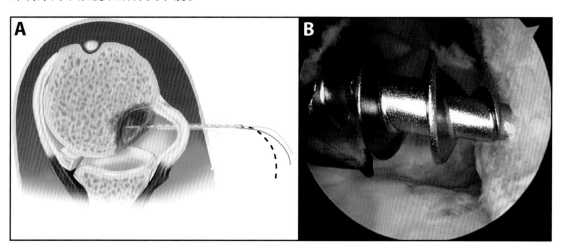

图 10-8　A. 示意图;B. 关节镜像显示理想的下方铆钉位置,离关节面几毫米

　　进入关节,抽回最下缝线的一支(图 10-9),缝线从后方鞘管取出,贯穿抓线钳在 3～4mm 远处再刺入,比第一个过线处更偏内侧,这次抓同一颜色的伙伴缝线,形成一个褥式缝合轮廓。内侧缝合不要涉及关节内侧的关节内结构十分重要。在冈下肌腱缝合,应更靠外侧通过关节囊和肌腱,防止影响术后关节活动度(图 10-10)。置入交换棒,缝合线从后方鞘管取出,存放于缝线存储器,后方鞘管再通过交换棒置入。操作过程是重复的,每套缝合都更靠头侧进行,直至所有缝线以相似褥式模式穿过。依据缺损大小,使用一个或两个三根线铆钉(图 10-11)。

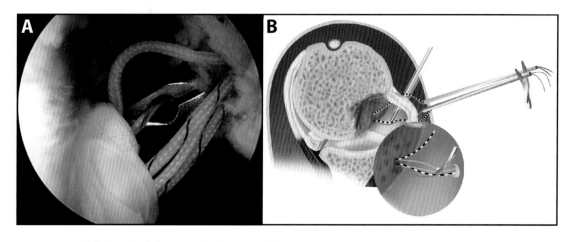

图 10-9　A. 关节镜观察,穿刺抓线钳刺穿后方关节囊,回抽铆钉的一个缝线支;B. 示意图显示穿刺抓线钳从以前储存在缝线管理器内已经穿过的缝线,通过关节外鞘管从外侧通过冈下肌腱/关节囊

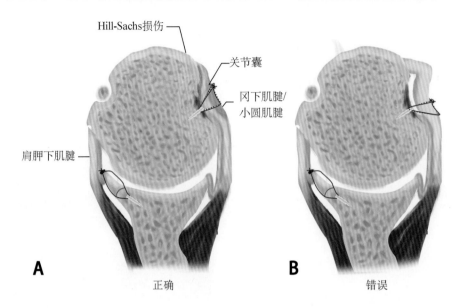

图 10-10　A. 显示正确的缝合位置,所有缝线通过冈下肌腱;B. 显示不正确的位置,
　　　　缝线穿过位置太偏内,这样导致后方关节囊张力过大,会显著限制关节活
　　　　动度和肱骨旋转

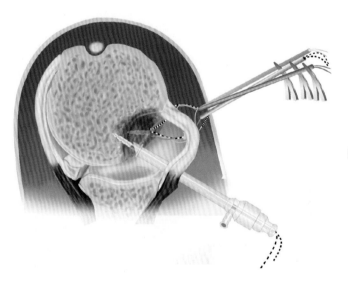

图 10-11　示意图显示植入第二个 3
根线缝合铆钉于更靠上位
置,再次刚刚在离开关节
面位置。更下方铆钉的缝
线已经全部穿过和存储在
鞘管外缝线管理器中

　　所有缝线穿过后,注意力转向完成 Bankart 重建。在完成前方重建前,打结 remplissage
可能限制下方入路,妨碍修复。Bankart 修复完成后,从下向上进行 remplissage 打结。后方
关节囊是切除的,带环抓线钳用于带回缝线存储器,在肩关节外进入鞘管,将鞘管在缝线存储
器上推进通过三角肌,但不要通过冈下肌腱或关节囊。以双盲方式打滑动锁定结(SMC 结),
附加 3 个反向半分结于替代轴线上。也可以关节镜置于肩峰下间隙观察线结的打结过程,但
缝线往往被后方滑囊遮挡。如果使用缝线存储工具,在打结之前,向后滑动邻近的缝线存储器
几毫米,以确保邻近缝线存储器的部分在打结时不缠绕。

最后,应评估肱骨头相对于盂中心的位置和定位,前半脱位的肱骨头应处于相对于盂裸点的中心(图 10-12)。

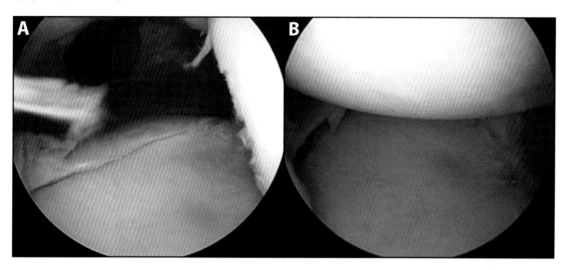

图 10-12　A. 关节镜观察肱骨头和肩胛盂的关系。注意怎样轻松观察到 HSL,肱骨头相对于盂上的裸点向前半脱位。B. BRR 术后关节镜观察。HSL 从视野中旋转出去,肱骨头现在较好地以肩胛盂为中心

八、术后原则

术后患者手臂置于旋转中立位悬吊 4 周,开始即可进行腕、手练习,手术后第 1 次随访后,允许增加一些柔和钟摆运动。术后 4 周停止悬吊,监护下物理治疗。重点是恢复 ROM 和肩胛骨规律运动,术后 3 个月开始渐进性力量训练。术后 6 个月,充分关节活动度和力量恢复后,有望恢复体育运动和活动。

九、可能并发症

remplissage 术后主要问题是 ROM 受限。尸体研究证实,显著限制内收、外展 ROM 及水平伸展 ROM。Elkinson 等测试了 8 例 Bankart 修复,带或不带 HSL 涉及 15% 或 30% 肱骨头直径的 remplissage,对于这两种面积的缺损,BRR 显示明显减少内收时的内旋-外旋运动弧度,但不减少外展(15.1°±11.1°的 15% HSL,14.5°±11.3°的 30% HSL)。

Omi 等随访研究,模拟 remplisage 对于小的 HSL(50% 盂宽度)和大的 HSL(100% 盂宽度),通过铆钉植于关节面,在缺损部位内侧边的冈下肌腱下方打结。对于较小缺损,ROM 没有减少;但对于大缺损的 remplissage,显著降低内收和外展外旋及所有外展角度的水平伸展。本研究的主要局限性是使用老年人尸体标本,小结节截骨进行 remplissage,缺少相关损伤条件,包括形成 HSL 的条件。

尽管尸体数据和单一个案报告显示 BRR 术后 ROM 明显受限,更大样本临床研究没有证实 ROM 的显著临床差别。Boileau 等最后随访报道外展手臂的外旋平均缺失 8°。68% 患者

能恢复到同一水平,包括过头运动。Leroux 等最近系统回顾以前描述的,证实没有关节镜 BRR 术后盂肱关节运动的显著丢失。

为了预防术后僵硬,将铆钉缝线偏外缝合肌腱十分重要。如果缝线偏内通过关节囊和肌腱,组织会过度折叠,ROM 会显著受限。

remplissage 其他可能并发症为复发不稳,冈下肌和肌腱退变。BRR 复发不稳率为 0～10%,Franceschi 等几项研究中,有一项研究直接比较了 BRR 与单纯 Bankart,remplissage 显著降低术后不稳(0 vs. 12%)。Park 等的一项随访,以 MRI 评估 remplissage 愈合,11 例患者平均随访 18 个月,显示所有参加研究患者萎缩度较小(0～25%)。

技术要点

1. remplissage 前,完全松解前方关节囊盂唇结构。
2. 评估 HSL 部位,关节镜置于 ASP,评估前方关节囊盂唇结构松解后复位是否需要 remplissage。
3. 准备 remplissage 的出血骨床。
4. 依据 HS 大小,邻近完整关节面植入 1～2 枚铆钉。
5. 确保缝线在冈下肌腱外侧通过,不要穿过内侧关节囊结构,防止 ROM 受限。

参 考 文 献

[1] Flower WH. On the pathological changes produced in the shoulder joint by traumatic dislocations, as derived from an examination of all specimens illustrating this injury in the museums of London. Trans Pathol Soc London. 1861;12:179-201.

[2] Hill HA, Sachs MD. The grooved defect of the humeral head. A frequently unrecognized complication of dislocations of the shoulder joint. Radiology. 1940;35:690-700.

[3] Spatschil A, Landsiedl F, Anderl W, et al. Posttraumatic anterior-inferior instability of the shoulder: Arthroscopic findings and clinical correlations. Arch Orthop Trauma Surg. 2006;12:217-222.

[4] Connolly J. Humeral head defects associated with shoulder dislocations. Instr Course Lect. 1972;21: 42-54.

[5] Wolf EM, Pollack ME. Hill-Sachs "remplissage:" an arthroscopic solution for the engaging Hill-Sachs lesion. Arthroscopy. 2004;20(Suppl 1):e14-15.

[6] Boileau P, Varga P, Pinedo M, Old J, Zumstein M. Anatomical and functional results after arthroscopic Hill-Sachs remplissage. J Bone Joint Surg Am. 2012;94:618-626.

[7] Burkhart SS, De Beer JF. Traumatic glenohumeral bone defects and their relationship to failure of arthroscopic Bankart repairs: significance of the inverted-pear glenoid and the humeral engaging HillSachs lesion. Arthroscopy. 2000;16:677-694.

[8] Boileau P, Villalba M, Hery JY, Balg F, Ahrens P, Neyton L. Risk factors for recurrence of shoulder

instability after arthroscopic Bankart repair. J Bone Joint Surg Am. 2006;88(8):1755-1763.

[9] Ahmed I, Ashton F, Robinson CM. Arthroscopic Bankart repair and capsular shift for recurrent anterior shoulder instability: functional outcomes and identification of risk factors for recurrence. J Bone Joint Surg Am. 2012;94(14):1308-1315.

[10] Rozing PM, de Bakker HM, Obermann WR. Radiographic views in recurrent anterior shoulder dislocation. Comparison of six methods for identification of typical lesions. Acta Orthop Scand. 1986;57(4): 328-330.

[11] Danzig LA, Greenway G, Resnick D. The Hill-Sachs lesion: an experimental study. Am J Sports Med. 1980;8(5):328-332.

[12] Pansard E, Klouche S, Billot N, et al. Reliability and validity assessment of a glenoid bone loss measurement using the Bernageau profile view in chronic anterior shoulder instability. J Shoulder Elbow Surg. 2013;22(9):1193-1198.

[13] Rowe CR, Zarins B, Ciullo JV. Recurrent anterior dislocation of the shoulder after surgical repair. J Bone Joint Surg Am. 1984;66-A(2):159-168.

[14] Calandra JJ, Baker CL, Uribe J. The incidence of Hill-Sachs lesions in initial anterior shoulder dislocations. Arthroscopy. 1989;5(4):254-257.

[15] Flatow EL, Warner JI. Instability of the shoulder: complex problems and failed repairs. Part I: relevant biomechanics, multidirectional instability, and severe glenoid loss. Instr Course Lect. 1998;47:97-112.

[16] Yamamoto N, Itoi E, Abe H, et al. Contact between the glenoid and the humeral head in abduction, external rotation, and horizontal extension: a new concept of glenoid track. J Shoulder Elbow Surg. 2007; 16:649-656.

[17] Omori Y, Yamamoto N, Koishi H, et al. Measurement of the glenoid track in vivo, investigated by threedimensional motion analysis using open MRI. Poster 502 presented at: 57th Annual Meeting of the Orthopedic Research Society; January 13-16, 2011; Long Beach, CA.

[18] Di Giacomo G, Itoi E, Burkhart SS. Evolving concept of bipolar bone loss and the Hill-Sachs lesion: from "engaging/non-engaging" lesion to "on-track/off-track" lesion. Arthroscopy. 2014;30(1):90-98.

[19] Kurokawa D, Yamamoto N, Nagamoto H, et al. The prevalence of a large Hill-Sachs lesion that needs to be treated. J Shoulder Elbow Surg. 2013;22:1285-1289.

[20] Parke CS, Yoo JH, Cho NS, Rhee YG. Arthroscopic remplissage for humeral defect in anterior shoulder instability: is it needed? Paper presented at: 39th Annual Meeting of Japan Shoulder Society; October 5-6, 2012; Tokyo, Japan.

[21] Cho SH, Cho NS, Rhee YG. Preoperative analysis of the Hill-Sachs lesion in anterior shoulder instability: how to predict engagement of the lesion. Am J Sports Med. 2011;39:2389-2395.

[22] Zhu YM, Lu Y, Zhang J, Shen JW, Jian CY. Arthroscopic Bankart repair combined with remplissage technique for the treatment of anterior shoulder instability with engaging Hill-Sachs lesion: a report of 49 cases with a minimum 2-year follow-up. Am J Sports Med. 2011;39:1640-1647.

[23] Provencher MT, Frank RM, LeClere LE, et al. The Hill-Sachs lesion: diagnosis, classification, and management. J Am Acad Orthop Surg. 2012;20(4):242-252.

[24] Miniaci A, Gish MW. Management of anterior glenohumeral instability associated with large Hill-Sachs defects. Tech Shoulder Elbow Surg. 2004;5(3):170-175.

[25] Re P, Gallo RA, Richmond JC. Transhumeral head plasty for large Hill-Sachs lesions. Arthroscopy. 2006;22:798. e1-798. e4.

[26] Scalise J, Miniaci A, Iannotti J. Resurfacing arthroplasty of the humerus: indications, surgical tech-

nique, and clinical results. Tech Shoulder Elbow Surg. 2007;8;152-160.

[27] Leroux T, Bhatti A, Khoshbin A, et al. Combined arthroscopic Bankart repair and remplissage for recurrent shoulder instability. Arthroscopy. 2013;29(10);1693-1701.

[28] Franceshi F, Papalia R, Rizzello G, et al. Remplissage repair - new frontiers in the prevention of recurrent shoulder instability: a 2-year follow-up comparative study. Am J Sports Med. 2012; 40 (11); 2462-2469.

[29] Park MJ, Garcia G, Malhotra A, Major N, Tjoumakaris FP, Kelly JD IV. The evaluation of arthroscopic remplissage by high-resolution magnetic resonance imaging. Am J Sports Med. 2012;40;233-236.

[30] Wolf EM, Arianjam A. Hill-Sachs remplissage, an arthroscopic solution for engaging Hill-Sachs lesion: 2-to 10-year follow-up and incidence of recurrence. J Shoulder Elbow Surg. 2013;1-7.

[31] Driscoll MD, Snyder SJ, Burns JP. Arthroscopic Bankart repair and remplissage in patients with combined humeral and glenoid bone loss. Arthroscopy. In press.

[32] Elkinson I, Giles JW, Faber KJ, et al. The effect of the remplissage procedure on shoulder stability and range of motion. J Bone Joint Surg Am. 2012;94;1003-1012.

[33] Omi R, Hooke AW, Zhao KD, et al. The effect of the remplissage procedure on shoulder range of motion: a cadaveric study. Arthroscopy. 2014;30(2);178-187.

[34] Deutsch AA, Kroll DG. Decreased range of motion following arthroscopic remplissage. Orthopedics. 2008;31(5);492.

第11章

关节囊折叠术

Eric Ferkel，MD；Alan Curtis，MD；and Suzanne Miller，MD

一、引言

肩关节多方向不稳（multidirectional instability，MDI）是一个很复杂难于处理的问题。涉及前方和后方不稳附加下方半脱位。MDI 疾病谱包括慢性到急性，通常表示多变的伤病。Neer 和 Foster 在 1980 年第一次提出 MDI 的概念。他们介绍了一种开放手术关节囊移位来降低关节容量，减少肱骨头在前、下、后方的移位。Matsen 等将该疾病进一步细分为 TUBS（创伤病因、单向不稳、Bankart 损伤需要手术）和 AMBRI（非创伤、微小外伤，可能存在 MDI。双侧：无症状肩也可松弛；首选康复治疗；如果非手术失败，需要下方关节囊推移）。

MDI 的早期稳定手术包括 Putti-Platt、Magnuson-Stack，Bristow。然而，仅处理单方向不稳时，这些手术往往对不稳无改善。随着时间推移，标准手术进一步演化为 Neer 的切开关节囊移位手术。这些有史以来切开手术演化为关节镜手术并证实效果优良。关节镜技术由使用关节镜下关节囊移位的经盂技术演化而来。Duncan 和 Savoie 在 1993 年首次报道，在关节镜下使用生物可吸收平头钉的稳定技术。1997 年 Wichman 和 Synder 开展镜下、全内技术，使用磨钻剥离关节囊，通过收紧松散的韧带结构，将盂唇形成一个突起，已经证明该技术可提高关节囊张力。

MDI 病例，多次的不稳导致关节囊反复拉伸，最终导致关节囊的本体反馈丢失，导致传入系统崩溃。这种丢失导致维持肱骨头位于中心的肩关节肌肉结构和力偶平衡改变。这种不平衡导致撞击、肩胛周围失动力、肩袖病变，以上均为疼痛起源。

二、适应证

★ 传统的处理 MDI 非手术方法包括以下几种。

☆ 静态和动态固定康复,以提高和治疗源自于不稳的肩胛骨-胸廓动力。

☆ 肩袖力量锻炼和肩胛骨稳定,可能也有助于改善肱骨头中心状况。

★ 获得良好指导的非手术治疗失败病人,有必要手术帮助患者进一步提高。

相对适应证

Ehlers-Danlos 综合征的 MDI 患者,采用非手术康复治疗。一些医师采用组织移植来翻修失败的软组织手术。

三、相关体格检查

MDI 的诊断较复杂而且难于解释清楚。将完整病史与患者观察相结合,通常可以得出一些基本信息。

★ 通常的主诉是疼痛,与过头运动或试图举重物等运动有关。

★ 检查过伸证据或皮肤质地如波浪样皱纹或较松弛的皮肤,通常提示过度松弛。

☆ 应获得完整病史,评估不同的导致关节囊松弛的先天和系统疾病,如 Ehlers-Danlos 综合征、Marfan 综合征,或者可以使用 Beighton 评分系统评估良性的关节过度活动综合征。

☆ 全身松弛的体征包括髌骨不稳、肘关节或膝关节过度松弛、一个手掌触及地面同时膝完全伸直时向前屈曲。这些不同表现提示医师有必要将潜在疾病与来自松弛的不稳相区别。

★ 由创伤或激惹事件导致的以前多次半脱位或脱位病史。

☆ 由于复发半脱位导致的盂唇重复微创伤,导致软骨盂唇限制作用丢失和进一步的松弛。这些改变导致关节囊拉伸,表现为有症状的松弛。

★ 除外测试多向不稳,医师应评估前方和后方不稳,进行全面的神经血管检查。

★ sulcus 征是普遍接受的评估多向不稳的金标准。虽然已证实具有较高的特异性和较低敏感性。

☆ 患者手臂置于体侧同时,通过牵拉轴向牵引观察该体征。

☆ 阳性体征显示凹陷,从肩峰移位＞2cm,手臂向下牵引时,在肩峰下可触及凹陷。Matsen 等认为真实阳性凹 S 陷试验可以复制患者的症状。

☆ 肩关节外旋时进行凹陷试验检查时,拉长的肩袖间隙具备此阳性发现,通常见于 MDI 患者。

★ 负荷推移试验的检查方法,患者仰卧在检查床上,检查者施加轴向力量使肱骨头位于中心,然后推移肱骨头。

☆ 依据肱骨头相对于盂移动多少进行检查分级。Ⅰ级:肱骨头移动到盂边缘;Ⅱ级:肱骨头脱位并自动复位;Ⅲ级:肱骨头脱位但不能自动复位。

☆ 双肩对比检查非常重要。

★ Gagey 过度外展试验:对于评估下盂肱韧带移位最有用。该试验最初在麻醉下进行。目前最常用于直立清醒患者,同时需要和无症状肩关节进行对比测量。

☆ 当检查者能够被动外展肩关节超过 105°,为试验阳性。已证实无症状的患者,外展不会超过 90°。

四、相关影像

★ 虽然 MDI 的诊断是个临床定义而已。仍推荐标准片子,评估肩胛盂的发育过度或发育不良。

★ 如果怀疑骨缺损,CT 有助于确定手术计划。

★ MRI 是最有用的判断盂唇损伤、关节囊松弛、盂肱韧带损伤工具。

★ 有些医师喜欢使用 MRI 造影评估,但是我们一般不使用磁共振造影,因为此项检查患者非常痛,通常并不比高清晰度 MRI 具有更明确的诊断价值。而且,MDI 疾病通常不是关节囊盂唇分离而是关节囊松弛。

五、设 备

★ 小的肩胛盂铆钉,单根和双线铆钉。

★ 鞘管,小号 5.0mm,大号 7.5mm。

★ 缝合过线工具。

六、体位和入路

侧卧位或沙滩椅位。

七、手术步骤

★ 患者麻醉时,仰卧位进行负荷和推移试验检查,确定诊断。我们建议检查对侧肩关节获得损伤肩关节要恢复到何种程度的基本概念。

★ 然后患者置于侧卧位,此体位可较好观察到盂肱关节前方、后方和下方,此区域是术中重点观察部位。

★ 手臂消毒和铺单,使用 5~7 磅悬吊手臂,不要过度牵引非常重要,否则会导致神经并发症。

★ 建立后方入路,应比平时入路稍偏外,一旦需要植入后方铆钉,可以有较好的角度。

★ 完成盂肱关节的全面检查,仔细评估二头肌腱固定点、肩袖间隙及前、下、后方关节囊,记录表象和韧带结构松弛度。

★ 关节镜置于前方入路,观察后方,对于全面评估和治疗十分有用。

★ 评估前方和后方盂唇和肩胛盂边缘,评估骨丢失和损伤。

★ 使用 1 枚铆钉,形成一个关节囊可以折叠到的基点,开始修复移位的盂唇病变;这样对于平衡关节、减少总的容积十分重要。

★ 在最下方附着点使用双线铆钉修复盂唇。这是将移位的关节囊盂唇复合体向上推移到肩胛盂,确保下盂肱韧带重新获得适当张力的最重要点位(图 11-1)。

★ 刚好在肩胛下肌腱上方建立前下入路,有助于获得铆钉植入的恰当角度(图 11-2)。

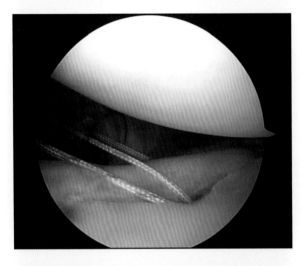

图 11-1　二根线铆钉植入附着点最下方　铆钉很关键,可确保下盂肱韧带适当地重新获得张力

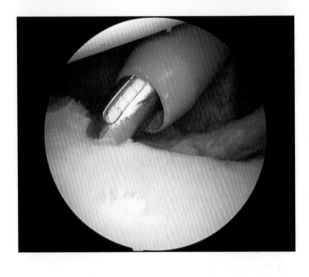

图 11-2　入路位于肩胛下肌腱上方很重要,可保证正确的铆钉植入角度

★ 单纯或水平褥式缝合,有助于使线结远离盂肱关节,避免术后咔嗒声和捻发音。

★ 更向上,我们必要时使用小号单根线铆钉。完成这步操作后,余下的关节囊松弛可以使用可吸收的 PDS 线,进行捏-折叠起皱缝合方式处理。

★ 为了关节囊折叠,使用捏-折叠起皱技术植入缝线,减少关节囊容积。

★ 如果没有盂唇病变,或者盂唇修复后,从下盂肱韧带区域,远离完整盂唇边约 1cm 处开始,使用缝合过线工具贯穿关节囊。

★ 通过关节囊向上,将缝合过线工具尖端通过完整盂唇,形成组织折叠,然后在最终位置打结(图 11-3)。

★ 如果盂唇复合体是完整的,但质量较差(即 Kim 损伤),我们建议将 1.5mm 单线铆钉植入盂唇软骨界面,加强盂唇折叠修复。

★ 铆钉植入后,采用常规捏-折叠起皱技术,通过盂唇传送缝合穿梭工具,在折叠的盂唇和关节囊铆钉周围下方穿梭缝线,然后打结(图 11-4 至图 11-6)。

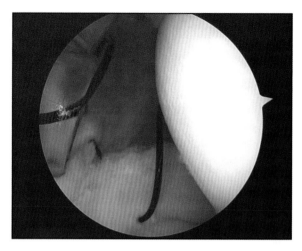

图 11-3　通过关节囊和盂唇置入 PDS 线,关闭关
节囊韧带复合体

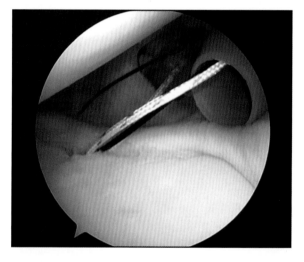

图 11-4　铆钉植入后,使用 PDS 线编织缝合穿梭
通过关节囊,有助于进行盂唇修复

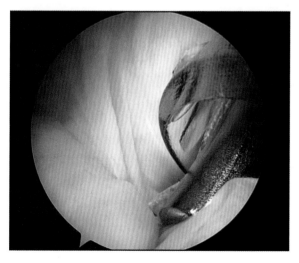

图 11-5　使用推结器帮助收紧线结向下,形成盂
唇缓冲

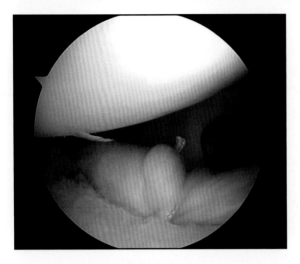

图 11-6 最后盂唇修复情况

★ 以这种方式,我们既折叠了关节囊,又修复了盂唇裂口或薄弱点。
★ 完成了主要不稳修复后,注意力转向平衡关节囊之外,如果有必要,在另外一侧完成 2～3 个捏-折叠起皱缝合(图 11-7)。

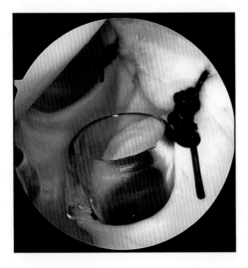

图 11-7 使用 PDS 缝线捏住-折叠技术 有助于关节囊恢复张力,平衡关节,缩小关节囊容量

★ 如果患者有明显间隙功能不全迹象和阳性 sulcus 征,在外旋时没有变化,我们通常使用 1 根或 2 根 PDS 线关闭肩袖间隙,加强整个修复。

八、术后原则

患者肩关节置于外展位悬吊 4～6 周,然后指导患者开始主动的 ROM 锻炼 3 周。物理治疗术后 8 周开始,此时,患者主动和主动辅助 ROM 锻炼开始正式物理治疗。然而,我们不允许严格的被动 ROM 锻炼。第 3 个月,开始等长和肩胛骨运动。第 4 个月开始完全力量训练。一般术后 6 个月开始参加接触性运动。

九、可能并发症

后下缝合时,腋神经后支有损伤风险,并且已证实热皱缩或关节囊紧缩时发生损伤。该神经分支加入上外臂丛皮神经支和胸小肌神经。最近研究证实,腋神经后支在标准侧卧位时的6点钟位置,位于肩胛盂边缘下方 10mm 处。该研究还显示,该神经位于关节囊深处平均2.5mm 处。一项最近研究描述肩关节镜手术神经损伤并发症比例为 0.2%～3%,完全知晓腋神经相对于盂肱关节的关系,对于预防手术时神经损伤,具有十分重要意义。

技术要点

1. 我们建议医师不要从关节囊最下部分开始,从下盂肱韧带复合体附着处开始,形成一个更靠下方的折叠。
2. 当术者确实从哪个第一针下方开始,就更易于在哪个区域安全操作,因此产生的折叠使患者腋神经远离,此区域损伤风险高。
3. 一般来讲,我们对于主要方向不稳的关节囊折叠术,进行 4 针折叠缝合,2 针折叠缝合平衡对侧关节囊结构。恰当定位的折叠缝合对关节囊容积具有显著效应。已证实2 针前方,2 针后方,间隔 5mm 缝合使关节囊容积减少 33%,允许医师直接控制关节囊容积减少量。
4. 如果对盂唇组织质量有任何怀疑,使用 1.5mm 全螺纹缝合铆钉,来增强盂唇-关节囊折叠。在植入折叠前,使用球形、尖的磨钻有助于使关节囊组织粗糙化,以达到刺激愈合目的。
5. 对于有明显间隙功能不全征象和 sulcus 征阳性患者,外旋无改善者,我们通常使用 1或 2 针 PDS 缝合,关闭肩袖间隙,以加强整个修复。

参 考 文 献

[1] Neer CS 2nd, Foster CR. Inferior capsular shift for involuntary inferior and multidirectional instability of the shoulder. A preliminary report. J Bone Joint Surg Am. 1980;62(6):897-908.

[2] Matsen FA, Thomas SC, Rockwood CA. Anterior glenohumeral instability. In: Rockwood CA, Matsen FA, eds. The Shoulder. Philadelphia, PA: WB Saunders; 1994.

[3] Pagnani MJ, Warren RF, Altchek DW, Wickiewicz TL, Anderson AF. Arthroscopic shoulder stabilization using transglenoid sutures. A four-year minimum followup. Am J Sports Med. 1996;24(4):459-467.

[4] Savoie FH Ⅲ, Miller CD, Field LD. Arthroscopic reconstruction of traumatic anterior instability of the shoulder: the Caspari technique. Arthroscopy. 1997;13(2):201-209.

[5] Duncan R, Savoie FH Ⅲ. Arthroscopic inferior capsular shift for multidirectional instability of the shoulder: a preliminary report. Arthroscopy. 1993;9(1):24-27.

［6］ Wichman MT，Snyder SJ. Arthroscopic capsular plication for multidirectional instability of the shoulder. Oper Tech Sports Med. 1997；5(4)；238-243.

［7］ Ren H，Bicknell RT. From the unstable painful shoulder to multidirectional instability in the young athlete. Clin Sports Med. 2013；32(4)；815-823.

［8］ Gerber C，Nyffeler RW. Classification of glenohumeral joint instability. Clin Orthop Relat Res. 2002；(400)；65-76.

［9］ Beighton P，Horan F. Orthopaedic aspects of the Ehlers-Danlos syndrome. J Bone Joint Surg Br. 1969；51(3)；444-453.

［10］ Walton JT，A J，Murrell，G AC. The Predictive Value of Clinical Tests for Shoulder Instability. Paper presented at：47th Annual Meeting，Orthopaedic Research Society；February 25-28，2001；San Francisco，California.

［11］ Warner JJ，Deng XH，Warren RF，Torzilli PA. Static capsuloligamentous restraints to superior-inferior translation of the glenohumeral joint. Am J Sports Med. 1992；20(6)；675-685.

［12］ Gagey OJ，Gagey N. The hyperabduction test. J Bone Joint Surg Br. 2001；83(1)；69-74.

［13］ Ball CM，Steger T，Galatz LM，Yamaguchi K. The posterior branch of the axillary nerve：an anatomic study. J Bone Joint Surg Am. 2003；85-A(8)；1497-1501.

［14］ Carofino BC，Brogan DM，Kircher MF，et al. Iatrogenic nerve injuries during shoulder surgery. J Bone Joint Surg Am. 2013；95(18)；1667-1674.

［15］ Flanigan DC，Forsythe T，Orwin J，Kaplan L. Volume analysis of arthroscopic capsular shift. Arthroscopy. 2006；22(5)；528-533.

第 12 章

关节镜链接双排肩袖修复

Stephen S. Burkhart, MD and Patrick J. Denard, MD

一、引言

近些年,肩袖修复进步巨大,从广泛切开修复进展到关节镜微创修复,最大化恢复了解剖。开始,关节镜肩袖修复(arthroscopic rotator cuff repair,ARCR),以单排铆钉植入偏内侧修复,在提高足印覆盖和生物力学力量的努力中,修复从非连接双排修复发展为缝合桥双排修复。

生物力学上,肩袖修复目的是获得较高初始固定力量,最小化间隙形成,最大化足印接触面积。换言之,肩袖肌腱愈合、生物力学发挥重要作用。这些生物力学因素必须理想化,以提供最佳肌腱愈合机会。

传统双排修复,单独使用内排和外排铆钉,内排缝线褥式缝合,外排缝线单纯缝合。这种修复比单排修复改善了足印覆盖和固定力量。无结铆钉的进展,不仅简化了 ARCR 的技术要求,而且更重要的是,允许形成缝线桥结构,内排和外排形成了连接。缝合桥修复比传统的双排修复改善了足印接触面积和压力以及最终失败负荷。而且,由于内排和外排缝合桥双排修复是链接的,该结构具有自我增强特性,更像一个中国的手指夹子(图 12-1)。

有一些文献对于单排修复和双排修复的临床效果存在争论。有几个关键因素应该考虑并在此做一简短讨论(更多广泛回顾,可以在 Burkhart 和 Cole 的文章中查询)。最初的研究报道是比较单排修复与传统非链接双排修复的短期功能结果,患者群为 40 人和 80 人之间的比较,这些研究的级别低,不能区分二组之间的差别。然而,一项 Meta 分析,证实双排修复的愈合率高。Duquin 等回顾了 23 篇文章,总共 1252 例患者的肩袖修复,撕裂<3cm 的复发率,单排修复为 19%,双排修复仅 7%。撕裂>3cm 者,单排修复再撕裂率增加到 45%,而双排撕裂再撕裂率为 26%。假定愈合的肩袖修复与较好的中期和长期随访结果有关,这些提高的愈合率就很重要。而且,除外前面研究的短期结果(1~2 年),长期随访证实与单排修复比较,双排

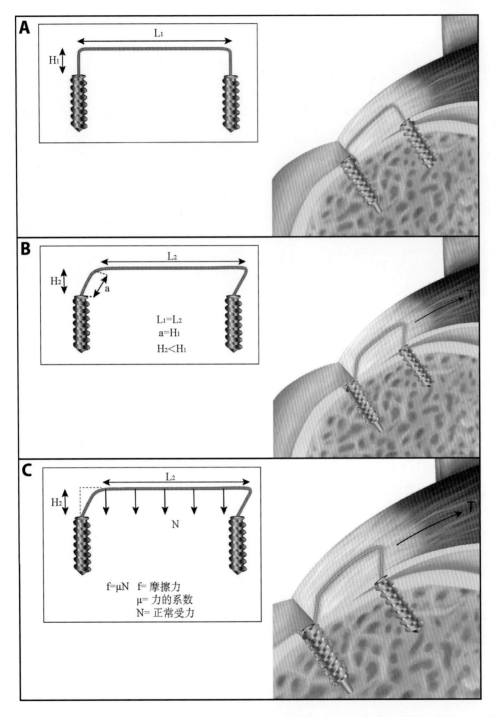

图 12-1　自我增强缝合桥技术略图　A. 给予负荷前的链接双排结构,嵌入:结构的自由体示意图。H_1. 负荷前肩袖厚度;L_1. 缝线下方肌腱长度。B. 链接双排结构给予负荷,导致肩袖足印受压。嵌入:结构的自由体示意图。H_2. 张力负荷下受压肩袖厚度;L_2. 缝线下肌腱长度;a. 肌腱边缘和外侧铆钉间缝线长度;T. 弹性负荷力。C. 负荷后,近距离观察链接双排结构,嵌入:自由体示意图显示源自于缝线下肌腱弹性形变的正常力(N)分布。负荷下正常力(N)增加时,摩擦力(f)也增加(待续)

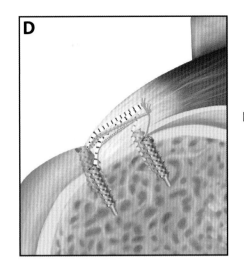

图 12-1 （接上图） 自我增强缝合桥技术略图 D. 链接双排结构，二个内排铆钉链接到二个外排铆钉，获得最大的负荷下足印受压另外，本例中的内侧双褥式缝合，起到对关节液的封闭作用（Adapted from Burkhart SS，Io IK，Brady PC，Denard PJ. The Cowboy's Companion：A Trail Guide for the Arthroscopic Shoulder Surgeon Philadelphia，PA：Lippincott，Williams，& Wilkins，2012.）

修复结果也较好。Denard 等证实修复后平均随访 99 个月，传统双排修复巨大肩袖撕裂，与单排修复相比，有 4.9 倍可能获得良好或优异功能结果。

最近已有几项报道缝合桥双排修复的优异临床效果。Frank 等报道缝合桥修复 25 例肩袖撕裂的愈合率为 88%，Toussaint 等报道 154 例修复，其中小撕裂愈合率为 92%，巨大撕裂愈合率为 84%。其他研究显示相似的高愈合率。在这些提高愈合率基础上，作者们认为缝合桥双排修复是目前应关注的标准肩袖修复技术。

二、适应证

★ 全层肩袖撕裂。
★ 足够的肌腱长度。
★ 充分的肌腱活动度（即外侧肌腱边缘能够到达大结节外侧边的 3～4mm 范围）。
相对适应证
★ 部分层厚肩袖撕裂。
★ 小的全层肩袖撕裂（1cm 撕裂）。

三、相关体格检查

★ 外展无力。
★ 外旋无力。
★ 撞击症阳性。

四、相关影像

★ 我们常规进行 5 个肩关节 X 线影像检查：内旋前后位片、外旋前后位片、腋位、出口位、30°头倾斜位。

★ MRI 检查。

★ 不能进行 MRI 检查者,关节内注射造影剂 CT 扫描。

五、设备

多数步骤可以使用标准 30°关节镜完成。为了改善视野,特别是伴发肩胛下肌腱修复、二头肌腱固定、植入外排铆钉的情况下,使用 70°关节镜价值较大。从 60mmHg 开始的关节镜水泵可改善视野。1 个或 2 个 8.25mm 的透明螺纹鞘管,可以置入工作入路。多数缝合穿线使用自回抽顺向缝合器[Scorpion(Arthrex)],逆向缝合设备通常用于后方肩袖缝合。

六、体位和入路

侧卧位或沙滩椅位。侧卧位时手术肩关节略后倾(20°),手臂 20°前屈、外展 20°～30°,牵引重量 5～10 磅。

入路对于到达目标组织的理想角度手术至关重要。除外最初的后方入路,使用 18G 硬膜外针,以外向内模式精确建立所有的其他入路。后方和外侧肩峰下入路适用于所有病例。前方入路用于关节镜诊断。二头肌腱固定也需要前上外入路,该入路也可以替代前方入路进行关节镜诊断。如果标准入路角度不合适,可以增加辅助入路用于铆钉植入或缝线穿梭。常见具体入路如下。

★ 后方入路:通过触摸盂肱关节后方软点,从肱骨头赤道水平或稍下方进入盂肱关节,建立后方入路。精确位点依据患者不同而不同,但是多数位于肩峰后外侧角下方 4cm 和内侧 4cm 处,该入路用于最初的盂肱关节镜和肩峰下间隙操作。

★ 前方入路:在进行诊断性盂肱关节镜检查时,使用外向内技术,恰好位于肩胛下肌腱外侧半上方建立此入路。

★ 外侧肩峰下入路:肩峰外侧面约 4cm 处,平行于锁骨后缘,要确保该入路平行于肩峰下表面,该入路作为肩峰下间隙工作入路和观察入路。

★ 前上外入路:该入路用于肩胛下肌腱修复或二头肌腱固定。通过肩袖间隙,恰好位于冈上肌腱前方,直接位于二头肌长头腱上方。这个入点位于肩峰前外侧角外侧 1～2cm 处。该入路应平行于肩胛下肌腱,允许与小结节成 5°～10°夹角。

七、手术步骤

当肌腱活动度充分时,我们使用缝合桥技术修复中等大小月牙形撕裂。当肌腱活动度和长度不充分时,无法进行合理的无张力修复时,我们不进行足印重建。但肌腱组织质量良好时,我们使用无结 SpeedBridge 技术(Arthrex),应用材料为 FiberTape(Arthrex)和 2 排生物复合 Swive-Lock C 缝合铆钉(Arthrex)。肌腱质量一般时,我们使用 SpeedBridge 修复,以内侧双褥式缝合加强(双滑轮技术)。内侧褥式缝合加强了无结修复的固定(图 12-2)。如果肌腱组织质量差,额外通过肌腱缝合增强该结构强度[SutureBridge(Arthrex)]。我们描述内侧双滑轮技术 SpeedBridge 修复。这些步骤基本相同,除外更多的缝线是从内侧通过,在连接到外排前,所有缝线要打结。

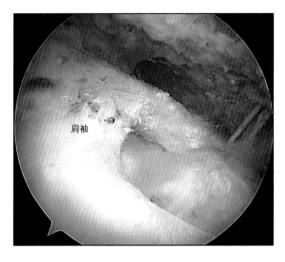

图 12-2　右肩后方肩峰下观察入路,显示新月形肩袖撕裂,适合双排修复

(一)准备软组织和骨床

关节镜诊断和完成关节内和(或)肩胛下肌腱处理后,准备软组织和大结节骨床。进行滑囊切除,以利于医师看清整个肩袖撕裂边缘。任何贴附到三角肌内侧筋膜的滑囊突出部分都要清理,使肌腱边缘清晰可见。使用组织抓钳评估撕裂类型。

使用射频清除大结节的软组织,高速磨钻轻柔去除少许皮质骨,厚度就是射频清理软组织时的“木炭痕迹”。肩袖愈合最丰富的血供来自于骨。虽然有一些担心,但是已经证实缝合桥技术修复保存了肌腱血供。导管式、侧方开孔的缝合铆钉增强了到达肌腱-骨界面的血量和骨髓组织量。

(二)内侧铆钉植入

硬膜外针确定肩峰外侧边缘至内侧足印的合适入路。经皮入路置入打孔器,为 Swive-Lock C 铆钉形成一个骨槽。骨槽恰好位于关节缘外侧,二头肌腱沟后方约 5mm 处(图 12-3)。

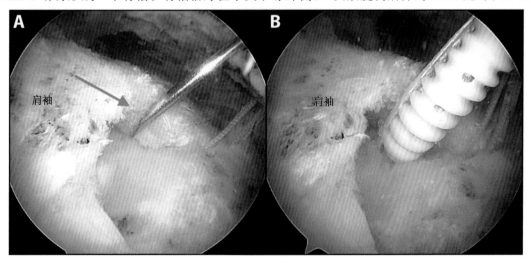

图 12-3　右肩后方肩峰下观察入路　A. 使用脊柱针(蓝色箭头)引导确定前内侧铆钉的合适角度。B. 植入前内侧铆钉。随后植入后内侧铆钉

将一个预装 FiberTape 缝线的 SwiveLock 铆钉从相同经皮入路植入。一旦引导尖端完全坐入准备的骨孔,即拧入螺钉。将植入鞘回撤,确保铆钉顶部坐在或者恰好位于骨面之下。后内侧铆钉以相同方式植入。

(三)缝线穿梭

恢复肌腱正常的长度-张力关系十分重要。内侧缝线植入部位很重要,将决定内-外张力。缝线植入太偏内将导致修复张力过大。我们认为,这种植入偏内是双排修复内侧肌腱失败的主要原因。相反,如果内侧缝线植入太偏外,将导致张力较低,肌腱外侧边缘无法覆盖足印。

使用抓线钳复位肌腱,如此医师能够确认理想的内侧缝线植入部位,通常在肌肉-肌腱结合部外侧 2～3mm 处。完全清除滑囊即能够看清该结合部。一旦内-外侧部位确定了,相对于铆钉均匀分布前-后缝线植入部位。

有关 SpeedBridge 修复,所有内侧铆钉缝线首先穿过肩袖。FiberBridge 缝线以顺向缝合过线器(Scorpion)单纯穿过肩袖。FiberTape 缝线通常逐渐变细为 2 号 Fiber Wire。对于 SutereBridge 工具,Fiber Wire 的二端传递到一起,如此二个 FiberTape 缝线可以单纯方式穿过肩袖。然而,多数情况下,我们喜欢穿过小孔安全缝线通过相同部位,如此可变成内侧双滑轮修复。这步操作使用 FiberLink 穿梭 FiberTape 和 FiberWire 针孔缝合穿过肩袖完成。FiberLink 是 2 号 Fiberwire 缝线,一端具有闭合环。FiberLink 的自由无环端置于 Scorpion 上,通过外侧工作通道置入,穿过肩袖。FiberLink 的自由端回抽(从前方入路或铆钉置入的经皮入路),带环端留在外侧入路之外。FiberTape 和来自前内铆钉的 FiberWire 缝线从外侧入路拉出,穿进 FiberLink 带环端。最后,通过拉 FiberLink 的自由端,这些缝线在一个部位穿梭通过肩袖,在缝线支上交替施加张力,确认消除了松散,以及所有缝线均穿过了肩袖。对于后内侧铆钉的缝线,重复这一操作(图 12-4)。

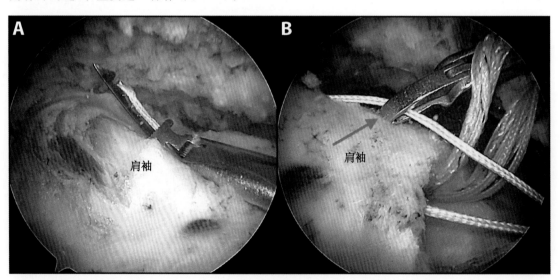

图 12-4　右肩后方肩峰下观察入路　A. 使用顺向缝合穿梭工具在肌肉肌腱交界处外侧约 3mm 处穿过肩袖引出 FiberLink 缝线。B. 缝线的无环端(蓝色箭头)从同一入路回抽,用于铆钉置入(待续)

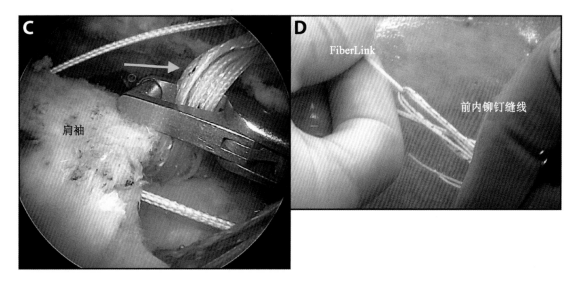

图 12-4　(接上图)右肩后方肩峰下观察入路　C. 前内侧铆钉的缝线(绿色箭头)从外侧入路回抽;D. 体外观察显示缝线如何穿过 FiberLink 的环端,然后转回自身,如此缝线可穿梭通过肩袖。后内侧缝线重复该步骤

　　在外侧固定前,源自 SwiveLock 铆钉的 2 号 FiberWire 安全孔缝线,使用双滑轮技术,内侧褥式缝合打结。这些褥式缝合将盂肱关节和肩袖之间的内侧封闭,独立完成了内排固定。将 FiberWire 缝线支从前内侧铆钉和后内铆钉回抽。在体外,6 投外科结在工具上打结。线结下的缝线支给予张力,确保线结不滑动。然后剪断线结上的缝线支。将线结传递到肩峰下间隙,通过拉缝线对侧末端将其坐于肩袖上。然后,回抽缝线支的对侧末端。通过肩峰下间隙,以医师第 6 指推结打静态固定结完成双褥式缝合。第二个结必须打固定结,因为一旦第一个结打好后,不能在铆钉针孔发生滑动,打一个 6 投外科结,获得理想的线结牢固性和线环牢固性。第 4 和第 6 投结是快速翻转的(理想的线结牢固性)。使用以医师第 6 指推结,获得理想的线环牢固性(图 12-5)。

(四)增强肩袖缆绳

　　1993 年,肩关节先驱描述了肩袖的缆绳-月牙复合体。后方的缆绳附着于后方的冈下肌附着一致,前方的缆绳附着与冈上肌前方附着一致。其他成分与肩胛下肌腱上方附着一致。只要肩袖缆绳附着是完整的,肩袖肌肉就能够沿缆绳传递负荷至缆绳在骨附着处。以这种方式,撕裂的肩袖仍然能够通过类似悬索桥结构传递负荷。

　　我们强烈相信,在 APCR 过程中,增强肩袖缆绳附着的观念。另外,标准缝线桥修复(2 个内排和 2 个外排铆钉)新月撕裂,经常会遗留"狗耳"在前方和后方修复边缘。我们喜欢在邻近肩袖缆绳附着处放系带环缝线。除外降低狗耳,这种系带环可增强缆绳修复,因此加强了肩袖最具生物力学的重要部分。

　　一旦内侧缝线完成后,撕裂的前方和后方边缘进行评估外排固定后狗耳形成的可能。如果可能发生狗耳,FiberLink 缝线可用于在每个狗耳尖端形成系带环。为了置入系带环,将缝线自由端置于 Scorpion 上穿过肩袖。然后自由端回抽,螺纹进入缝线带环端。给自由端张力,将线环传递向下至肩袖。形成一系带环缝合(图 12-6)。注意,为了轻松置入,我们一般在打内侧双滑动线结之前,穿过这些缝线。

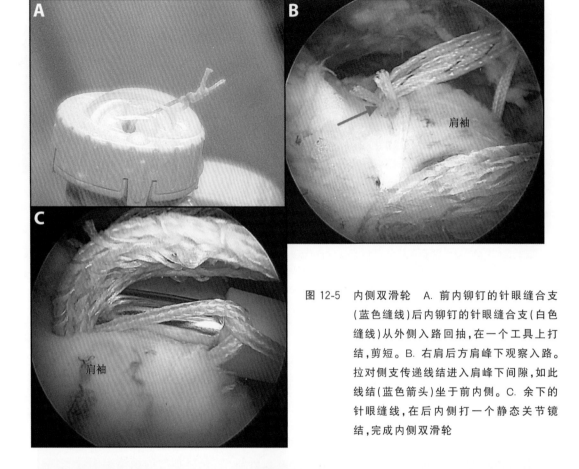

图 12-5　内侧双滑轮　A. 前内铆钉的针眼缝合支(蓝色缝线)后内铆钉的针眼缝合支(白色缝线)从外侧入路回抽,在一个工具上打结,剪短。B. 右肩后方肩峰下观察入路。拉对侧支传递线结进入肩峰下间隙,如此线结(蓝色箭头)坐于前内侧。C. 余下的针眼缝线,在后内侧打一个静态关节镜结,完成内侧双滑轮

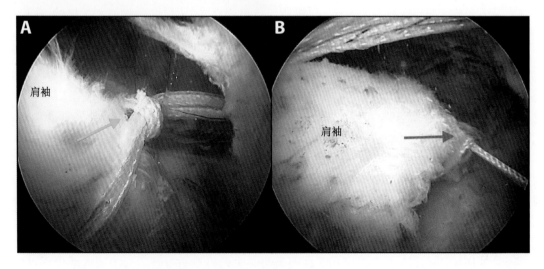

图 12-6　右肩后方肩峰下观察入路　FiberLink 缝线置于后方(绿色箭头)(A)和前方(蓝色箭头)(B)内侧缝线减少狗耳,加强肩袖缆绳附着

（五）链式外侧固定

为了完成修复，将 FiberTape 支交叉，在外侧另外使用 2 个 SwiveLock 铆钉固定，来自前内侧铆钉的 FiberTape 缝线支，来自后内铆钉的 FiberTape 缝线支，以及后方狗耳减少缝线，从外侧入路拉出，在缝线支上维持张力，使用外侧鞘管决定后外铆钉的恰当位置。外展手臂有利于在外侧看清旋转手臂，获得理想的恢复解剖植入位置。有时，有必要清除外侧沟软组织，目的是在回抽缝线前视野更佳。最后，70°关节镜常用于更清楚看清外侧沟。打孔器制作骨槽，在体外，将 FiberTape 缝线通过 SwiveLock C 铆钉的针孔，手术医师维持观察，把持铆钉，助手牢固把持鞘管，去除打孔器，这样确保了骨槽位置维持在视野中，允许铆钉直接进入骨槽。当铆钉直接位于骨槽上时，给缝线恰当张力消除松散，将肌腱复位到大结节。铆钉植入器向前推进骨槽直至铆钉突出的螺纹开始接触骨。在把持 SwiveLock 把持器拇指垫同时，将铆钉植入骨，检查深度，与植入铆钉齐平剪断缝线（图 12-7）。余下的 2 个 FiberTape 缝线支和前方狗耳减少缝合线，从外侧入路抽出。重复前外侧铆钉的步骤，观察肩峰下和关节内视野的最终修复。这种修复产生了低侧面经骨等同修复，也通过双内侧褥式缝合获得了关节内侧封闭（图 12-8）。

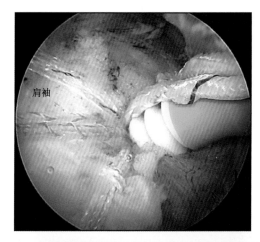

图 12-7　右肩后方肩峰下观察入路　显示植入后外铆钉，融合了后方狗耳减少缝线和来自前内和后内铆钉的一个缝线带支

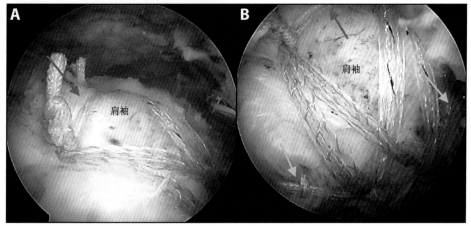

图 12-8　最后双排修复观察自后方肩峰下观察入路（A）和外侧肩峰下观察入路（B）。内侧双滑轮（蓝色箭头）形成了一个双褥式缝合，获得了内侧封口作用。前方和后方捏住缝合（绿色箭头）获得了狗耳减少和加强肩袖缆绳附着作用

八、术后原则

术后,手术侧上肢悬吊 6 周。此期间,允许主动腕、肘屈曲和伸展,如果没有相关肩胛下肌腱撕裂,允许被动外旋。单腱修复允许即刻桌面滑动。6 周后,去除吊带,开始外旋。此时开始使用绳子和滑轮过头被动屈曲。术后 12 周,允许肩袖力量训练和内旋。力量训练延迟至 12 周的原因是有证据表明肌腱愈合需要大约 12 周,多数再撕裂发生在此术后早期阶段。另外,我们的观点是,没有必要在修复后很快开始激进的 ROM 锻炼,因为 ARCR 术后僵硬发生率极低。在术后 6 个月允许完全恢复活动,包括加速手臂功能(网球、高尔夫、投掷)。

九、可能并发症

ARCR 术后并发症如感染或其他需要再入院的并发症极低。修复张力过大可能导致内排失败。这种风险可以通过看清肌肉肌腱结合处减少。Neyton 等最近报道当肌肉肌腱结合处可见时,缝线桥修复的内侧缝线在肌肉肌腱结合处偏外植入,内侧肌腱失败的发生率为 107 例中仅 1 例。另外,最近生物力学研究提示内侧褥式缝合可能降低内侧肌腱失败的可能。总之,如同引言介绍的一样,缝线桥双排修复的再撕裂率极低。骨质量较差患者,大结节骨折风险尤其大,原因是外侧铆钉植入位置不恰当。清楚看清外侧沟,通过至少在外侧角以远 5mm 植入铆钉,以确保 2 个外侧铆钉间足够的距离,可避免。第 1 代可吸收铆钉可见术后囊肿反应,但是更新的钙-复合材料已经减少这种现象。如以前描述的,永久术后僵硬,在 ARCR 较低。

技术要点

1. 滑膜完全切除,清楚看见撕裂边缘和肌肉肌腱交界。
2. 在肌肉肌腱交界处外侧 2~3mm,穿过内侧缝线。
3. 增强肩袖缆绳,在内排铆钉前方和后方使用独立缝线,减少狗耳形成。
4. 外排铆钉植入前,通过进行额外滑囊切除和(或)使用 70° 关节镜,确保充分看清外侧沟。
5. 坐入外排铆钉前,交替给予外侧缝线张力,确保从结构消除所有松散。

参 考 文 献

[1] Lo IK,Burkhart SS. Double-row arthroscopic rotator cuff repair:re-establishing the footprint of the rotator cuff. Arthroscopy. 2003;19;1035-1042.

[2] Brady PC,Arrigoni P,Burkhart SS. Evaluation of residual rotator cuff defects after in vivo single-versus

double-row rotator cuff repairs. Arthroscopy. 2006;22:1070-1075.

[3] Ma CB, Comerford L, Wilson J, Puttlitz CM. Biomechanical evaluation of arthroscopic rotator cuff repairs: double-row compared with single-row fixation. J Bone Joint Surg Am. 2006;88:403-410.

[4] Meier SW, Meier JD. The effect of double-row fixation on initial repair strength in rotator cuff repair: a biomechanical study. Arthroscopy. 2006;22:1168-1173.

[5] Park MC, ElAttrache NS, Tibone JE, Ahmad CS, Jun BJ, Lee TQ. Part Ⅰ: footprint contact characteristics for a transosseous-equivalent rotator cuff repair technique compared with a double-row repair technique. J Shoulder Elbow Surg. 2007;16:461-468.

[6] Park MC, Tibone JE, ElAttrache NS, Ahmad CS, Jun BJ, Lee TQ. Part Ⅱ: biomechanical assessment for a footprint-restoring transosseous-equivalent rotator cuff repair technique compared with a double-row repair technique. J Shoulder Elbow Surg. 2007;16:469-476.

[7] Burkhart SS, Adams CR, Schoolfield JD. A biomechanical comparison of 2 techniques of footprint reconstruction for rotator cuff repair: the SwiveLock-FiberChain construct versus standard double-row repair. Arthroscopy. 2009;25:274-281.

[8] Burkhart SS, Cole BJ. Bridging self-reinforcing double-row rotator cuff repair: we really are doing better. Arthroscopy. 2010;26:677-680.

[9] Burks RT, Crim J, Brown N, Fink B, Greis PE. A prospective randomized clinical trial comparing arthroscopic single-and double-row rotator cuff repair: magnetic resonance imaging and early clinical evaluation. Am J Sports Med. 2009;37:674-682.

[10] Grasso A, Milano G, Salvatore M, Falcone G, Deriu L, Fabbriciani C. Single-row versus double-row arthroscopic rotator cuff repair: a prospective randomized clinical study. Arthroscopy. 2009;25:4-12.

[11] Franceschi F, Ruzzini L, Longo UG, et al. Equivalent clinical results of arthroscopic single-row and double-row suture anchor repair for rotator cuff tears: a randomized controlled trial. Am J Sports Med. 2007;35:1254-1260.

[12] Duquin TR, Buyea C, Bisson LJ. Which method of rotator cuff repair leads to the highest rate of structural healing? A systematic review. Am J Sports Med. 2010;38:835-841.

[13] Harryman DT 2nd, Mack LA, Wang KY, Jackins SE, Richardson ML, Matsen FA 3rd. Repairs of the rotator cuff. Correlation of functional results with integrity of the cuff. J Bone Joint Surg Am. 1991;73:982-989.

[14] Kluger R, Bock P, Mittlbock M, Krampla W, Engel A. Long-term survivorship of rotator cuff repairs using ultrasound and magnetic resonance imaging analysis. Am J Sports Med. 2011;39:2071-2081.

[15] Denard PJ, Jiwani AZ, Ladermann A, Burkhart SS. Long-term outcome of arthroscopic massive rotator cuff repair: the importance of double-row fixation. Arthroscopy. 2012;28:909-915.

[16] Frank JB, ElAttrache NS, Dines JS, Blackburn A, Crues J, Tibone JE. Repair site integrity after arthroscopic transosseous-equivalent suture-bridge rotator cuff repair. Am J Sports Med. 2008;36:1496-1503.

[17] Toussaint B, Schnaser E, Bosley J, Lefebvre Y, Gobezie R. Early structural and functional outcomes for arthroscopic double-row transosseous-equivalent rotator cuff repair. Am J Sports Med. 2011;39:1217-1225.

[18] Kim KC, Shin HD, Lee WY. Repair integrity and functional outcomes after arthroscopic suture-bridge rotator cuff repair. J Bone Joint Surg Am. 2012;94:e48.

[19] Mihata T, Watanabe C, Fukunishi K, et al. Functional and structural outcomes of single-row versus double-row versus combined double-row and suture-bridge repair for rotator cuff tears. Am J Sports

Med. 2011;39:2091-2098.

[20] Sethi PM, Noonan BC, Cunningham J, Shreck E, Miller S. Repair results of 2-tendon rotator cuff tears utilizing the transosseous equivalent technique. J Shoulder Elbow Surg. 2010;19:1210-1217.

[21] Park JY, Siti HT, Keum JS, Moon SG, Oh KS. Does an arthroscopic suture bridge technique maintain repair integrity?: a serial evaluation by ultrasonography. Clin Orthop Relat Res. 2010;468:1578-1587.

[22] Gartsman GM, Drake G, Edwards TB, et al. Ultrasound evaluation of arthroscopic full-thickness supraspinatus rotator cuff repair: single-row versus double-row suture bridge (transosseous equivalent) fixation. Results of a prospective, randomized study. J Shoulder Elbow Surg. 2013;22:1480-1487.

[23] Arrigoni P, Brady PC, Burkhart SS. The double-pulley technique for double-row rotator cuff repair. Arthroscopy. 2007;23:675 e1-4.

[24] Kaplan K, ElAttrache NS, Vazquez O, Chen YJ, Lee T. Knotless rotator cuff repair in an external rotation model: the importance of medial-row horizontal mattress sutures. Arthroscopy. 2011;27:471-478.

[25] Gamradt SC, Gallo RA, Adler RS, et al. Vascularity of the supraspinatus tendon three months after repair: characterization using contrast-enhanced ultrasound. J Shoulder Elbow Surg. 2010;19:73-80.

[26] Christoforetti JJ, Krupp RJ, Singleton SB, Kissenberth MJ, Cook C, Hawkins RJ. Arthroscopic suture bridge transosseus equivalent fixation of rotator cuff tendon preserves intratendinous blood flow at the time of initial fixation. J Shoulder Elbow Surg. 2012;21:523-530.

[27] Lo IK, Burkhart SS, Chan KC, Athanasiou K. Arthroscopic knots: determining the optimal balance of loop security and knot security. Arthroscopy. 2004;20:489-502.

[28] Burkhart SS, Esch JC, Jolson RS. The rotator crescent and rotator cable: an anatomic description of the shoulder's "suspension bridge". Arthroscopy. 1993;9:611-616.

[29] Sonnabend DH, Howlett CR, Young AA. Histological evaluation of repair of the rotator cuff in a primate model. J Bone Joint Surg Br. 2010;92:586-594.

[30] Miller BS, Downie BK, Kohen RB, et al. When do rotator cuff repairs fail? Serial ultrasound examination after arthroscopic repair of large and massive rotator cuff tears. Am J Sports Med. 2011;39:2064-2070.

[31] Denard PJ, Ladermann A, Burkhart SS. Prevention and management of stiffness after arthroscopic rotator cuff repair: systematic review and implications for rotator cuff healing. Arthroscopy. 2011;27:842-848.

[32] Martin CT, Gao Y, Pugely AJ, Wolf BR. 30-day morbidity and mortality after elective shoulder arthroscopy: a review of 9410 cases. J Shoulder Elbow Surg. 2013;22:1667-1675 e1.

[33] Neyton L, Godeneche A, Nove-Josserand L, Carrillon Y, Clechet J, Hardy MB. Arthroscopic suture-bridge repair for small to medium size supraspinatus tear: healing rate and retear pattern. Arthroscopy. 2013;29:10-17.

[34] Cobaleda Aristizabal AF, Sanders EJ, Barber FA. Adverse events associated with biodegradable lactide-containing suture anchors. Arthroscopy. 2014;30:555-560.

第13章

关节镜骨性Bankart修复

Benjamin Shaffer，MD and Matthew Mantell，MD

一、引言

关节镜骨性 Bankart 修复适用于前方盂肱不稳部分骨性肩胛盂骨折或撕脱连带前下(anterior-inferior，AI)盂肱韧带/盂唇复合体的患者。见于急性和慢性(复发)情况，骨性 Bankart 损伤相对常见，报道发生率(4%～70%)。不能恢复前盂正常结构完整性，已证实增加传统软组织关节镜单独修复的复发不稳。生物力学研究进一步强化了保存和(或)重建正常肩胛盂边缘正常弧，恢复正常肩关节稳定的重要性。虽然目前尚不清楚能够耐受肩胛盂骨丢失(骨折、侵蚀或一些二者都存在的情况)的精确值，似乎逐渐形成一个共识，前方或 AI 骨缺损接近或超过 20%～25%的盂正常直径，即危及单纯关节镜软组织修复的有效性。最常介绍和进行的骨性 Bankart 修复是单排技术，沿着肩胛盂边缘或在肩胛盂面上，间隔植入铆钉。已经证实这种方法很有效，当处理小的骨折或骨折片不理想(粉碎的、面包屑样、软的)时[注意:这里的小，定义为骨折片内外侧面积特别相似或小于要穿过的盂唇厚度(如 4～5mm)特别有吸引力。比这个面积大的骨折块，对于使用各种穿梭缝合工具缠绕或穿过构成巨大挑战，可能要考虑"桥式"或"双排"技术]。使用单纯缝合，将骨折片融合在修复处，可保证骨处于关节囊韧带复合体内。

最近在获得改进固定方面的兴趣，由 Zhang 和 Jiang 第一次介绍双排技术，进一步获得 Millett 等精练并流行为骨性 Bankart 桥接技术。在肩胛盂颈上骨折块内侧使用缝线铆钉，环绕骨块和邻近关节囊盂唇组织，使用无结铆钉将它们固定在前方肩胛盂上获得固定。这种很聪明的方法，消除了骨折/肩胛盂界面缝线，提供了生物学优势。在实验室，已证实与单排技术相比，改进压紧感和力学复合的能力，具有更好的生物力学优势。这些技术在那些骨折块相当大的骨性 Bankart 损伤，桥接从距离肩胛盂内侧骨折面 4～5mm 的距离情况下十分有用。使用单点铆钉固定方法,由于固定不充分,大的骨折块会移位;而双排铆钉结构不仅获得解剖复位,而且可加强固定稳定性。然而,双排结构技术难度大,手术时间增加,铆钉费用增加。在大的铆钉周围或穿过缝线时,比较乏味和技术困难。所以,在进行骨折块修复前,应该适当考虑。

关节镜下使用螺钉固定骨块已有描述并在概念上是受欢迎的手术。为完成此手术,需要具备几套工具,其一是经皮针工具(Arthrex),包括一组定位、钻孔、空心不同尺寸固定骨折块螺钉。偏心导钻、钻孔袖套,可屈曲丝线和钻,使我们技术上能够获得解剖固定。然而,尽管理论上很喜人,现实是大多数骨性 Bankart 损伤缺乏尺寸或牢固度,无法进行经皮固定。即使骨折块足够大,选择稳定也不一定能够保证,需要在骨折块上面和下面进行缝合固定,或者在第一枚螺钉上方或下方使用第二枚螺钉。

从实用观点看,多数骨性 Bankart 损伤,使用单一或双排桥式缝合铆钉修复技术。如何操作由很多因素决定,包括骨块大小、骨块质量、骨折块能够复位的难易及对复位固定的观察。对于较小的骨折块,我们进行单排修复。从内侧盂颈部到边缘,4~5mm 的骨折块,使用双排骨桥技术修复。目前,没有临床数据证实双排桥式修复对于单排骨性 Bankart 修复的优越性。单排和双排技术都报道了较高比例的放射学融合和临床成功。然而,没有研究比较单排和双排桥式修复的临床结果。

本章的目的是引起对前方不稳变异的注意,提示手术治疗的适应证,描述这种有时技术上具备挑战性的技术,使用关节镜方法能够成功解决。

二、适应证

适用于 20%~25%以下肩胛盂直径的肩胛盂边缘骨折相关的第一次或复发前方不稳的患者。

相对适应证

★ 骨性 Bankart 损伤,超过 20%~25%的肩胛盂被累及。

★ 存在伴发的"显著"Hill-Sachs 损伤或伴发盂肱韧带撕脱骨折("不显著的"Hill-Sachs 损伤可能是一种涉及不到 10%深度肱骨头损伤,没有波及下方骨质,但是比骨软骨冲击区软骨损伤更多。盂肱韧带的肱骨侧撕裂不常见,但是可伴随骨性 Bankart 撕脱,技术上需要判断切开方法来满意地处理关节囊韧带的两侧病变)。

★ 接触或冲撞性运动员的骨性 Bankart 损伤。

★ 失败的以前关节镜稳定手术,需要面对质量较差的前方肩胛盂骨残存物。

三、相关体格检查

★ 肩关节外展外旋时恐惧试验阳性(即投掷位)。

★ 通过复合和推移试验或前抽屉试验的前方松弛测试,与对侧比较,移位加大。这种试验可能由医师主观感知不稳相伴随或在移动过程中客观感知撞击。

★ 一些具有肩胛盂骨性疾患的患者,可能仅在运动中间阶段感到或表现出不稳(而不是在二端),如 45°外展/外旋阶段。

★ 复位试验阳性。

★ 腋神经损伤附带皮肤感觉区感觉缺失和(或)三角肌无力。

★ 虽然一般来说，韧带松弛和 sulcus 征不具有特异性，或者常表现在创伤单向不稳的患者，软组织松弛甚至在这个人群中也存在，可能需要治疗骨性损伤同时增加折叠术。

★ 压腹征阳性提示肩胛下肌腱损伤，在创伤性前方不稳情况下偶有发生。

四、相关影像

★ 高质量 X 线片，对于术前计划十分重要。

★ 每个患者都要具备标准普通 X 线片［肩胛盂平面真实前后位（Grashey 位），腋位和肩胛骨 Y 位］。

★ 在普通 X 线片上，更容易看见较大些的肩胛盂缺损，在真实前后位或腋位，通过丢失前方皮质边缘，可以评估较小缺损（图 13-1）。

★ 几个放射学研究证实，使用改良普通 X 线片如 Bernageau 或 West Point 位，可以改进对于肩胛盂骨性病变的评估。

★ 然而，仅仅使用放射线做术前评估，60% 的骨性缺损需要手术治疗者，可能会漏诊。

★ 因为诊断骨性病变的重要性，很多复杂的影像如 MRI 或 CT 扫描，对于明显创伤或多次创伤后复发的患者，是值得考虑的。

★ MRI 可较好显示软组织细节，不涉及碘放射，优于 CT，特别适合于年轻不稳患者（图 13-2）。然而，目前没有序列能够像 CT 那样准确评估或测定骨损伤情况。

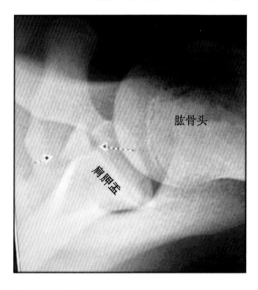

图 13-1　腋位片显示轻度移位的骨性 Bankart 损伤（箭头）

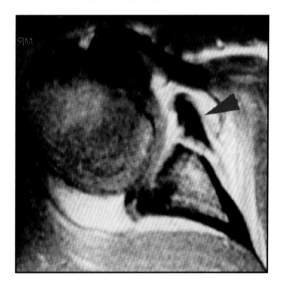

图 13-2　轴位 MRI 切片显示 Bankart 损伤（箭头）

★ CT 扫描既能探测又能定量骨性病变，对于肩胛盂和肱骨侧都可评估。一项最近的比较研究证实，3DCT 在预测肩胛盂骨缺损方面，是最准确的影像检查（图 13-3）。3D CT 使用或不使用对比（依据准确度要求），包括带有或不带有肱骨头的数字减影，是目前影像研究评估骨损伤的首选。CT 扫描允许在图像识别时对双侧形态评估,这点优于 MRI。

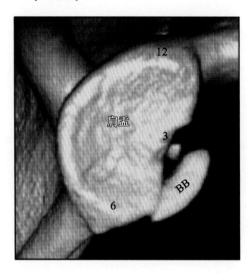

图 13-3　3D-CT 图像肱骨头数字减影　允许精确测定骨折大小和部位

五、设备

除外肩关节镜手术时的标准工具,还需要很多特殊工具。

★ 70°关节镜,用于后方观察入路时,可获得对于前方肩胛盂接近当面观察的视野。

★ 各种深度的多个关节镜鞘管(7mm 长度最多,但必须考虑手动工具的正常工作长度,如磨钻、刨削刀、钻孔袖套、铆钉等),宽度(铆钉从外径 5mm 开始,直至 8.25mm 外径),组织处理时容纳工具,铆钉植入工具,缝合穿梭工具,推结器,缝线管理工具。

★ 特殊设计经皮工具,允许准确解剖瞄准肩胛盂"钟面",一般为 5 点、6 点或 7 点钟位置。我们喜欢使用一套系统,利用无轮毂的硬膜外针,连同镍丝和一系列小直径金属扩张鞘管(Arthrex 价值巨大)(图 13-4)。

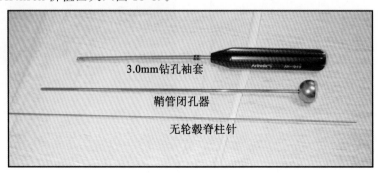

图 13-4　经皮铆钉植入工具　包括长的无轮毂脊柱针用于瞄准肩胛盂,一个鞘管闭孔器用于在脊柱针上扩张,一个套在闭孔器上鞘管钻孔袖套用来建立经皮入路

★ 各种尺寸缝合铆钉,带有精确的钻/打孔器/攻丝设备,我们使用 3mm 生物复合 SutureTak 铆钉(Arthrex),可得到单一和双负荷 2 号 FiberWire(Arthrex)。有时,我们会使用更小号 2.4mm 或 2mm 植入物(Arthrex)。我们喜欢生物复合(poly-L-Lactic acid based)或生物材料复合(poly-ether-etherbetone)在金属铆钉上,从而使金属碎屑最少,如果翻修,铆钉植入和突出风险或金属铆钉松动后来的图像扭曲、骨量丢失因此减少。

★ 无结铆钉,如果使用骨桥技术,特别有使用价值。依靠在 2.9mm 生物复合 pushlock 铆钉(Arthrex),使用金属鞘管,允许植入物通过。

★ 多个重复和不重复使用缝线穿梭工具,包括穿过和围绕组织的穿梭工具(图 13-5)。主要包括 0°、45°、60°、90°Spectrum 钩(Linvatec)或 Lasso(Arthrex)。另一套有用的缝合穿梭工具是 penetrators[0°、22.5°、45°upsweep 尖(Arthrex),可以横穿软组织和骨,抓住及回抽缝线],使用 Jaw-样设计缝线穿梭工具如盂唇 Scorpion(Arthrex)或 Caspari 穿孔缝合(Linvatec)特别有效。当将缝线穿过软组织时,使用"Needle Punch"设备(Arthrex)特别改造为带 30°曲度,以利于在肱骨头下方 6 点钟穿过缝线,对于坚硬/厚的韧带或盂唇组织特别有帮助。

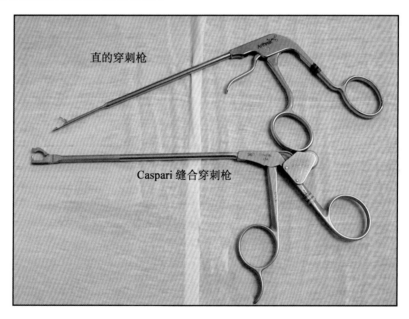

图 13-5　二个常用的缝合穿梭工具　一个为 Penetrator,另一个为 Caspari Suture Punch(Linvatec)

★ 允许穿骨缝合工具,如 Bone Stitcher(Smith-Nephew)。

★ 一套带鞘管经皮螺钉固定工具(Percutaneous Pinning Set,Arthrex),在不常见病例,骨折片固定使用螺钉固定时需要使用。

★ 开放手术工具盘,关节镜不能恢复结构完整性时,需要转换到切开手术。包括恰当拉钩及带缝合针铆钉,以利于尽可能替代关节镜穿梭缝合工具。

六、体位和入路

侧卧位或沙滩椅位,我们喜欢侧卧位,因为可以从上方观察肩胛盂和盂唇,不需要很多术中手法牵引或助手。必须保持头和颈中立位,仔细垫好肢体,保护髋部骨突起、腓骨头和外踝。使用真空垫维持身体在此位置。身体后倾15°~20°,比较容易评估肩关节前方,给肩胛盂一个定向,更平行于手术室地面。如果没有将肩关节后倾,会使前方评估较困难。虽然我们不常使用腋枕,但是必须小心保护腋部神经血管。一旦摆好体位,如果存在压迫或担心不适,置入腋垫。手臂临时由Ⅳ号柱悬吊,消毒铺单,从肩胛带至手指。在此期间,肩关节重力悬吊,从少至7磅到多至12磅,依据患者尺寸和组织松弛度决定。我们手臂30°外展,20°前屈,旋转中立位。入路为后方入路,与其测量选择手术入路,还不如我们对于每个患者通过向前方移动过程中触摸肱骨头来确认理想的后方入路。通过直接在前方和后方盂肱关节直接触诊,术者可判断后方置入的准确轨道。前方入路包括双前上入路(anterosuperior,AS)和AI入路(图13-6)。首先建立AS入路,使用外-内技术。硬膜外针在下方略偏内于肩袖前外边缘。硬膜外针应恰好在关节内肱二头肌腱长头覆盖处下方进入关节,角度向下朝向腋囊,大致平行于前方肩胛盂。应注意确保恰当鞘管置入于盂唇边缘外侧。如果鞘管太偏外,工具向下通过可能困难,因为有时被肱骨头遮挡。在以11号刀片做的皮肤切口上,平行于邻近硬膜外针,使用直血管钳扩张软组织。然后引入钝的5mm鞘管(Smith-Nephew),鞘管的蓝色尖端可见,确认肩袖间隙的上边,温和加压,鞘管通常"爆破"进入关节。如果组织较厚,难于通过。钝的扩张器由尖锐的取代,后者易于突破关节内。接着,5mm鞘管转换为8.25mm×70mm全螺纹透明Fishbow鞘管(Arthrex),方便多种缝合穿梭工具通过。接着建立AI入路,外向内技术,置于肩胛下肌腱上滚腱的稍上方,必须仔细确保该入路与AS入路间隔几厘米,避免使用这二个入路时工具呈现"剑斗"姿势。另外,AI入路必须指向外-内角度,以允许在盂钻孔和铆钉植入时,至盂的入路准确。由于钻和(或)铆钉的关节下隧道原因,未能确保准确的"攻击角度",会导致关

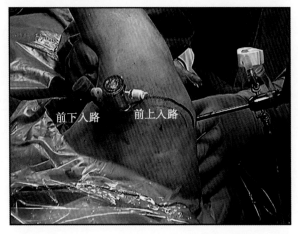

图13-6　显示右肩侧卧位　关节镜置入后方入路,双前方入路。一个透明
8.25mm鞘管位于AS入路,一个蓝色5mm鞘管位于AI入路

节软骨损伤。铆钉咬合不充分或由于不必要扭矩导致植入物/工具损坏。直视下,第 2 个 5mm 鞘管沿相同轨道拧入,如同硬膜外建立 AI 入路一样。我们再次以 8.25mm×70mm 的 Fishbowl 鞘管替代较小鞘管,二个双前方入路建立完毕。

关节镜骨性 Bankart 修复时,几个其他经皮入路较有用。最常用的是辅助 AI 的 5 点钟入路,一般来讲,位于已建立的 AI 入路下方 1～3cm 处,相似的外-内定位角度,由外向内硬膜外针确定。有时辅助后下入路也有帮助,特别是盂唇病变延续超过 6 点钟位置时,这个入路利于铆钉在肩胛盂下 1/4 的植入,提供了骨块手法操作的辅助入路和缝线管理。骨性 Bankart 损伤时,特别是骨块较大时,该入路利于铆钉植入和缝线管理。

七、手术步骤

(一)麻醉和检查

超声引导下,术前肌间沟阻滞,然后全麻,麻醉下检查,评估前方、下方和后方移位程度,要双肩对比。

(二)体位

侧卧位,牵引重量为 7～12 磅(依据手臂大小和关节牵引需要)。上肢最初 30°外展、屈曲 20°,过大牵引力实际上降低操作方便性和视野。

(三)入路建立和诊断性关节镜

诊断性评估从 30°关节镜置于后方"软点"入路开始。确定预期的病变,继之建立 AS 入路和 AI 入路,有时很小的骨性 Bankart 损伤,仅单一前方入路必须位于肩袖间隙中心。

系统进行诊断关节镜检查,从前方和后方入路观察触诊。确认并发伤病,此时予以处理。AS 入路通常用作观察入路,允许面对病变植入铆钉。

(四)评估骨性 Bankart(和其他相关不稳)伤病

虽然术前影像已经可初步诊断骨折片大小和位置,仔细进行术中评估仍然是必需的。从后方入路使用 70°关节镜观察,同时从前方入路触诊,允许评估骨折片面积、位置、活动度、骨质量和愈合到肩胛盂的程度(纤维连接或骨性连接)。另外,与盂唇/韧带复合体的关系(通常包含撕脱骨折片)及程度,确定相关关节囊病变松弛程度(图 13-7)。

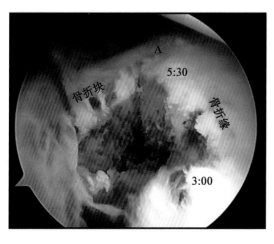

图 13-7 这个右肩关节镜视图侧卧位,30°镜头从 AS 入路观察,显示骨性 Bankart 骨折片从肩胛盂边缘撕脱,盂唇分离的最下面刚好在 5 点 30 分位置的下方,缺损的腋部标记为"A"

另外，测量骨性 Bankart 骨折片的面积，此步骤评估肩胛盂缺损的大小十分重要。从 AS 入路，使用 30°关节镜，以来自后方入路的带刻度探针，最容易观察确定，采用 Burkart 等描述的相对于裸点技术测定前方肩胛盂骨缺损量。

检查后外侧肱骨头，确认 Hill-Sachs 损伤的程度。手臂通常放松牵引，手法操作进入外展和外旋投掷姿势，观察肱骨头缺损"咬合"肩胛盂的程度，很容易咬合可能提示影响关节镜修复进行下去的决定，和(或)考虑辅助/替代方法，如 remplissage、肱骨头植骨、切开手术，或 Bristow-Latarjet 手术。

(五)松解骨折片

软组织和骨折片可完全移动，对于解剖复位骨性 Bankart 损伤十分重要，恢复正常的关节囊张力也很重要。使用 70°关节镜从后方入路观察，松解磨钻(Smith-Nephew)或其他工具(刨削或射频)，从 AS 入路进入。这种对线方法，允许在骨折平面从肩胛盂松解骨性 Bankart 缺损，进一步从肩胛盂边缘松解盂唇，剥离软组织使其长度达骨性 Bankart 缺损之上和(或)下方。AI 入路允许评估向下延伸超过 5 点钟位置的缺损，当骨折和盂唇复合体易于向上和向外移位时，看清下方的肩胛下肌肌肉。

(六)组织准备

充分的组织准备十分重要，可确保缺损修复后生物愈合。较罕见的意外是，骨性 Bankart 缺损不愈合，需要清创，清除嵌入的软组织，采用一些方法产生愈合反应。可以使用带弧度的刨削刀、磨钻和(或)刮匙，同时处理肩胛盂和骨折片/骨折盂唇面。避免激进的骨折面清除，这样会很疏忽地去除过多骨。

(七)修复计划

术者应有一个合理清晰的概念，如何最好地观察病变，修复顺序包括以下几点。

★ 固定前方骨性 Bankart 缺损的最下方区域(对于右肩来讲，通常在 5—6 点钟位置)。

★ 固定骨性 Bankart 缺损自身。

★ 在骨性 Bankart 缺损最上面部分，最后一枚铆钉，完成结构修复(对于右肩，通常为 2 点 30 分至 3 点钟位置)。

(八)复位骨性 Bankart 缺损

刚好在骨性 Bankart 上方，通过 AI 盂肱韧带上部，植入牵引缝线。最好使用 Lateral Scorpion(Arthrex)、Needle Punch(Arthrex)穿梭，或使用 Caspari 缝合穿梭工具，通过 AS 入路。通过 AS 入路给予张力，方便将向下和向内的骨折片向上方移动，有助于复位和缝合置于理想位置。从内侧铆钉植入入路，使用关节镜抓钳，可更方便操作和复位 Bankart 缺损。我们发现有时经皮使用硬膜外针作为操纵杆，也有利于处理骨折片。

(九)第一个铆钉植入

第一个固定点是修复的基石。它用于铆定剩余部分在解剖复位位置。它也作为最重要的固定部位，提供正常和病变部位结合部应力保护(图 13-8)。虽然无结系统能够在此位点有效获得固定，但是我们喜欢传统缝合铆钉，对于恢复肩胛盂边缘而言，更"宽容"一些。修复从分离的最下方部位开始。第一个铆钉植于撕裂的最下方部位，在骨性 Bankart 骨折片下方。我们喜欢双线 3mm 的生物复合 SutureTak(Arthrex)铆钉通过 AI 或 5 点钟经皮入路，通常在 5 点 30 分至 6 点钟位置(右肩)。理想状况是，铆钉的双线从缺损边缘的腋部穿出，钻孔铆钉植入部位时，确保具有适当的从外向内操作角度，避免损伤软骨下骨(太平行于关节时会发生)。

也不要太垂直于入路,会导致不经意地穿透下方肩胛盂边缘和铆钉植于骨外。使用自身坐定的鱼嘴形钻头袖套(Arthrex)轻柔地将肱骨头撬在一旁,同时直接固定在肩胛盂边缘。必须小心避免给予太大的撬动力到钻孔袖套。助手通过向外牵拉肱骨头,使视野更佳,路径更好。铆钉应该是预先打开的,准备好植入。如此钻孔袖套位置和铆钉植入得以保持。铆钉应该牢固坐定,如此它的针孔位于关节软骨下方,给予铆钉缝线张力确认在骨内是牢固的。

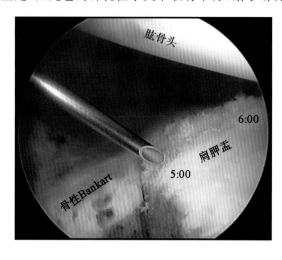

图 13-8　使用 30°关节镜从 AS 入路观察　显示脊柱针经皮指向腋窝,盂唇分离刚好在 5 点钟位置下方,这是最重要的牢固解剖复位和固定铆钉

(十)第一个铆钉缝线穿梭

从后方观察,下方铆钉一根缝线的一端,通过 AS 或 AI 入路,穿过骨性 Bankart 骨折片下方的韧带/盂唇复合体。这个第一针缝合应轻轻地从肩胛盂上相应铆钉点下方穿过,如此当打结时,允许充分的上方移动,再给予 AI 盂肱韧带复合体张力,如同传统软组织 Bankart 修复那样操作。第一针缝合,有很多穿梭工具可供使用,但是我们发现当关节囊较坚韧时,Labral Scorpion 或 NeedlePunch 穿刺特别有效。有时,第一针缝合可以从后方入路穿过,从 AS 入路观察。穿过组织的和未穿过组织的第一对缝线,通过 AI 鞘管回抽。下一个缝线的第一支,相似方式通过。第二个缝线支与第一个缝线支相距 3～4mm,确保充分的组织捕获。我们现在准备将这二针单纯缝合打结。有时,需要进行结构改良,缝线付的一个需要穿梭组织二次,获得一个杂交固定结构,即一个单纯缝合,一个褥式缝合。打结第二个缝线,能维持骨折块复位(图 13-9)。然而,在此位点打结,可能使后来的铆钉植入和缝线穿梭困难。特别是骨折块足够大和(或)肩关节张力大的情况下。因此,将缝线使用止血钳固定,松散置于鞘管外,仅当骨桥结构铆钉已经植入和缝线穿梭完毕时,才打结。

(十一)骨折块修复

骨折块固定技术,由其大小和质量决定。骨折块深度(内向外面积)在 3～4mm 以下可以相当容易地由单排修复融合,如同典型的软组织 Bankart 修复一样。骨折深度在 4～5mm 以上,以肩胛盂单点固定,可能不会获得充分固定,最好给予双排"桥式"结构固定。

(十二)单排结构

以 70°关节镜从后方入路观察,使用单线 2.4mm 或 3.0mm 生物缝合铆钉。弯曲的或 90° Spectrum 缝合钩从 AS 入路进入,在骨折片和盂唇下方穿梭 1 号 PDS 线。这个 PDS 线回抽,用作缝线穿梭逆向通过铆钉的一个缝线支,另外一个缝线支从盂唇上方带出。将该缝合线从

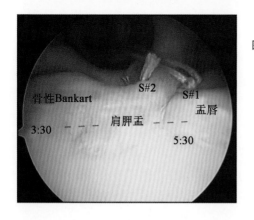

图 13-9　关节镜观察右肩侧卧位　显示的图像是在骨折片下方,Bankart 缺损的腋部,第一个"基石"铆钉缝线打结后图像。双线缝线铆钉允许在 5 点 30 分位置的二个不同部位,进行单纯缝合捕获良好的关节囊盂唇组织。这个关节镜照片显示缝线穿过骨性 Bankart 修复后固定情况。在骨性 Bankart 修复前打这些结可能损害处理骨折块的能力,导致这二个重要最初缝线的张力过大,所以应使用止血钳固定,最后打结推迟至骨性 Bankart 缝线穿过之后

AI 入路拉出,止血钳固定。在近端,其他缝线铆钉沿着骨性 Bankart 缺损长度间隔 4~5mm 植入,通常再需要 2~3 个铆钉。每个铆钉的单一支,穿梭环绕盂唇连同小骨折片,连同配对的缝线支带出至盂唇/骨折片之上。所有这些缝线都不要打结直至所有骨性 Bankart 盂唇铆钉和缝线已经植入和穿梭完毕。现在所有缝线以单纯缝合方式打结,先从下方开始,沿肩胛盂向上。缝线打结时,注意线结应保持在关节面之外(图 13-10)。

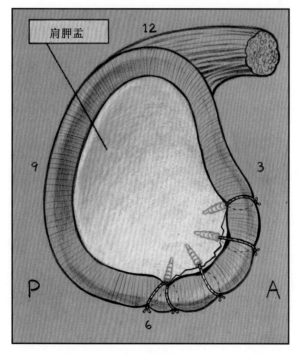

图 13-10　这个肩胛盂当面观察图像显示单排固定技术　使用关节镜缝线或无结铆钉固定骨性 Bankart 缺损,是通过在撕脱关节囊盂唇组织内缠绕完成。在这个图示中,骨性 Bankart 缺损是通过下方一个二根线铆钉和近端 3 个单线铆钉,单纯缝合完成修复

(十三)双排"桥式"结构

　　骨性 Bankart 骨折片超过 3~4mm 高度(从内侧至外侧测量),使用骨桥双排技术固定到肩胛盂。与其沿肩胛盂边缘单点固定,还不如每个附着处二点固定,一个置于肩胛盂颈上骨折片内侧,另外一个置于肩胛盂边缘前方(图 13-11)。

　　1. 内侧铆钉植入:30°关节镜从 AS 入路观察,第一个 3mm 单线生物铆钉通过 AI 入路或

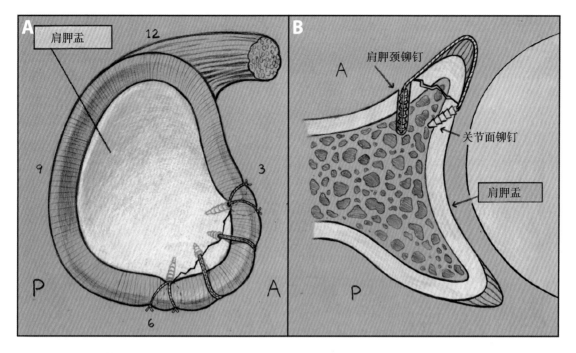

图 13-11 双排骨性 Bankart 修复显示 A. 当面观,双线铆钉在骨折片上方和下方捕获盂唇分离,无结铆钉在外侧固定骨折块。B. 轴位像显示双排"骨桥"结构

辅助 AI 入路(5 点钟入路)植入内侧肩胛盂,铆钉植入应该在骨折片下表面之上 2～3mm 处,刚好在肩胛盂骨折片起源处内侧(图 13-12)。准确的内侧铆钉植入对于获得骨折片解剖复位十分重要。如果内侧铆钉太偏内植入,这个内侧点的支撑效应会丢失,原因是内侧骨折片会移动和旋转。如果内侧铆钉植入太偏外(向边缘),固定外排缝线时,骨折片会向外移位。铆钉袖在骨折片外侧进入,基本上将骨折片内推,同时钻孔、坐入铆钉。

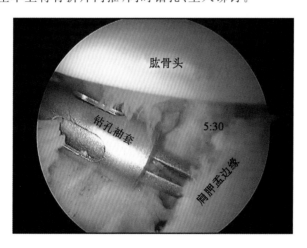

图 13-12 从 AS 入路观察 钻孔袖套咬合在内侧肩胛盂颈部,刚好在骨折块下面的内侧

2. 过线：第一个内排铆钉二根缝线的一支，在骨折片周围穿过（图 13-13），穿梭、拉到鞘管外，止血钳固定。缝线穿梭围绕骨折块技术上有很大难度，可以采用多种方法完成。我们喜欢使用 Spectrum 的新月形、直的，或者弯曲缝合钩，通过 AI 入路，深达骨折块直接缝合，在 Bankart 损伤/肩胛盂界面内侧穿出。PDS 线通过穿梭工具卷入，从后方入路（或辅助 AI 的 5 点钟入路）抓出来，用于穿梭围绕骨折块内侧铆钉的一支缝线，重复这一步骤，在第一个缝线穿过处上方 3～4mm 处贯穿骨块内侧软组织/盂唇（获得缝线穿过处与较好结构固定之间的组织捕获）。也可使用 Penetrator[0°、22.5°、45°或外侧缝线抓持工具（Depuy Mitek）]通过 MA 入路，抓持和回抽缝线支。获得缝线穿梭的替代方法是在骨折块内侧钻孔、植入铆钉，通过软组织。在原位，可预防不得不单独穿过缝线支的问题。

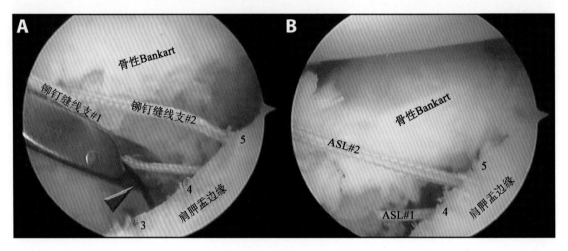

图 13-13　A. 关节镜像：回抽工具抓住了蓝色单线的一支，在骨折块周围穿过（箭头）和铆钉缝线支的一个[铆钉缝线支（ASL♯1）]。B. 在下方和围绕骨折块穿梭 ASL♯1 后，另外一个缝线支（ASL♯2）易于穿过

在开始外侧铆钉植入完成"桥接"前，额外的内排铆钉首先植入。这样允许调整铆钉位置，确保骨折块解剖复位，也易于缝线环绕骨折块穿梭。通常依据骨折长度（上下面积）总共需要 2～3 个内排铆钉。

3. 外排铆钉植入和缝合固定：接着，对应已经植入的内排铆钉，植入外排铆钉，进行骨桥固定。虽然可使用传统的缝合铆钉（打结已经穿梭的相应内排铆钉缝线），我们的经验是外排使用无结铆钉。这样方便获得清晰的、低侧面、单纯，但是强壮的加压固定系统，在植入过程中还可精细调节。

使用无结系统时，植入物准确植入十分重要。我们发现，5mm 的金属鞘管袖套系统，使用 2.9mm 生物 Pushlock 铆钉非常适合达到这一目的。鞘管置于辅助下方（5 点钟）入路，在前方骨性 Bankart/肩胛盂界面为最下方骨性 Bankart 无结铆钉做导向钻孔。通过使用亚甲蓝预涂钻头，孔的边缘染色，确保铆钉植入易于识别。第一个（最下方植入的）内侧铆钉的缝合付回抽，穿过 2.7mm 生物 Pushlock 铆钉的针孔，复位并使用以前植入的牵引缝线、探针，或来自 AS 入路的抓线钳维持骨性 Bankart 复位的同时，通过牵引缝合（先前通过 AS 入路置入）施加温和向上移位力量，将第一个无结铆钉在相应的内侧植入铆钉付外侧点直接坐入肩胛盂边缘（图 13-14）。将第一个无结铆钉温和坐入、敲击入位。

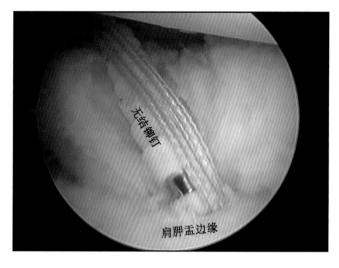

图 13-14　围绕捕获的骨块穿过关节镜缝线后,将缝线穿过无结铆钉,直接坐于骨性 Bankart 骨折块和肩胛盂边缘关节面之间的界面上

　　使用这些步骤,将下一个无结铆钉植入位点,回抽内侧缝线付、在无结铆钉穿线、植入外侧铆钉,给予张力。每个内侧铆钉重复这样步骤。

(十四)完成手术

　　完成骨性 Bankart 修复后,使用缝线铆钉修复任何在骨性 Bankart 损伤之上的盂唇分离。因为这种修复通常在前肩胛盂中部或上表面进行,使用 AS 或 MA 入路,较容易进行铆钉植入和缝线穿梭。盂唇修复铆钉植入间隔 3~5mm 间隙,直至修复完成(图 13-15)。

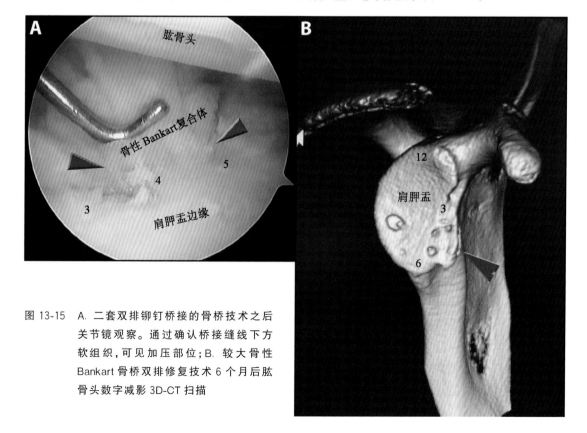

图 13-15　A. 二套双排铆钉桥接的骨桥技术之后关节镜观察。通过确认桥接缝线下方软组织,可见加压部位;B. 较大骨性 Bankart 骨桥双排修复技术 6 个月后肱骨头数字减影 3D-CT 扫描

★ 缝线通过骨块：有几种设备允许经骨穿梭，而不是围绕骨折块穿梭。这种情况较困难，因为在穿透坚硬和稳定的骨折块时，有时会遇到困难，更常见的困难是医源性将骨折块弄碎，成为多个类似面包屑样小骨块。如果不能钻过骨块、通过缝线或使用一些穿骨工具，骨折块上的孔必须与铆钉缝线植入解剖对齐。无法做到这些，穿骨固定就不是固定骨性 Bankart 损伤的理想方式。

★ 通过骨块螺钉固定：关节镜下螺钉通过骨块固定，是概念上具有吸引力的方法。使用现代工具，技术上可完成。然而，该技术需要骨折块较理想，较强壮足以耐受钻孔，而不发生骨折，解剖复位完美，如此骨性 Bankart 固定时不发生复位丢失，以及理想的角度允许经皮螺钉植入骨折块，进入良好的肩胛盂软骨下骨。较大的 Bankart 骨折时，我们可得到专用工具［Bone Bankart Repair System（Arthrex）］但是没有找到令人满意的简单易行技术。

八、术后原则

肩关节外展悬吊 3 周，术后 3～7d 伤口拆线。允许每天 2 次从吊带中拿出肩关节，进行主动肘关节屈曲/伸展练习，指导肩胛骨和肩袖力量锻炼。术后 3 周开始正式的物理治疗，能耐受情况下，恢复主动和被动 ROM 锻炼、轻柔地肩袖和肩胛肌肉力量训练。直到 12 周才开始复合外展和外旋锻炼。术后 4～6 个月才允许恢复体育活动。

九、可能并发症

最常见并发症为没有获得解剖复位和牢固固定，可能复发不稳、骨不连或畸形愈合。其他术中风险包括缝线穿梭或工具穿过时的医源性骨折粉碎，不充分固定（大骨折块单排固定）和铆钉钻孔或植入时软骨损伤。

技术要点

1. 肩关节前方不稳的患者，评估骨性病变。获得恰当的影像（MRI/CT），探查和评估肩胛盂受累情况。
2. 融合，而不是移除骨性 Bankart 骨折块，已证实增加关节镜稳定的成功率。
3. 注意全面的组织松解和清创是获得解剖复位和生物学愈合的前提。
4. 从骨性 Bankart 损伤最下方部分开始修复是关键，此处在损伤腋部牢固固定，确保了修复其他部分期间的解剖对线。
5. 很多情况下，骨折块较小，单排修复已足够，但是当内外高度上骨折块＞4～5mm 时，双排"桥式"技术可获得增强加压和固定。

参 考 文 献

[1] Porcellini G，Paladini P，Campi F，et al. Long-term outcome of acute versus chronic bony bankart lesions managed arthroscopically. Am J Sports Med. 2007；35(12)：2067-2072.

[2] Bigliani，LU，Newton，PM，Steinmann，SP，Connor，PM，McIlveen，SJ. Glenoid rim lesions associated with recurrent anterior dislocation of the shoulder. Am J Sports Med. 1998；26(1)：41-45.

[3] Griffith JF，Antonio GE，Yung PS，et al. Prevalence，pattern，and spectrum of glenoid bone loss in anterior shoulder dislocation：CT analysis of 218 patients. AJR Am J Roentgenol. 2008；190(5)：1247-1254.

[4] Edwards TB，Boulahia A，Walch G. Radiographic analysis of bone defects in chronic anterior shoulder instability. Arthroscopy. 2003；19(7)：732-739.

[5] Burkhart SS，DeBeer JF. Traumatic glenohumeral bone defects and their relationship to failure of arthroscopic Bankart repairs：significance of inverted pear glenoid and the humeral engaging HillSachs lesion. Arthroscopy. 2000；16：677-694.

[6] Boileau P，Villalba M，Héry JY，Balg F，Ahrens P，Newyton L. Risk factors for recurrence of shoulder instability after arthroscopic Bankart repair. J Bone Joint Surg Am. 2006；88(8)：1755-1763.

[7] Tauber M，Resch H，Forstner R，Raffl M，Schauer J. Reason for failure after surgical repair of anterior shoulder instability. J Shoulder Elbow Surg. 2004；13(3)：279-285.

[8] Sugaya H，Moriishi J，Dohi M，Kon Y，Tsuchiya A. Glenoid rim morphology in recurrent anterior glenohumeral instability. J Bone Joint Surg Am. 2003；85-A5；878-884.

[9] Burkhart SS，Danaceau SM. Articular arc length mismatch as a cause of failed Bankart repair. Arthroscopy. 2000；16：740-744.

[10] Itoi E，Lee SB，Berglund LJ，Berge LL，An KN. The effect of a glenoid defect on anterior-inferior stability of the shoulder after Bankart repair：a cadaveric study. J Bone Joint Surg Am. 2000；82(1)：35-46.

[11] Porcellini G，Campri F，Paladini P. Arthroscopic approach to acute bony Bankart lesion. Arthroscopy. 2002；18(7)：764-769.

[12] Sugaya H，Moriishi J，Kanisawa I，Tsuchiya A. Arthroscopic osseous Bankart repair for chronic recurrent traumatic anterior glenohumeral instability. J Bone Joint Surg Am. 2005；87：1752-1760.

[13] Mologne TS，Provencher MT，Menzel KA，Vachon TA，Dewing CB. Arthroscopic stabilization in patients with an inverted pear glenoid. Am J Sports Med. 2007；35(8)：1276-1283.

[14] Kim YK，Cho SH，Son WS，Moon SH. Arthroscopic repair of small and medium sized bony Bankart lesions. Am J Sports Med. 2014；42：86.

[15] Zhang J，Jiang C. A new "double pulley" dual row technique for arthroscopic fixation of bony Bankart lesion. Knee Surg Sports Traumatol Arthrosc. 2011；19(9)：1558-1562.

[16] Millett PJ，Braun S. The "bony Bankart bridge" procedure：a new arthroscopic technique for reduction and internal fixation of a bony Bankart lesion. Arthroscopy. 2009；25(1)：102-105.

[17] Millett PJ，Horan MP，Martstschlager F. The "bony Bankart bridge" technique for restoration of anterior shoulder instability. Am J Sports Med. 2013；41(3)：608-614.

[18] Giles JW，Puskas GJ，Welsh MF，Johnson JA，Athwal GS. Suture anchor fixation of bony Bankart fractures：comparison of single-point with double-point "suture bridge" technique. Am J Sports Med. 2013；41：2624.

[19] Cameron SE. Arthroscopic reduction and internal fixation of anterior glenoid fracture. Arthroscopy. 1998；14：743-746.

[20] Park JY，Lee SJ，Lee SH. Follow-up CT arthrographic evaluation of bony Bankart lesions after arthroscopic repair. Arthroscopy. 2012；28(4)：465-473.

[21] Jiang C-Y，Zhu YM，Liu X，Li FL，Lu Y，Wu G. Do reduction and healing of the bony fragment really matter in arthroscopic bony Bankart reconstruction? A prospective study with clinical and computed tomography evaluations. Am J Sports Med. 2013；41(11)：2617-2623.

[22] Pansard E，Klouche S，Billot N，et al. Reliability and validity assessment of a glenoid bone loss measurement using the Bernageau profile view in chronic anterior shoulder instability. J Shoulder Elbow Surg. 2013；22(9)：1193-1198.

[23] Pavlov H，Warren RF，Weiss CB Jr，Dines DM. The roentgenographic evaluation of anterior shoulder instability. Clin Orthop Relat Res. 1985；(194)：153-158.

[24] Bushnell CR，Herring MM. Bony instability of the shoulder. Arthroscopy. 2008；24(9)：1061-1073.

[25] Rerko MA，Pan X，Donaldson C，Jones GL，Bishop JY. Comparison of various imaging techniques to quantify glenoid bone loss in shoulder instability. J Shoulder Elbow Surg. 2013；22(4)：528-534.

[26] Davidson PA，Tibone JE. Anterior-inferior (5 o'clock) portal for shoulder arthroscopy. Arthroscopy. 1995；11(5)：519-525.

[27] Burkhart SS，Debeer JF，Tehrany AM，Parten PM. Quantifying glenoid bone loss arthroscopically in shoulder instability. Arthroscopy. 2002；18(5)：488-491.

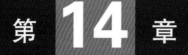

第 **14** 章

关节镜胸大肌上方二头肌腱固定

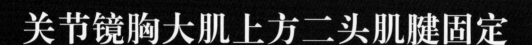

Guillermo Arce, MD

一、引言

二头肌腱长头(long head of the biceps tendon, LHBT)损伤是肩关节疼痛的常见原因。很多年来,手术治疗二头肌腱疾病局限于去除 LHBT 的关节内部分,进行肌腱切断或关节镜近端固定在二头肌腱沟的上部。对于年轻、活动要求高的患者,肌腱切断,不满意率很高。有无力、痉挛、美容方面畸形等问题。关节镜近端固定技术,固定位置邻近关节软骨,导致手术后触痛。后者主要是因为手术后较大肌腱退变节段仍存留在结节间沟的最狭窄部分。

这些局限性促使医师进行切开胸大肌肌腱下方固定。尽管这个切开手术效果满意,但是却发生神经损伤并发症,在较窄的肱骨干开一个宽的骨槽,增加骨折风险。而且,对于肌肉发达的运动员来说,肩关节开放方法也常常令人烦恼。

即使胸大肌下固定技术降低术后疼痛,仍存在一些问题。最近数据提示,肩关节手术后横韧带,肌腱鞘、二头肌腱沟残留游离神经末梢,会导致术后疼痛,尤其存在慢性炎症时更是如此。手术清创和切除那些结构,减少了残余游离神经末梢的量,可能缓解疼痛,提高长期效果。

关节镜胸大肌上方二头肌腱固定(arthroscopic suprapectoral biceps tenodesis, ASBT)技术,可完成前面提到的目标。这种全镜下技术,允许完全切除二头肌腱近端部分及横韧带和二头肌腱鞘。

如同预期的一样,该操作需要中-高级关节镜技术。医师应该能够认识相关解剖特征,如深部血管区(图 14-1)。该区域为前环动脉升支,血供丰富。术者应该熟知这些结构的部位,操作保持在 LHBT 外侧,避免术中出血并发症。

存在中度骨质疏松时,该技术可使用缝合铆钉进行。然而,使用界面螺钉将肌腱固定在骨槽,应该是获得快速愈合和较快康复的最佳方法。

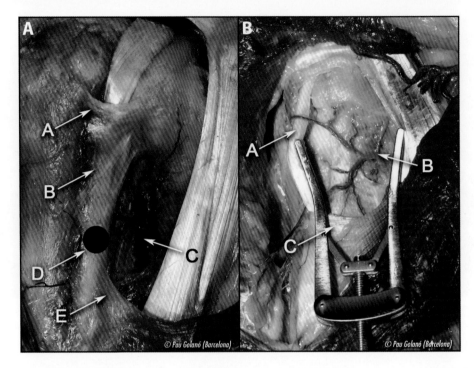

图 14-1 尸体右肩前面解剖　A 图,A. 肱骨横韧带。B. 二头肌腱鞘包裹 LHBT。C. 动静脉环升支。
　　　　D. 胸大肌上固定部位。E. 胸大肌腱近边的镰刀状韧带。B 图,A. LHBT。B. LHBT 内侧的
　　　　穿支血管。C. 胸大肌腱(Reprinted with permission of Pau Golano,MD,Barcelona,Spain.)

本章目的是概述这种手术方式的技术细节,提出一些保证 ASBT 成功的建议。

二、适应证

★ LHBT 皱褶和退变。

★ 二头肌腱滑轮损伤。

★ 由于内侧或外侧喙肱韧带束撕裂导致 LHBT 不稳。

★ 继发于肩胛下肌腱撕裂的 LHBT 脱位/半脱位。

★ 上盂唇前后(SLAP)Ⅲ型或Ⅳ型损伤波及 LHBT 或 SLAP Ⅱ型损伤的 40 岁以上
患者。

★ 显著的结节间沟 LHBT 肌腱滑囊炎,物理检查和影像表现阳性。

三、禁忌证

★ 感染。

★ 重度骨质疏松。

★ 较细、脆弱几乎破裂的 LHBT。

四、相关体格检查

★ Best LHBT 试验。

☆ 二头肌间沟"一指痛"，喙突下约 7cm，手臂 10°内旋（图 14-2A）。

☆ 二头肌腱沟局部注射麻醉药后，症状完全缓解。

★ LHBT SLAP 试验阳性。

☆ Speed 试验（图 14-2B）。

☆ O'Brien 试验（图 14-2C）。

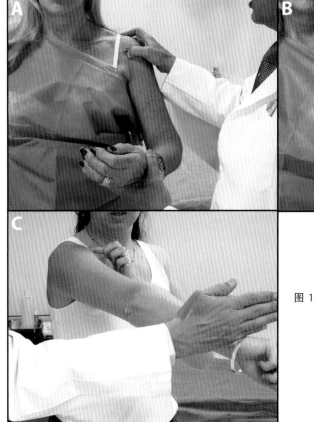

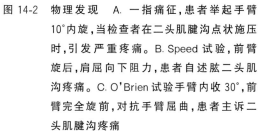

图 14-2　物理发现　A. 一指痛征，患者举起手臂 10°内旋，当检查者在二头肌腱沟点状施压时，引发严重疼痛。B. Speed 试验，前臂旋后，肩屈向下阻力，患者自述肱二头肌沟疼痛。C. O'Brien 试验手臂内收 30°，前臂完全旋前，对抗手臂屈曲，患者主诉二头肌腱沟疼痛

五、相关影像

★ X 线前后位、腋位和肩峰出口位。

★ 非对比 MRI 表现（图 14-3）。

☆ 前滑囊和二头肌间沟积液。

☆ LHBT 增厚和信号增强。

☆ 肌腱从结节间沟半脱位。

★ 超声(图 14-4)：与对侧相比较；LHBT 肿胀和肌间沟内异常肌腱信号。

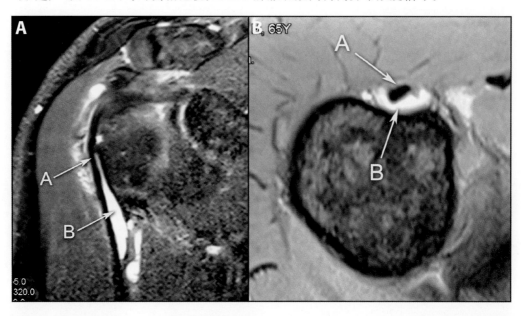

图 14-3　术前非造影 MRI　A. 冠状位，前方滑囊和二头肌腱沟的液体。B. 轴位，LHBT 增厚、信号增高

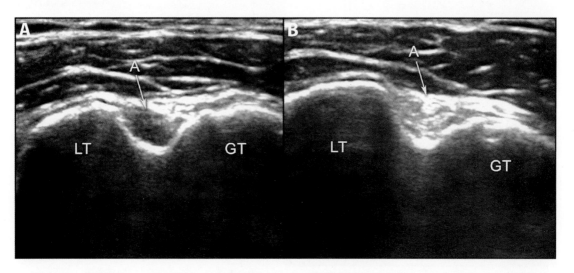

图 14-4　术前超声　A 图正常侧。B 图病变侧。A. 二头肌长头腱位于沟内。GT. 大结节；LT. 小结节

六、设 备

　　标准关节镜设备，30°视野关节镜(表 14-1)。射频系统。多数病例不使用鞘管。然而，特殊设计鞘管[Passport Button Cannual(Arthrex)]可用于三角肌牵开，推荐使用 8.25mm 鞘管[透明鞘管(Mitek)]稳定肌腱，避免挤压螺钉植入时卷入其他组织。主要有两家不同系统可提供挤压螺钉在胸大肌腱上区域固定二头肌腱。这二家材料不需要编织肌腱或肌腱表面处理。

表 14-1　需要的设备:二头肌长头腱固定的设备和工具

设备	实施细节
超声	肌间沟阻滞和术前 LHBT 评估,与对侧比较
脑血氧测量	患者沙滩椅位时的安全管理
关节镜泵	默认压力 35mmHg。流量 80%,术中依据血压和视野,最高可达 50mmHg
标准肩关节镜工具箱	缝合和缝线管理
射频	凝血和组织气化
8.25mm 宽鞘管	防止肌腱旋转
通道扣鞘管	使三角肌回缩,改善空间和视野

七、体位和入路

任何形式的肩关节前方关节外手术,沙滩椅位是首选。因为患者能够耐受神经丛阻滞麻醉,解剖标志易于识别,这个体位能够较好控制肩关节及手术过程中的肘关节屈曲和旋转。关节镜大部分时间置于外侧入路,进一步体现了沙滩椅位的优势。

八、手术步骤

步骤 1　入路和肌腱评估

消毒铺单后,做骨性标记。标出肩峰外缘和前边、肩峰、喙突尖端。关节镜入路建立如下:后方入路能够评估盂肱关节和 LHBT,该入路位于肩峰后外侧角下方和内侧各 2cm 处,外侧入路位于肱骨头中、前 1/3,肩峰外侧边 3cm 处。二个前方入路使用外向内技术,分别在二头肌腱沟近端和远端处(图 14-5)。

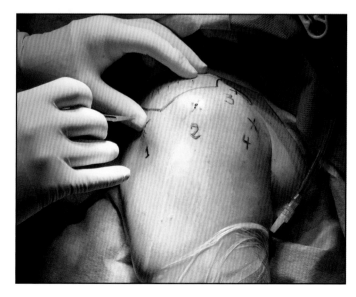

图 14-5　右肩关节镜入路　1. 后方入路;2. 外侧入路;3 和 4 为前上和前下入路

肩关节 30°屈曲、10°内旋、30°外展,允许扩张肩峰下滑囊,确保清晰看清二头肌间沟。肘关节屈曲 90°放松二头肌腱。

关节镜置于后方入路,探针通过前上入路进入,全面检查盂肱关节。做 Ramp 试验检查关节内 LHBT(图 14-6)。然后,在二头肌腱沟入口处使用缝合操作钳抓持 LHBT,将肌腱拉进盂肱关节,扩大对肌腱的检查(约 4cm)。当肩袖撕裂时,LHBT 较容易在肩峰下间隙识别。肩袖完整时,手术医师从盂肱关节进镜,恰好在 LHBT 前方,在肩袖间隙做小切口。然后,将关节镜移动到肩峰下间隙的外侧入路,从上方确认肌腱(图 14-7)。

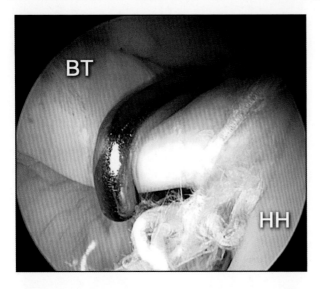

图 14-6　右肩关节镜从后方入路观察盂肱关节　在 Ramp 测试中,LHBT 起皱褶和退变。BT. 二头肌腱;HH. 肱骨头

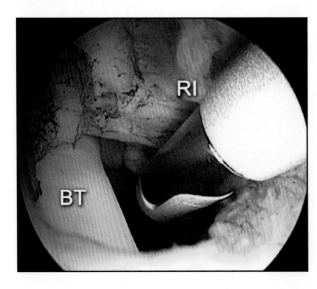

图 14-7　右肩关节镜从外侧入路观察肩峰下间隙　打开肩袖间隙后,从上方确认 LHBT。BT. 二头肌腱;RI. 肩袖间隙

步骤 2　肌腱松解

关节镜置于外侧入路,从前上入路置入工具,切除二头肌间沟顶部、肱骨横韧带、腱鞘(图 14-8)。由于这些结构的近端位于其下方肌腱内,分离需要特别小心。一般来讲,在胸大肌腱上部,直达镰刀状韧带水平,近端向远端进行这些操作。另外一种分离这些结构的方法是从远

端向近端解剖。充分的前方滑囊切除后，术者可看清胸大肌腱的近端边缘，从这个远端标志向近端松解 LHBT（图 14-9）。

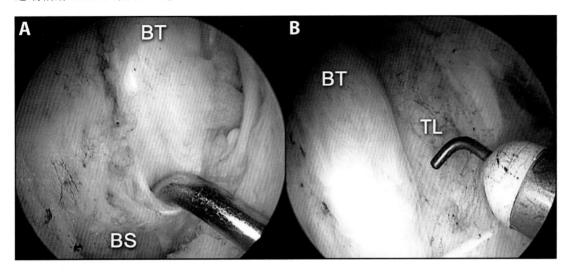

图 14-8　右肩关节镜从外侧入路观察二头肌间沟　以射频分离横韧带和二头肌间沟顶。BS. 二头肌间鞘；BT. 二头肌腱；TL. 横韧带

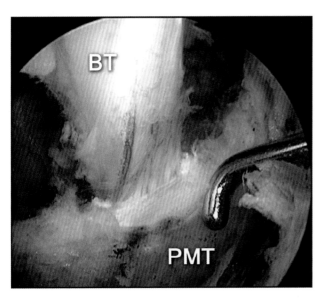

图 14-9　右肩关节镜从外侧入路观察　恰当清创确保显露涉及结构。BT. 二头肌腱；PMT. 胸大肌腱

步骤 3　磨骨槽

充分 LHBT 解剖后，医师应能够自由移动肌腱，使用交换棒穿过肩胛下肌腱，将二头肌腱向内拉开，在钻孔过程中拉出肌间沟（图 14-10）。使用子弹尖样钻，钻出一个 20mm 深骨槽，大约位置为胸大肌肌腱上方 10mm 处，测量尺测量肌腱宽度。钻孔直径比肌腱直径大 1mm。一般讲，女患者的骨隧道直径约 9mm，男患者的骨隧道直径为 10mm。通常，螺钉直径分别为 8mm 和 9mm。对于两个性别，螺钉长度约 20mm（19.5～23mm）。二头肌间沟钻孔，应精确

垂直于骨面,因为任何成角,都可能扩大隧道孔,危及最后固定(图 14-11)。

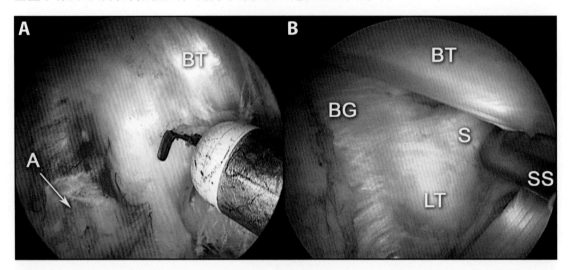

图 14-10　右肩关节镜从外侧入路观察二头肌间沟　从肌间沟分离 LHBT 后,确定喜欢的 LHBT 固定位置,以射频标记好。交换棒通过肩胛下肌腱充当牵开器,使 LHBT 位于肌间沟外。BG. 二头肌间沟;BT. 二头肌腱;LT. 小结节;S. 肩胛下肌腱;SS. 交换棒

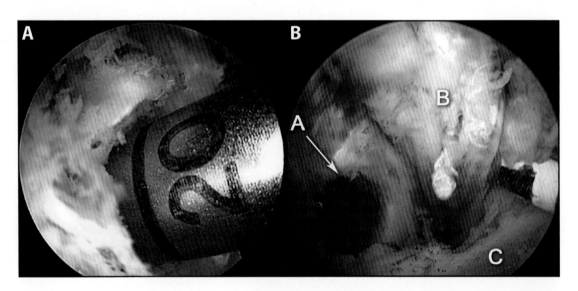

图 14-11　右肩关节镜从外侧入路观察　A 图,使用子弹头样钻,做出一个 20mm 深的骨槽。B 图,A. 骨槽;B. 二头肌腱;C. 胸大肌腱

步骤 4　恢复正确的长度-张力关系

肌腱固定的主要目的是恢复肌腱正常长度-张力关系。隧道 20mm 长时,肌腱向下然后向上至骨槽,LHBT 节段转向进入隧道,应该是 40～50mm 长。

为了获得正常的长度-张力关系,埋入的节段必须来自骨槽近端的肌腱。所以,最好使用硬膜外针在骨隧道远端立即固定二头肌腱至胸大肌腱(图 14-12)。为了做到这点,我们预防远

端肌腱节段摇摆进入骨槽。肌腱摇摆,通常导致张力过大,终将导致技术失败。

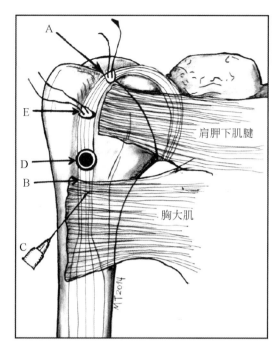

图 14-12　右肩图解提示关节镜二头肌腱固定的相关解剖　A. 在关节软骨边缘加标签缝合;B. 胸大肌腱上边;B 和 C. 脊柱针将 LHBT 远端固定到胸大肌腱;D. 骨槽;E. 目标水平位于骨槽水平之上 2.0～2.5cm 或骨槽和关节软骨水平之间的中间位置处

（图中标注）肩胛下肌腱　胸大肌

　　尽管患者的具体解剖大小和变异存在不同,但是依据 Denard 等的平均解剖测量,医师必须考虑这些距离来计划正确的张力。达到固定时确保正确张力,平均距离和策略方法,列于图 14-12。

　　从 LHBT 在盂唇起点向上至关节软骨边缘,肌腱平均长度为 25mm。在肌腱切开术前,医师在软骨缘水平通过肌腱精确做标记缝合。这种手术姿势把持肌腱切开后的肌腱,作为额外测量的有用标记。

　　从软骨缘水平向上到胸大肌腱上边的平均肌腱长度为 50～55mm,骨槽位置应该在胸大肌腱上方 10mm,因此从骨槽到标记缝合把持位置的距离应该为 40～45mm,应该用测量器测量,但是也可以使用其他工具来测量。

　　如果计划的挤压螺钉为 20mm 长,那么叉形尖端应该在骨槽水平上方 20～25mm 处把持肌腱,或者在胸大肌腱上边和关节软骨缘的中间把持肌腱。这个地方定义为目标水平(target level,TL)(图 14-12)。

步骤 5　肌腱切断和界面螺钉固定

　　从后方入路回抽上方的标记缝合后,使用射频恰好在挤压螺钉固定前将肌腱切断。市场上有很多将二头肌腱固定的材料。但是原则相同:有些植入物具有聚醚酮(PEEK)叉形尖端作为植入部分,将肌腱推进骨槽。这种尖端连同螺钉留在骨内(图 14-13 和图 14-14)。其他材料,叉形尖端是工具的一部分,在螺钉固定前取出来。

　　叉形尖端是管型的,是植入物一部分,通过在 TL 经肌腱移动另外一个标记缝线,获得肌腱的辅助控制。通过植入物尖端针孔装载缝线尾端,术者易于在骨槽内操控缝线,获得理想的长度-张力关系。

　　当叉形尖端是工具的一部分时,在操控肌腱进入骨槽前,可以使用针穿过叉子在 TL 位置

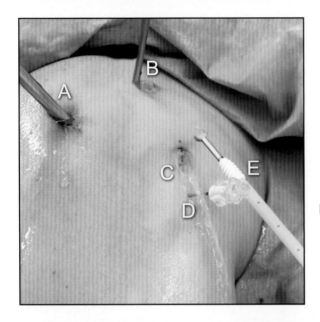

图 14-13　右肩 ASBT 的术中照片　A. 关节镜位于外侧入路；B. 交换棒将 LHBT 拉出二头肌间沟；C. 前下入路；D. 脊柱针固定 LHBT 远节段；E. 内置叉形尖植入物

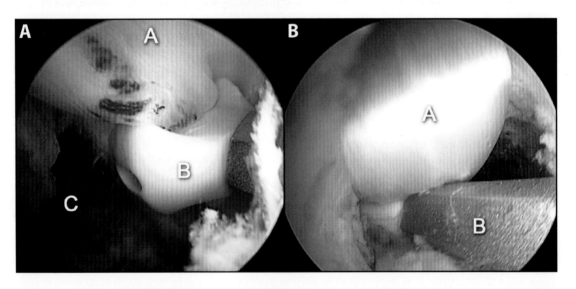

图 14-14　右肩关节镜从外侧入路观察　植入物的叉形尖引导 LHBT 进入骨槽。A 图，A. LHBT；B. 植入物的叉形尖；C. 骨槽；B 图，A. LHBT；B. 植入物柄

钳夹肌腱。使用肌腱叉远端的深度指示器，确保肌腱完全坐入骨槽。穿刺器尖端引导线置入叉内，把持肌腱于骨槽内。移除叉子后，将植入肌腱由导针引导锁定。使用 8.25mm 的宽大鞘管，将肌腱压至骨，预防肌腱扭曲。螺钉平齐。进一步下沉螺钉进入骨槽，会降低固定力量。

　　如果恢复了正常的长度-张力关系，近端标记的缝线将位于固定部位附近（图 14-15）。然后，一边活动肘关节，一边以探针检查。将残留肌腱修齐，8 字缝合入路（图 14-16）。

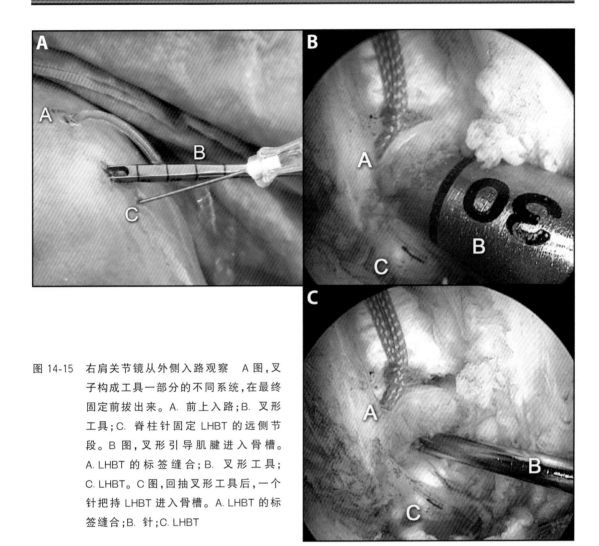

图 14-15　右肩关节镜从外侧入路观察　A 图,叉子构成工具一部分的不同系统,在最终固定前拔出来。A. 前上入路;B. 叉形工具;C. 脊柱针固定 LHBT 的远侧节段。B 图,叉形引导肌腱进入骨槽。A. LHBT 的标签缝合;B. 叉形工具;C. LHBT。C 图,回抽叉形工具后,一个针把持 LHBT 进入骨槽。A. LHBT 的标签缝合;B. 针;C. LHBT

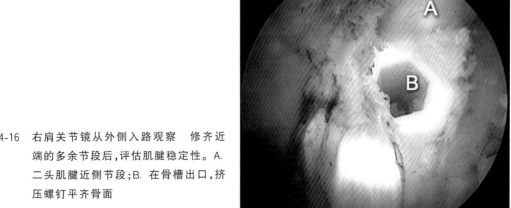

图 14-16　右肩关节镜从外侧入路观察　修齐近端的多余节段后,评估肌腱稳定性。A. 二头肌腱近侧节段;B. 在骨槽出口,挤压螺钉平齐骨面

九、术后原则

使用肩关节支具 4 周,术后 3 周渐进性肩关节被动活动度锻炼。2 个月内禁止抗阻肘关节屈曲和前臂旋前。因为症状缓解快于组织愈合过程,强调患者顺从术后原则十分重要。术后 3～5 个月,有望恢复力量训练和逐渐恢复体育活动。在恢复高要求运动前,进行术后 X 线检查和 MRI 检查,确定肌腱充分愈合(图 14-17)。

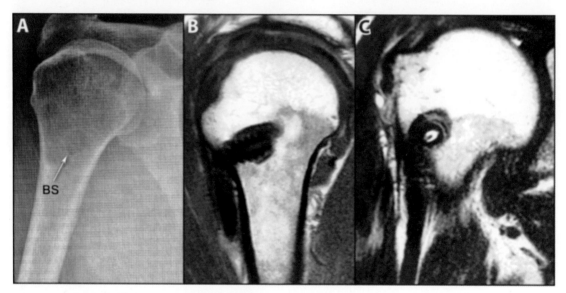

图 14-17 术后影像表现 A. 前后位 X 线片显示胸大肌上方区域的骨槽。B、C. MRI 冠状切片显示骨槽部位充分的肌腱愈合

十、可能的并发症

有一个陡峭-柔和的学习曲线,来获得进行 ASBT 的充分手术经验。由于术中出血和视野困难问题,该操作可能需要转换为切开胸大肌腱下方固定。过去 3 年来,我们完成了 44 例患者的 46 侧 ASBT,没有患者需要转换到切开手术。中期临床随访[平均 14 个月(6～32 个月)],固定失败(独眼症)4 例(8.6%),二头肌间沟残留痛 3 例(6.5%)。

十一、结论

即使在最佳的位点,在肱骨近端使用最佳技术固定 LHBT,仍然存在争议。ASBT 对于年轻患者或运动员,仍是有价值的手术选择。该操作是安全的,具有几个优势。更主要的,ASBT 允许切除 LHBT 的整个近端,以及通常是残留痛起源的相关结构。而且,切开的胸大肌下方固定,是在狭窄的骨干进行远端固定,具有造成肱骨骨折的巨大风险。受这些早期结果的鼓舞,我们建议对于活动要求高的 LHBT 疾病的患者,进行以上介绍的技术治疗。

技术要点

1. 为保证手术顺利完成,建议使用沙滩椅位,从外侧入路进入关节镜,建立 2 个前方入路,置入手术工具。
2. 使用射频进行所有解剖和组织去除。医师应清楚血管束在 LHBT 内侧,预防出血并发症。
3. 使用交换棒牵开和扶持肌腱在肌间沟外精确垂直于骨方式扩孔,进行扩孔钻孔(比要植入的螺钉宽 1mm)。
4. 仅控制骨槽近端的肌腱节段进入骨槽,为了做到这一点,最好使用硬膜外针将二头肌腱远端固定到胸大肌腱。
5. 确定 TL,从软骨边缘和骨槽位置等距卡住肌腱,是另外一个重要的恢复正常长度-张力关系的步骤。

参 考 文 献

[1] Slenker N，Lawson K，Ciccotti M，Dodson C，Cohen S. Systematic review. Biceps tenotomy versus tenodesis：clinical outcomes. Arthroscopy. 2012；28(4)；576-582.

[2] Wolf R，Zheng N，Weichel D. Long head biceps tenotomy versus tenodesis：a cadaveric biomechanical analysis. Arthroscopy. 2005；21(2)；182-185.

[3] Mariani EM，Cofield RH，Askew LJ，Li G，Chao E. Rupture of thc tendon of the long head of the biceps brachii. Surgical vs non-surgical treatment. Clin Orthop Relat Res. 1998；228；233-239.

[4] Shank J，Singleton S，Braun S，et al. Comparison of forearm supination and elbow flexion strength in patients with long head of the biceps tenotomy or tenodesis. Arthroscopy. 2011；27(1)；9-16.

[5] Sanders B，Lavery K，Pennington S，Warner J. Biceps tendon tenodesis：success with proximal versus distal fixation. Arthroscopy. 2008；24(6)；9.

[6] Lemos D，Esquivel A，Duncan D. Outlet biceps tenodesis：a new technique for treatment of biceps long head tendon injury. Arthrosc Tech. 2013；2(2)；e83-e88.

[7] Jarrett CD，McClelland WB Jr，Xerogeanes JW. Minimally invasive proximal biceps tenodesis：an anatomical study for optimal placement and safe surgical technique. J Shoulder Elbow Surg. 2011；20(3)；477-480.

[8] Lutton D，Gruson K，Gladstone J，Flatow E. Where to tenodese the biceps：proximal or distal？ Clin Orthop Relat Res. 2011；469(4)；1050-1055.

[9] Sethl P，Rajaram A，Beitzel K，Hackett T，Chowaniec D，Mazzocca A. Biomechanical performance of subpectoral biceps tenodesis：a comparison of interference screw fixation，cortical button fixation and interference screw diameter. J Shoulder Elbow Surg. 2013；22(4)；451-457.

[10] Richards D，Burkhart S. A biomechanical analysis of two biceps tenodesis fixation techniques. Arthroscopy. 2005；21(7)；861-866.

［11］ Scully WF, Wilson DJ, Grassbaugh JA, Branstetter JG, Marchant BG, Arrington ED. A simple surgical technique for subpectoral biceps tenodesis using a double-loaded suture anchor. Arthrosc Tech. 2013;2 (2):e191-e196.

［12］ Koch B, Burks R. Failure of biceps tenodesis with interference screw fixation. Arthroscopy. 2012;28(5): 735-740.

［13］ Nho SJ, Reiff SN, Verma NN, Slabaugh MA, Mazzocca AD, Romeo AA. Complications associated with subpectoral biceps tenodesis: low rates of incidence following surgery. J Shoulder Elbow Surg. 2010;19(5):764-768.

［14］ Dickens J, Kilcoyne K, Tintle S, Giuliani J, Rue J. Subpectoral biceps tenodesis: an anatomic study and evaluation of at-risk structures. Arthroscopy. 2011;27(5):e40-e41.

［15］ Gothelf T, Bell D, Goldberg J, et al. Anatomic and biomechanical study of the biceps vinculum, a structure within the biceps sheath. Arthroscopy. 2009;25(5):515-521.

［16］ Mac Donald K, Bridger J, Cash C, Parkin I. Transverse humeral ligament: does it exist? Clin Anat. 2007;20(6):663-667.

［17］ Alpantaki K, McLaughlin D, Karagogeos D, Hadjipavlou A, Kontakis G. Sympathetic and sensory neural elements in the tendon of the long head of the biceps. J Bone Joint Surg Am. 2005;87(7):1580-1583.

［18］ Gleason PD, Beall DP, Sanders TG, et al. The transverse humeral ligament: a separates anatomic structure or a continuation of the osseous attachment of the rotator cuff? Am J Sports Med. 2006;34(1): 72-77.

［19］ Soifer T, Levy H, Miller-Soifer F, Kleinbart F, Vigorita V, Bryk E. Neurohistology of the subacromial space. Arthroscopy. 1996;12(2):182-186.

［20］ Snow B, Narvy S, Omid R, Atkinson R, Vangsness T. Anatomy and histology of the transverse humeral ligament. Orthopaedics. 2013;36(10):1295-1298.

［21］ Arora A, Singh A, Koonce R. Biomechanical evaluation of a unicortical button versus interference screw for subpectoral biceps tenodesis. Arthroscopy. 2013;29(4):638-644.

［22］ Mazzocca A, Bicos J, Santangelo S, Romeo A, Arciero R. The biomechanical evaluation of four fixation techniques for proximal biceps tenodesis. Arthroscopy. 2005;21(11):1296-1306.

［23］ Golish R, Caldwell P, Miller M, et al. Interference screw versus suture anchor fixation for subpectoral tenodesis of the proximal biceps tendon: a cadaveric study. Arthroscopy. 2008;24(10):1003-1108.

［24］ Buchholz A, Martetschlager F, Siebenlist S, et al. Biomechanical comparison of intramedullary cortical button fixation and interference screw technique for subpectoral biceps tenodesis. Arthroscopy. 2013;29 (5):845-853.

［25］ Kim SH, Yoo JC. Arthroscopic biceps tenodesis using interference screw: end-tunnel technique. Arthroscopy. 2005;21(11):1405.

［26］ Boileau P, Krishnan S, Coste JS, Walch G. Arthroscopic biceps tenodesis: a new technique using bioabsorbable interference screw fixation. Arthroscopy. 2002;18(9):1002-1012.

［27］ Werner B, Hakan P, Hart J, et al. Biceps tenodesis is a viable option for salvage of failed SLAP Repair. J Shoulder Elbow Surg. 2014;13(8):e179-e184.

［28］ David T, Schildhorn JC. Arthroscopic suprapectoral tenodesis of the long head biceps: reproducing an anatomic length-tension relationship. Arthrosc Tech. 2012;1(1):e127-e132.

［29］ Patzer T, Rundic J, Bobrowitsch E, Olender G, Hurschler C, Shofer M. Biomechanical comparison of arthroscopically performable techniques for suprapectoral biceps tenodesis. Arthroscopy. 2011;27(8): 1036-1047.

［30］ Denard P，Dai X，Hanypsiak B，Burkhart S. Anatomy of the biceps tendon：implications for restoring physiological length-tension relation during biceps tenodesis with interference screw fixation. Arthroscopy. 2012；28(10)：1352-1358.

［31］ Lorbach O，Trennheuser C，Kohn D，Anagnostakos K. The biomechanical performance of a new forked knotless biceps tenodesis compared to a standard knotless and suture anchor tenodesis. Arthroscopy. 2013；29(10)：e91-e92.

［32］ Slabaugh M，Frank R，Van Thiel G，et al. Biceps tenodesis with interference screw fixation：a biomechanical comparison of screw length and diameter. Arthroscopy. 2011；27(2)：161-166.

［33］ Slata M，Bailey J，Bell R，et al. Effect of interference screw depth on fixation strength in biceps tenodesis. Arthroscopy. 2014；30(1)：11-15.

第 **15** 章

关节镜全关节囊松解

Katy Morris,MD and James Esche,MD

一、引言

  1934 年,Codman 描述粘连性关节囊炎为"难于定义,难于治疗,难于从疾病观点解释"。当今,特发性粘连性关节囊炎仍然是一种原因不明,被动和主动关节活动度受限,最显著的是外旋受限的疾病。Neviaser 等将该疾病分为四个阶段。Rodeo 等后来在每个阶段活检肩关节,报道了组织学发现。Ⅰ阶段:存在夜间痛、外旋丢失。关节内注射后,完全恢复活动度,关节镜检查没有粘连或关节囊挛缩。活检时关节囊组织正常,而滑膜血管丰富和增生。Ⅱ阶段:或者叫渐冻期,疼痛持续,前屈、外展、外旋、内旋度数减少,即使关节内注射后活动度也减少,活检显示与第Ⅰ阶段相同程度的滑囊炎,但是周围血管化加剧、滑囊下关节囊瘢痕形成。Ⅲ阶段:指冻结阶段。患者大多数主诉僵硬和肢体运动时疼痛。关节镜检查时,腋部皱褶消失,活检时,过度细胞化、富含胶原基质,滑囊炎较轻。解冻期或者第Ⅳ阶段:特点是疼痛较轻,逐渐恢复运动。直接看到关节囊显示粘连成熟,没有第Ⅳ阶段的组织病理资料。

  治疗特发性粘连性关节囊炎,从技术性忽视到手术干预,叫得出名的治疗报道研究较少。Grey 报道了 25 例患者中 24 例单纯使用镇痛药,最少 2 年的成功结果。但是,Hand 等最近报道了 269 例粘连性关节囊炎,他们使用 Oxford 肩关节评分,仅 59% 的患者获得正常或接近正常结果,41% 的患者症状持续,多数轻微疼痛。这两项研究差异较大的原因是使用的效果评估措施不同。非手术治疗如 NSAIDs、口服皮质激素、关节内激素注射、物理治疗的研究结果各不相同。不同的 NSAIDs 药物和剂量彼此比较,没有探测到效果差异。口服皮质激素的 Level Ⅰ和 Level Ⅱ研究显示,比对照组的短期疼痛缓解,但是这种优势长期来讲不可持续。Griesser 等发表了关节内注射皮质激素有效性的系统回顾。大多数研究显示短期随访,提高了临床效果和被动肩关节活动。与口服皮质激素的文献相似,这些治疗的比较优势是短暂的，最后一次随访是相同的。尽管显示其优势的文献有限，物理治疗是粘连性关节囊炎最流行的治疗模式。一项 Cochrane 数据库回顾发现，没有强烈证据支持单独使用物理治疗作为治疗方法。更低水平的证据指向温和伸展和无痛主动运动作为有益的治疗方法。

麻醉下手法操作（manipulation under anesthesia，MUA）和关节镜关节囊松解，常用于失败的非手术治疗患者。回顾性图表研究，Levine 等提示如果他们的疼痛和 ROM 开始时即较严重，发作时年龄较轻，或者 4 个月治疗失败的患者，更可能需要手术干预。在关节镜技术兴起前，MUA 是治疗粘连性关节囊炎的标准手段。Dodenhoff 等和 Farrell 等的 Level Ⅳ 研究认为，当其他微创治疗不能缓解时，MUA 提供持续的症状缓解。相反，Kivimaki 等的一项 Level Ⅰ 研究报道与家庭锻炼组相比，仅 3 个月内的轻微前屈改善。

关节镜评估和关节囊松解已经取代 MUA，成为最常使用的顽固性粘连性关节囊炎治疗手段。可完全检查关节，明确诊断和疾病分级。关节镜关节囊松解的优势报道很多。一项 Level Ⅲ 研究中，与 MUA 相比，经 2 年随访，关节镜组患者高达 2 倍的无痛关节活动度。Ide、Takagi 和 Le Lievre 报道显示关节囊松解后，疼痛和 ROM 的早期显著改善，结果持续长达 7 年左右。

目前，关节镜松解的程度还有争议。多数医师同意必须松解肩袖间隙、盂肱中韧带、下盂肱韧带的前束。内旋缺失患者，是否切除后关节囊有益存在争议。Snow 等挑战这个优势，他报道在增加后关节囊松解后关节活动度没有差别，360°关节囊松解，同时将肩胛下肌腱的关节内部分进行部分切除或不切除，比较流行。Jerosch、Le Lievre、Takagi 和 LaFosse 等报道，使用较小不同的周围关节囊松解取得满意效果。

本章目的是对于初发粘连性关节囊炎的诊断评估和难治性关节囊炎的全关节囊松解步骤，提出重要发现。

二、适 应 证

丢失主动和被动活动度，至少 4～6 个月的温和持续牵拉（物理治疗或家庭治疗计划）仍较顽固。

相对适应证

★ 肩关节僵硬的单一级别肩袖修复。

★ 肩袖撕裂肱骨头上移。

★ 盂肱骨性关节炎清创同时进行关节囊松解。

三、相关体格检查

★ 外旋丢失。

★ 肩关节运动范围末期疼痛，夜间痛（早期发现）。

★ 没有明确触痛区。

★ 牵涉痛至三角肌起点。

★ 被动和主动 ROM 丢失。

★ 外旋和外展受累最明显。

☆ 轻度:外旋＞45°。

☆ 中度:外旋＜45°。

☆ 重度:外旋＜10°。

★ 伸展和内收极少受累。

四、相关影像

★ 放射学正常。

★ MRI 非诊断必须。可能见到肩袖间隙内喙肱韧带和关节囊肥厚。而且,液囊容量丢失,在 MRI 造影时可见,这点放射科报告较多,但较少临床相关性。

五、设备

★ 30°关节镜和 70°关节镜。

★ 关节镜刨削刀。

★ 关节镜组织剪刀。

★ 射频。

六、体位和入路

★ 体位:沙滩椅位和侧卧位,我们喜欢侧卧位,手臂悬吊 50°～60°外展,牵引重量为 10—12 磅,平衡悬吊。

★ 入路:后方和前方入路。

七、手术步骤

★ 超声引导的周围神经阻滞麻醉,单次注射及导管持续灌注。

★ 麻醉下检查评估受累肩和正常肩被动活动度,记录前屈、外旋、内旋(0°外展位和 90°外展位及交体运动)。

★ 侧卧位悬吊/给予前述张力。

★ 柔和 MUA:开始屈曲,继之旋转,然后内收。通常患者的屈曲、内收、外旋改善,一般无法获得 90°位内旋。

★ 消毒铺单。

★ 建立后方入路。

★ 使用内向外或外向内技术,建立前方入路。

★ 诊断性关节内检查,评估滑膜炎、关节囊肥厚、关节内容量丢失情况。

★ 完成松解肩袖间隙组织,包括上盂肱韧带。确认喙突是关键。避免清创太靠内侧。可使用关节镜刨削刀和(或)射频。此时喙肱韧带也应松解(图 15-1)。

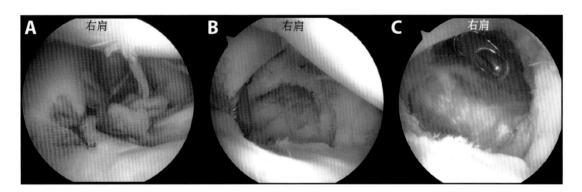

图 15-1 A. 肩袖间隙滑囊炎。B、C. 清除滑膜

★ 沿盂唇完成 1－6 点钟前方松解，应维持在靠近盂唇的关节内松解。以保护其他结构。
  这样松解了前关节囊、肩胛下肌腱滑囊、盂肱中韧带、下盂肱韧带前束。充分松解后，
  可见其下的肩胛下肌腱和肌肉组织。从后方入路使用关节镜，较容易看清松解刀下方
  关节囊（图 15-2）。

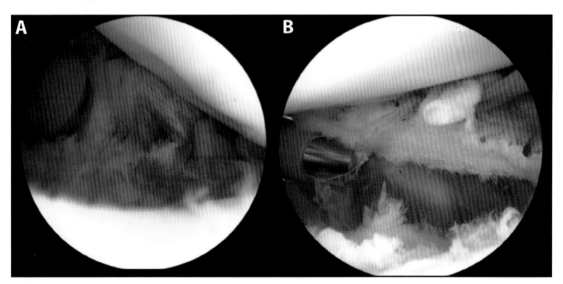

图 15-2 前方松解 A. 完整关节囊和盂肱中韧带。B. 切除的关节囊/盂肱中韧带。肩胛下肌腱肌纤维清晰
可见

★ 完成 11－13 点的上方松解，包括完全松解上盂肱韧带和上方关节囊。要小心不要松
  解二头肌腱或肩袖/冈上肌腱（图 15-3）。
★ 使用交换棒，从前方入路置入关节镜，后方入路置入刨削刀/射频。
★ 完成后方松解，切除 11－6 点钟的关节囊。松解应该靠近盂唇进行。这样会放松后关
  节囊和盂肱韧带后束。松解应该连通前方松解的下部。在冈下肌和小圆肌组织之间
  的间隙，约 6 点钟位置，可看到腋神经包绕在脂肪组织里。从前方入路使用 70°关节
  镜，在松解过程中，可看到后下关节囊（图 15-4 和图 15-5）。

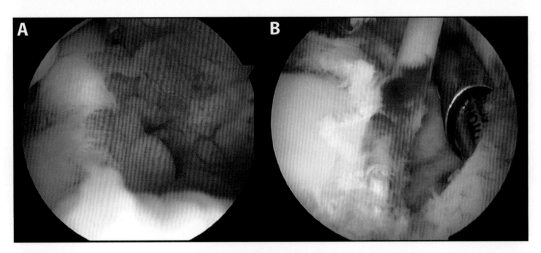

图 15-3　上方松解　A. 滑膜囊。B. 切除上关节囊和滑膜

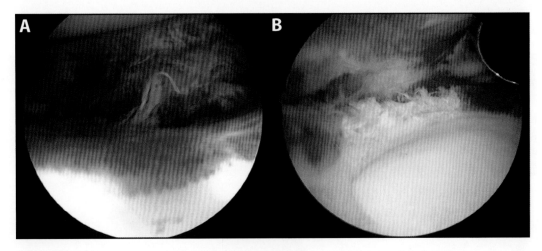

图 15-4　后方松解　A. 滑膜炎,关节囊肥厚。B. 切除后方关节囊和滑膜

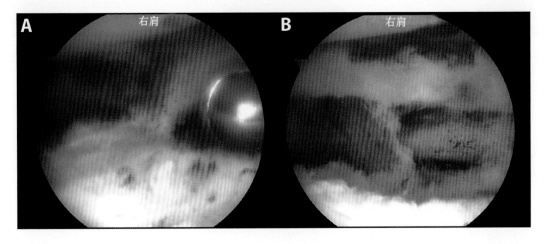

图 15-5　下方关节囊　A. 下方关节囊切除。B. 从冈下肌和小圆肌纤维间观察,腋神经包裹在脂肪中

★ 肩峰下评估：如果存在粘连，松解任何粘连。肩峰下减压通常没有必要。很多特发性冻结肩病人，肩峰下滑囊是正常的。

★ 重新手法操作，记录获得的 ROM。

八、术后原则

术后当天或术后第 1 日，开始正规的物理治疗计划。包括每周 5 日的治疗，连续 3 周。治疗聚焦于被动和主动辅助 ROM。在物理治疗间期，使用 CPM 设备治疗，获得舒适的 ROM，术后锻炼最重要的部分是锻炼全过程中避免疼痛。锻炼每日 4～5 次，每次 5～6min，直至获得接近完全、无痛的 ROM 后，才开始力量训练。

九、可能并发症

★ 复发僵硬。

★ 前脱位。

★ 腋神经麻痹。

技术要点

1. 仅在 4～6 个月温和、渐进拉伸失败后，才进行关节镜全关节囊松解。

2. 从肩胛盂松解关节囊时，保持在盂唇 1～2cm，避免损伤重要结构（肩胛下肌腱、腋神经）。

3. 使用内-外技术，建立前方入路通常很有帮助，对于异常僵硬肩关节，此时看清肩胛下肌腱边缘十分困难，原因是瘢痕挛缩。

4. 可见到腋神经包绕在 6 点钟至 7 点钟、冈下肌和小圆肌之间的脂肪组织中。

5. 较激进地切除关节囊。完全松解结束时，在所有松解边缘，肌肉组织应该可见。

参 考 文 献

[1] Codman EA. The Shoulder：Rupture of the Supraspinatus Tendon and Other Lesions in or About the Subacromial Bursa. Boston，MA：Thomas Todd Company；1934：514.

[2] Neviaser RJ，Neviaser TJ. The frozen shoulder：diagnosis and management. Clin Orthop Relat Res. 1987；223：59-64.

[3] Rodeo SA，Hannafin JA，Tom J，Warren RF，Wickiewicz TL. Immunolocalization of cytokines and their receptors in adhesive capsulitis of the shoulder. J Orthop Res. 1997；15：427-436.

[4] Grey RG. The natural history of "idiopathic" frozen shoulder. J Bone Joint Surg Am. 1978；60：564.

[5] Hand C，Clipsham K，Rees JL，Carr AJ. Long-term outcome of frozen shoulder. J Shoulder Elbow

Surg. 2008;17:231-236.

[6] Rhind V, Downie WW, Bird HA, Wright V, Engler C. Naproxen and indomethacin in periarthritis of the shoulder. Rheumatol Rehabil. 1982;21:51-53.

[7] Duke O, Zecler E, Grahame R. Anti-inflammatory drugs in periarthritis of the shoulder: a doubleblind, between patient study of naproxen versus indomethacin. Rheumatol Rehabil. 1981;20:54-59.

[8] Blockey NJ, Wright JK, Kellgren JH. Oral cortisone therapy in periarthritis of the shoulder: a controlled trial. Br Med J. 1954;1:1455-1457.

[9] Buchbinder R, Hoving JL, Green S, Hall S, Forbes A, Nash P. Short course prednisolone for adhesive capsulitis (frozen shoulder or stiff painful shoulder): a randomized, double blind, placebo controlled trial. Ann Rheum Dis. 2004;63:1460-1469.

[10] Binder A, Hazelman BL, Parr G, Roberts S. A controlled study of oral prednisolone in frozen shoulder. Br J Rheumatol. 1986;25:288-292.

[11] Griesser MJ, Harris JD, Campbell JE, Jones GL. Adhesive capsulitis of the shoulder: a systematic review of the effectiveness of intra-articular corticosteroid injections. J Bone Joint Surg Am. 2011;93:17271733.

[12] Green S, Buchbinder R, Hetrick S. Physiotherapy interventions for shoulder pain. Cochrane Database Syst Rev. 2003;CD004258.

[13] Diercks RL, Stevens M. Gentle thawing of the frozen shoulder: a prospective study of supervised neglect versus intensive physical therapy in seventy-seven patients with frozen shoulder syndrome followed up for two years. J Shoulder Elbow Surg. 2004;13:499-502.

[14] Vermeulen HM, Rozing PM, Oberman WR, le Cessie S, Vliet Vlieland TP. Comparison of high-grade and low-grade mobilization techniques in the management of adhesive capsulitis of the shoulder: a randomized controlled trial. Phys Ther. 2006;86:355-368.

[15] Griggs SM, Ahn A, Green A. Idiopathic adhesive capsulitis: a prospective functional outcome study of nonoperative treatment. J Bone Joint Surg Am. 2000;82:1398-1407.

[16] Levine WN, Kashyap CP, Bak SF, Ahmad CS, Blaine TA, Bigliani LU. Nonoperative management of idiopathic adhesive capsulitis. J Shoulder Elbow Surg. 2007;16:569-573.

[17] Dodenhoff RM, Levy O, Wilson A, Copeland SA. Manipulation under anesthesia for primary frozen shoulder: effect on early recovery and return to activity. J Shoulder Elbow Surg. 2000;9:23-26.

[18] Farrell CM, Sperling JW, Cofield RH. Manipulation for frozen shoulder: long-term results. J Shoulder Elbow Surg. 2005;14:480-84.

[19] Kivimaki J, Pohjolainen T, Maimivaara A, et al. Manipulation under anesthesia with home exercises versus home exercises alone in the treatment of frozen shoulder: a randomized, controlled trial with 125 patients. J Shoulder Elbow Surg. 2007;16:722-726.

[20] Ogilvie-Harris DJ, Biggs DJ, Fishtails DP, MacKay M. The resistant frozen shoulder: manipulation versus arthroscopic release. Clin Orthop Relat Res. 1995;(319):238-248.

[21] Ide J, Takagi K. Early and long-term results of arthroscopic treatment for shoulder stiffness. J Shoulder Elbow Surg. 2004;13:174-179.

[22] Le Lievre HM, Murrell GAC. Long-term outcomes after arthroscopic capsular release for idiopathic adhesive capsulitis. J Bone Joint Surg Am. 2012;94:1208-1216.

[23] Snow M, Boutros I, Funk L. Posterior arthroscopic capsular release in frozen shoulder. Arthroscopy. 2009;25:19-23.

[24] Jerosch J. 360 degrees arthroscopic capsular release in patients with adhesive capsulitis of the glenohu-

meral joint: indication, surgical technique, results. Knee Surg Sports Traumatol Arthrosc. 2001; 9: 178-186.

[25] LaFosse L, Boyle S, Kordasiewicz B, et al. Arthroscopic arthrolysis for recalcitrant frozen shoulder: a lateral approach. Arthroscopy. 2012;28:916-923.

第 16 章

关节镜前盂骨块固定

Hiroyuki Sugaya，MD

一、引言

显著骨缺损，特点为倒梨形肩胛盂或咬合 Hill-Sachs 缺损，是关节镜稳定手术失败的主要原因。根据三维 CT 重建研究，在慢性复发创伤性前方不稳病例，肩胛盂骨缺损的发病率高达 90％，约一半肩关节肩胛盂骨缺损存在相关的骨折片。而且，相关骨折片的骨缺损，比肩关节无骨折片的肩胛盂骨缺损更加显著。根据我们以前的研究，虽然随时间变化骨折消失，但多数显著肩胛盂骨缺损的肩关节，使用三维 CT 评估仍然保留了骨折片。然而，最近很多医师倾向于进行切开或关节镜 Latarjet 手术，虽然存在骨折片，但是认为不能依赖软组织单独修复或利用小骨折片的骨性 Bankart 修复。Latarjet 手术是非解剖手术，有潜在神经损伤风险。我们最近发表了一篇中-长期随访关节镜骨性 Bankart 修复慢性肩不稳，多达 15％存在肩胛盂骨缺损。随访显示，当残存的肩胛盂骨片相对小时，肩胛盂的形态会随时间变化而正常。因此，大多数肩胛盂显著骨缺损和残存骨片的肩关节，可以采用关节镜骨性 Bankart 修复的方法治疗，此方式不但微创而且更符合解剖。但是虽然发病率有限，肩关节带有很少或没有骨片的情况确实存在。我们认为这种情况是骨块移植的主要适应证。可以采用游离骨移植或喙突转移。喙突转移的稳定机制是恢复肩胛盂的弧度和联合腱的悬吊效应。而游离骨块移植，必须关节囊盂唇重建，因为稳定非常依赖恢复关节囊的完整性。本章节将详细介绍使用"自杀"入路，平行于肩胛盂关节面置入螺钉，进行关节镜骨块结合关节囊盂唇重建。

二、适应证

显著肩胛盂骨缺损，超过 20％～25％的下关节盂弧度（直径）丢失，与健康关节囊有关联，带有或不带有小骨折片。

　　相对适应证

★ 年轻、活动要求高的患者，显著肩胛盂骨缺损，相对小的肩胛盂骨折片连接健康关节囊（可以考虑关节镜骨性 Bankart 修复）。

★ 显著肩胛盂骨缺损，带有或不带有相对小的肩胛盂骨折片连接健康关节囊（这个情况适合喙突转移，因为无法获得限制移位的正常关节囊）。

三、相关体格检查

★ 测量双侧肩关节的 ROM，尤其手臂在体侧的外旋。

★ 肩关节外展和外旋时的恐惧试验。

★ 移位松弛最重要和最可靠的物理检查是在患者处于麻醉状态下测得的，与对侧肩关节比较稳定性。

四、相关影像

★ 改良 Bernageau 位：患者朝向受累侧腋部躺，在最放松位置，射线从头侧呈 30°，指向肩胛冈的前后位片。是一种最可靠最有用的 X 线方法。此方法，可获得清晰的 X 线影像，可以不使用造影剂，获得清晰的骨性病变情况。

★ 三维 CT 重建是最准确的评价肩胛盂缺损方法。测定肩胛盂缺损是磨损的还是骨性 Bankart 缺损。定量磨损性骨缺损或肩胛盂骨折片的大小和形状。

★ 虽然普通 MRI 仅能提供有限信息，但是 MRI 造影对于确定软组织病变如 Bankart 损伤，关节囊损伤和（或）盂肱韧带肱骨侧撕脱非常有用（但是，软组织损伤的最终准确诊断需要全面的诊断性关节镜检查）。

五、设备

★ 用于髂骨取骨的骨凿。

★ 30°，4mm 标准关节镜。

★ 短的 2mm 和 3.5mm 钻头，做植骨准备（图 16-1）。

★ 长的 2.7mm 钻头，做植骨准备（图 16-1）。

★ 单线铆钉用于临时植骨固定。

★ 有裂缝的移植物引入器（图 16-1 和图 16-2）。

★ 鞘管和方便螺钉植入的鞘管样闭孔器（图 16-1 和图 16-3）。

★ 长导丝。

★ 3.5mm 螺钉。

★ 长螺丝刀（图 16-1）。

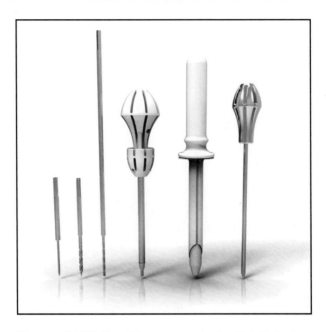

图 16-1　游离植骨工具（DePuy Sunthes）　从左至右，2mm
　　　　　和 3.5mm 钻，用于植骨准备；鞘管和鞘管闭孔器，
　　　　　用于螺钉植入；带裂缝移植物引入工具和螺丝刀

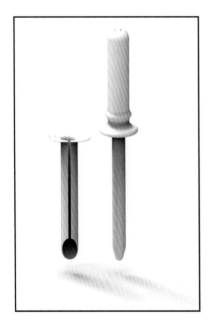

图 16-2　带裂缝移植物引入器（左）和
　　　　　闭孔器（右）

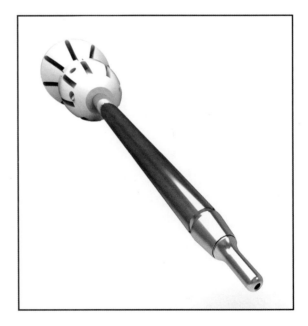

图 16-3　鞘管和鞘管闭孔器用于螺钉置入　闭孔器尖
　　　　　端从鞘管尖端突出 5mm，如此尖端可置入移
　　　　　植物孔中，获得理想控制和移植物定位

六、体位和入路

首先,沙滩椅位,全麻,先仰卧获取三面皮质骨的髂骨块;然后升起至沙滩椅位,在关节镜置入盂肱关节前评估松弛度,整个手术在沙滩椅位进行。

七、手术步骤

步骤 1　获取髂骨植骨块

关节镜手术前,患者仰卧位,获取带三面皮质骨的长 20mm、深 10mm 髂骨块,然后修整骨块,以适合术前三维 CT 重建显示的自然肩胛盂前下部分形状。使用 3.5mm 短钻头,先钻一个孔,以适合 3.5mm 空心螺钉植入骨块,再使用短的 2mm 钻,在植骨块中心做两个孔,铆钉缝线从这二个小孔穿过做植骨块临时固定(图 16-1 和图 16-4)。

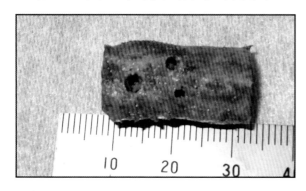

图 16-4　从髂嵴获取面层皮质的骨块,移植物准备好,以便于适应自然肩胛盂前下部分的轮廓。在将移植物引入关节前,使用短的 3.5mm 钻做一大的孔,使用短 2mm 钻做二个小孔

步骤 2　关节镜评估和复合体松解

从标准后方入路置入关节镜,进行关节镜检查。经肩袖间隙建立前方入路。从前方入路检查,然后关节镜回到后方入路,操作工具从前方入路置入,从肩胛颈 7 点 30 分位置(右肩)分离和松解盂唇韧带复合体,直至该复合体完全游离。经皮通过盂唇的牵开缝线,将游离复合体向外牵开,然后在肩袖间隙前上边缘建立前上入路,作为第二个工作入路。

步骤 3　引入植骨块

首先,部分切除肩袖间隙关节囊,以便置入带侧孔的移植物植入器(图 16-2),通过前方入路辅助植入物移送。带 2 号高强线的缝线铆钉,在肩胛盂边缘 3 点 30 分位置植入。然后通过带侧孔的移植物植入器回抽缝线。通过先前准备好的在移植物中心钻的 2mm 孔,穿过 2 个缝线支,通过拉这些缝线支,通过带侧孔的移植物植入器,将移植物拉进盂肱关节。然后打结,将移植物临时固定,移除带侧孔的移植物植入器。

步骤 4　建立自杀入路

从后方入路,将关节镜置入肩峰下滑囊。然后如同肩袖手术那样,精确建立后外入路(肩峰后外侧角外侧 2～3cm)和前外侧入路(肩峰前外侧角外侧 2～3cm)。关节镜转换到后外侧入路,刨削器从前外侧入路置入。滑囊清创直至喙肩韧带、喙突基底部和联合肌腱清晰可见为止。然后关节镜置入前外入路,通过肩袖间隙开口,肩胛盂和植入物清晰可见(图 16-5A)。然后,关节镜留在前外入路,关节镜重新插入联合肌腱和胸大肌腱间隙,刨削器从前方入路置入清理这个间隙,直至胸小肌腱清晰可见。接下来,从后方入路置入交换棒,在植入物中心水平穿透肩胛下肌腱,然后交换棒穿过肩胛下肌和联合腱与胸小肌之间的间隙(图 16-5B)。最后,交换棒穿过胸大肌,在交换棒突出处做小皮肤切口,将交换棒穿出(图 16-5C 和图 16-6)。

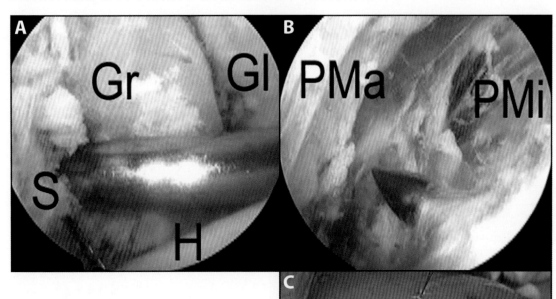

图 16-5　建立"自杀"入路(左肩)　从前外侧入路观察。关节镜从肩袖间隙置入盂肱关节。A. 交换棒从后方入路置入,穿过肩胛下肌。B. 交换棒尖端在联合腱和胸小肌腱间引出。C. 在交换棒于皮肤突出处做一小切口。ALP. 前外入路;AP. 前方入路;Gl. 肩胛盂;Gr. 植骨块;H. 肱骨头;PMa. 胸大肌;PMi. 胸小肌;S. 肩胛下肌腱

※提示"自杀"入路的精确位置

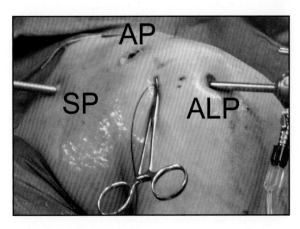

图 16-6　相对于其他入路的"自杀"入路　关节镜置入前外入路(ALP),为螺钉置入的鞘管,在"自杀"入路位点(SP)置入。AP. 前方入路

步骤 5 髂骨移植物固定

接下来,通过交换棒,将螺钉植入的鞘管置入,插入盂肱关节,通过肩胛下肌,缓慢回抽交换棒,同时向前推进鞘管。带鞘管闭孔器尖端插入鞘管,定位在植入物的螺钉孔(见图 16-3)。导线通过这个带鞘管闭孔器置入,通过移植物,横穿肩胛盂,从后方皮肤穿出来,止血钳固定。这样防止钻孔时导线意外拔出。移除带鞘管闭孔器,使用长带鞘管 2.7mm 钻头,横穿肩胛颈钻孔。钻孔后,3.5mm 直径的、长 30mm 空心松质骨螺钉(DePuy),通过鞘管置入至移植物上部。重复这一操作,在移植物下部植入另外一个螺钉(图 16-7A)。

步骤 6 前下关节囊盂唇修复

关节囊盂唇复合体,以前做了松解,采用常规 Bankart 修复的方式,使用 3~4 个负载 2 号高强线的生物复合缝合铆钉重新贴附到肩胛盂(图 16-7B)。

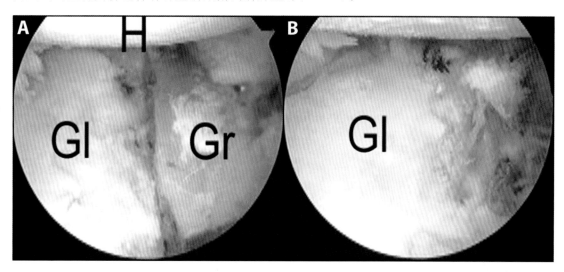

图 16-7 完成后关节镜观 A. 移植物固定;B. 关节囊盂唇重建,从前方入路观察到二个图像。Gl. 肩胛盂;Gr. 移植物;H. 肱骨头

八、术后原则

肩关节吊带固定 3 周,开始被动和主动辅助锻炼,前屈、外旋同时避免疼痛。6 周后,开始肩袖和肩胛稳定肌肉的轻柔力量训练。术后 3 个月,开始练习非接触体育活动。术后 6 个月,根据个人的功能康复情况,开始完全恢复投掷或接触性体育运动。

九、可能的并发症

★ 血管神经由于靠近这些结构,可能发生损伤。所以,当使用钝的交换棒刺穿肩胛下肌和联合腱内侧边时,必须小心。

★ 其他可能的技术并发症与移植物螺钉固定有关,如移植物骨折、螺钉方向不恰当、螺钉长度不一致,肩胛盂软骨损伤,通过前外入路较好地看清楚,可以避免。

★ 导线穿过后方皮肤时,如果没有相对平行于肩胛盂表面,可能导致神经血管损伤。然而,使用自杀入路的一个巨大优势是导线和螺钉平行固定,可以减小这种风险。

技术要点

1. 术前使用 CT 三维重建,认清肩胛盂前下部分的轮廓,修整移植物以适合自然肩胛盂。
2. 使用牵开线,牵开松解的关节囊盂唇复合体,目的是在移植物固定时获得足够的工作空间(见图 16-5)。
3. 安全地建立"自杀"入路,引入鞘管和带鞘管闭孔器。
4. 在理想位置置入第一根导线,如此植入物齐平肩胛盂表面,然后刺穿后方皮肤,以止血钳固定,这样预防钻孔后导线意外拔出。
5. 钻孔完成后续的铆钉植入修复关节囊盂唇时,需要小心,不要横断和损坏固定移植物的螺钉。

参 考 文 献

[1] Burkhart SS, De Beer JF. Traumatic glenohumeral bone defects and their relationship to failure of arthroscopic Bankart repairs: significance of the inverted-pear glenoid and the humeral engaging Hill-Sachs lesion. Arthroscopy. 2000;16:677-694.

[2] Boileau P, Villalba M, Héry JY, Balg F, Ahrens P, Neyton L. Risk factors for recurrence of shoulder instability after arthroscopic Bankart repair. J Bone Joint Surg Am. 2006;88:1755-1763.

[3] Lo, IY, Parten, PM, Burkhart, SS. The inverted pear glenoid: an indicator of significant glenoid bone loss. Arthroscopy. 2004;20:169-174.

[4] Sugaya H, Moriishi J, Dohi M, Kon Y, Tsuchiya A. Glenoid rim morphology in recurrent anterior glenohumeral instability. J Bone Joint Surg Am. 2003;85:878-884.

[5] Sugaya H, Moriishi J, Kanisawa I, Tsuchiya A. Arthroscopic osseous Bankart repair for chronic recurrent traumatic anterior glenohumeral instability. J Bone Joint Surg Am. 2005;87A:1752-1760.

[6] Nakagawa S, Mizuno N, Hiramatsu K, Tachibana Y, Mae T. Absorption of the bone fragment in shoulders with bony Bankart lesions caused by recurrent anterior dislocations or subluxations: when does it occur? Am J Sports Med. 2013;41:1380-1386.

[7] Maeda K, Sugaya H, Mochizuki T, Moriishi J. [The inverted-pear glenoid in recurrent anterior glenohumeral instability.] Shoulder Joint (Katakansetsu). 2005;29:507-510.

[8] Sugaya H. Instability with bone loss. In Angelo RL, Esch J, and Ryu RKN, eds. AANA Advanced Arthroscopy: The Shoulder. Philadelphia, PA: Elsevier; 2010:136-146.

[9] Latarjet M. Techniques chirugicales dans le trairement de la luxation anteriointerne recidivante de l'epaule. Lyon Chir. 1965;61:313-318.

[10] Lafosse L, Lejeune E, Bouchard A, Kakuda C, Gobezie R, Kochhar T. The arthroscopic Latarjet proce-

dure for the treatment of anterior shoulder instability. Arthroscopy. 2007;23;1242. e1-5.

[11] Dumont GD, Fogerty S, Rosso C, Lafosse L. The arthroscopic Latarjet procedure for anterior shoulder instability: 5-year minimum follow-up. Am J Sports Med. 2014;42;2560-2566.

[12] Boileau P, Thélu CÉ, Mercier N, et al. Arthroscopic Bristow-Latarjet combined with Bankart repair restores shoulder stability in patients with glenoid bone loss. Clin Orthop Relat Res. 2014;472;2413-2424.

[13] Bessière C, Trojani C, Carles M, Mehta SS, Boileau P. The open Latarjet procedure is more reliable in terms of shoulder stability than arthroscopic Bankart repair. Clin Orthop Relat Res. 2014;472;2345-2351.

[14] Delaney RA, Freehill MT, Janfaza DR, et al. 2014 Neer Award Paper: neuromonitoring the Latarjet procedure. J Shoulder Elbow Surg. 2014;23;1473-1480.

[15] Sastre S, Peidro L, Méndez A, Calvo E. Suprascapular nerve palsy after arthroscopic Latarjet procedure: a case report and review of literature. Knee Surg Sports Traumatol Arthrosc. 2014 May 18. [Epub ahead of print].

[16] Kitayama S, Sugaya H, Takahashi N, et al. Clinical outcome and glenoid morphology after arthroscopic chronic bony Bankart repair: a 5 to 8 year follow-up. J Bone Joint Surg Am. 2015. In press.

[17] Scheibel M, Kraus N, Diederichs G, Haas NP. Arthroscopic reconstruction of chronic anteroinferior glenoid defect using an autologous tricortical iliac crest bone grafting technique. Arch Orthop Trauma Surg. 2008;128;1295-1300.

[18] Warner JJ, Gill TJ, O'hollerhan JD, Pathare N, Millett PJ. Anatomical glenoid reconstruction for recurrent anterior glenohumeral instability with glenoid deficiency using an autogenous tricortical iliac crest bone graft. Am J Sports Med. 2006;34;205-212.

[19] Yamamoto N, Muraki T, An KN, et al. The stabilizing mechanism of the Latarjet procedure: a cadaveric study. J Bone Joint Surg Am. 2013;95;1390-1397.

[20] Giles JW, Boons HW, Elkinson I, et al. Does the dynamic sling effect of the Latarjet procedure improve shoulder stability? A biomechanical evaluation. J Shoulder Elbow Surg. 2013;22;821-827.

[21] Gelber PE, Reina F, Monllau JC, Yema P, Rodriguez A, Caceres E. Innervation patterns of the inferior glenohumeral ligament: anatomical and biomechanical relevance. Clin Anat. 2006;19;304-311.

[22] Jerosch J, Castro WH, Halm H, Drescher H. Does the glenohumeral joint capsule have proprioceptive capability? Knee Surg Sports Traumatol Arthrosc. 1993;1;80-84.

[23] Bernageau J. [Imaging of the shoulder in orthopedic pathology.] Rev Prat. 1990;40;983-992.

[24] Chuang TY, Adams CR, Burkhart SS. Use of preoperative three-dimensional computed tomography to quantify glenoid bone loss in shoulder instability. Arthroscopy. 2008;24;376-382.

[25] Mologne TS, Provencher MT, Menzel KA, Vachon TA, Dewing CB. Arthroscopic stabilization in patients with an inverted pear glenoid: results in patients with bone loss of the anterior glenoid. Am J Sports Med. 2007;35;1276-1283.

[26] Sugaya H, Kon Y, Tsuchiya A. Arthroscopic Bankart repair in the beachchair position: a cannulaless method using an intra-articular suture relay technique. Arthroscopy. 2004;20(Suppl 2);116-120.

第 17 章

关节镜Latarjet 固定

Ashish Gupta, MBBS, FRACS and Laurent LaFosse, MD

一、引言

肩关节前下脱位是年轻人常见的肩关节损伤。过去30年来，处理这种常见和难于处理疾病方面，已经取得很多手术进展。随着肩关节镜的进步，医师已经开始理解诊断肩关节前方不稳的不同疾病谱。关节镜和高级放射影像有利于了解肩胛盂和肱骨骨缺损，盂肱韧带肱骨侧撕脱、前盂唇骨膜袖撕脱和肩胛盂侵蚀。

Bankart 修复、Bristow 手术、Latarjet 手术、自体肩胛盂植骨已经经受了时间检验，仍是处理这类疾病的可行选择。挑战是选择最恰当、可重复、并发症较少、最少翻修率、早期完全恢复功能、较好长期效果的技术。

常见的理念是修复盂唇和重新附着关节囊，稳定肩关节、恢复正常功能。然而，Bankart 修复的成功依赖于通常病态的关节囊盂唇复合体的强度，同时还常伴有一定程度的肩胛盂骨缺损，后者在手术修复时没有处理。

不同的医师证实关节镜 Bankart 修复，当选择错误的患者群时，失败率高。Balg 和 Boileau 报道，Bankart 修复的失败率达 14.5%，导致他们提出了不稳严重性指数评分。

Latarjet 在 1954 年描述了喙突转移手术，这个手术在当今阶段前，出现过很多改良。肩胛下肌腱不再分离，2 枚螺钉固定移位的喙突到肩胛盂边缘，移植物的精确定位发生了改变。Patte 和 Debeyre 解释了 Latarjet 的三重阻挡效应。第一步是盂唇关节囊修复；第二步是喙突增加肩胛盂表面积，因此防止 Hill-Sachs 损伤发生咬合；第三步，或许最重要的是联合腱和肩胛下肌的动力悬吊效应，防止肱骨头外展外旋时脱位。这些发现已经被生物力学证实。

为何做关节镜下 Latarjet 手术?

作者在 2003 年完成第一例关节镜 Latarjet 手术。过去 10 年来该技术取得显著进展，已完成 500 例手术。该技术已变成流水线型、较安全、可复制手术。通过这些手术,关节镜 Latarjet 手术显示出比切开手术的一些明确优势。

★ 关节镜能够评估韧带结构的质量,评估影像研究上不明显的慢性肩胛盂骨缺损。伴发的肩关节疾病,如上盂唇前后损伤(SALP)、后盂唇撕裂、游离体等可一并处理。

★ 如果关节囊盂唇结构的质量较差或者骨缺损比术前估计得明显,该手术较容易转换为 Latarjet 关节镜手术。

★ 关节镜的多视野,使医师能够较好定量肩胛盂和盂唇骨缺损,因此有助于恰当安放喙突植骨块。

★ 复杂的双向前和后方不稳,可以在同一手术中处理。

★ 关节镜优势在于术后瘢痕小和疼痛不明显,因此可快速功能康复。

二、适应证

★ 肩胛盂骨缺损:多数复发性肩关节前方不稳与肩胛盂骨缺损有关,各研究中比例为 70%～79%,Sugaya 等证实一组患者中 90% 存在肩胛盂边缘缺损。Lo 等首次提出了"倒梨形"的概念,Burkhart 和 Debeer 证实超过 25% 骨缺损的 Bankart 手术,其失败率较高。Itoi 等进一步证实了这点。过多骨缺损(尤其活动多患者的骨缺损),已成为 Latarjet 手术的常见适应证。

术前通过 Bernageau 片可定量骨缺损(图 17-1),已证实这个位置摄片可准确测量肩胛盂侵蚀/骨缺损。在作者的医院,常规预约双肩对比前后位肩胛盂的 Bernageau 片(图 17-2)。

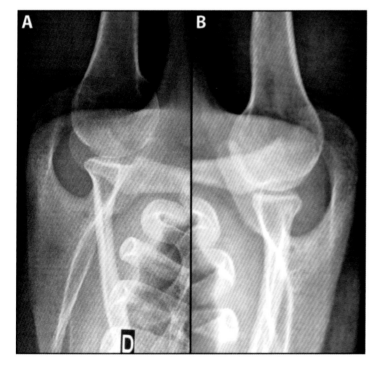

图 17-1 Bernageau 位显示与对侧肩相比　右肩慢性前盂骨缺损

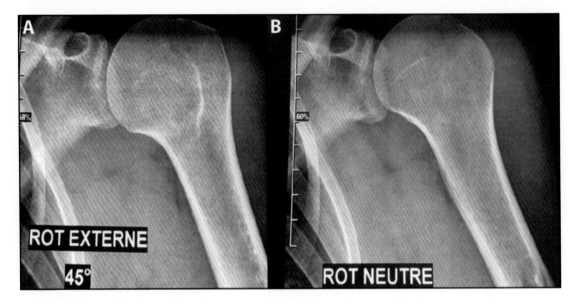

图 17-2　标准前后位片相同的缺损　注意肩盂下方不存在前方硬化边缘,表示慢性前方边缘侵蚀

　　为了定量肩胛盂骨缺损和评估 Hill-Sachs 的深度和大小,所有患者术前常规进行三维 CT 扫描,一张末端"在脸"肩胛盂像,可以较好看清肩胛盂缺损的程度和部位。其他作者们报道相同结果。

　　注意:作者认为骨缺损是常见的,绝对量不应该作为单一指导 Latarjet 的适应证,应该结合 Hill-Sachs、组织质量、患者需求、过度松弛来考虑。

　　★ Hill-Sachs:肱骨骨缺损的大小和部位每例患者不尽相同。Saito 等证实,缺损通常存在于自肱骨头上方 0～24mm 的部位。已广泛认可的是大的 Hill-Sachs 带或不带有肩胛盂骨缺损,是复发不稳重要原因。对于较小到中等大小的缺损,remplissage 和 Latarjet 手术都可作为治疗选择。对于较大缺损,骨软骨移植和表面置换是手术选择。

　　Latarjet 手术增加了关节面积和顺应弧度,减小了关节面接触压,依赖于前方关节囊如何处理的,没有外旋幅度限制。

　　remplissage 手术提升了关节囊和肩胛下肌腱进入缺损,因此预防肱骨头向前半脱位。该手术确实限制了外旋度数。限制程度依赖于采用的技术,这种降低外旋的临床相关性存在争议。

　　注意:作者认为,Latarjet 增加了顺应弧度和动力悬吊效应,显著提高稳定,没有牺牲外旋。

　　★ 咬合 Hill-Sachs:Itoi 等将肩胛盂轨道内侧的 Hill-Sachs,定义为咬合 Hill-Sachs(图 17-3 和图 17-4)。Burkhart 和 Debeer 证实,咬合型 Hill-Sachs 如果没有处理,具有高的不可接受的再脱位率。

　　注意:作者认为,术者认识到咬合型 Hill-Sachs,是 Latarjet 手术适应证。

　　★ 翻修 Bankart/不稳翻修手术:这些患者可划分为二个亚类。

　　☆ 早期失败:通常是未诊断骨性缺损、组织质量差,或者修复处应力过大(患者活动度)的结果,此时翻修 Bankart 手术比 Latarjet 手术具有较高的失败率。

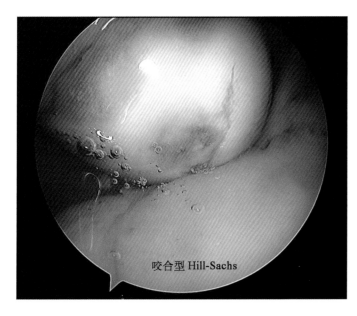

图 17-3　咬合型 Hill-Sachs　注意开始检查期间,沿着肩盂骨缺损

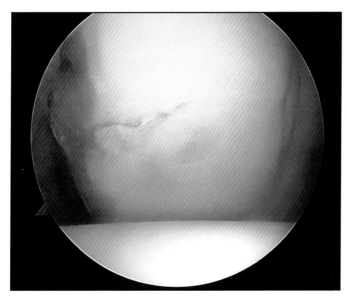

图 17-4　从 D 入路观察　注意肩盂骨缺损

☆ 后期失败:发生原因为重复应力传递到已经失效的关节囊上,通常患者有相当不爱活动的生活方式,开始接触运动或体育活动时再脱位。这些患者的主要病变经不恰当处理,随时间发展,演变为渐进性肩胛盂侵蚀。

★ 接触性运动员或高风险职业或体育运动:接触性运动员具有较高 Bankart 修复失败率。Latarjet 手术具有较好提高稳定性和恢复体育获得的机会。已证实,对于接触性运动的男运动员(曲棍球、柔道、摔跤),Latarjet 提供早期恢复体育活动、较少僵硬、较低失败率。患者职业风险高,如站立较高的建筑工人,突然的肩关节脱位是危及生命的损伤,Latarjet 手术是较好选择。

★ 关节囊盂唇结构质量;患者较年轻时脱位(发作年龄)、本手术前多次脱位者,软组织质量显著受损。经常观察到这些患者的关节囊不再良性发展，由于多次创伤而拉伸。创伤连带总体韧带松弛者，可能会从 Latarjet 的动力悬吊效应和增加顺应弧度方面受益。

三、相关体格检查

对患者进行系统体格检查，经常发现以下临床体征。
★ 前屈几乎正常。仅能观察到轻微减少。如果患者骨缺损显著或易于脱位，将无法抬起手臂，原因是比固定挛缩更明显的恐惧。
★ 外旋丢失是常见现象。
★ 手臂外展位内旋可能减少。
★ 恐惧试验。
★ 前抽屉试验和后抽屉试验评估双肩不对称。
★ 一般韧带松弛试验。
★ 测试肩袖，创伤性肩关节脱位可并发肩袖撕裂。
★ 测试腋神经功能。

四、相关影像

所有患者进行如下影像检查。
★ 双肩内旋和外旋前后位片。
★ 肩胛骨 Y 侧位。
★ Bernageau 位（见图 17-1）。
★ CT 关节造影或 MRI。
★ 三维-CT 重建，肩胛盂"在脸"位，评估肩胛盂骨缺损。

五、设备

★ 标准 30°关节镜。
★ 2 个 18 号针。
★ 2 个玫瑰色 18G 硬膜外针。
★ 2 个交换棒。
★ 关节镜 Latarjet 工具盒（DePuy Mitek）。
★ 射频。
★ 带液体管理泵的刨削刀。

六、体位和入路

（一）体位
沙滩椅位，全麻，超声引导肌间沟阻滞麻醉。给予二代头孢菌素类药物预防感染。所有患者进行脑灌注监控,保证全程充分脑灌注(沙滩椅位)、控制性低血压麻醉(图 17-5)。

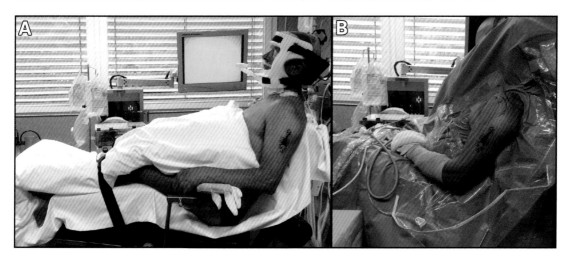

图 17-5 沙滩椅位 肢体自由铺单,不使用牵引

使用 T-MAX 贴片(Smith-Nephew)。身体摆好,确保肩胛骨内侧边靠在手术床上,在这个边外侧的肩胛骨可见而且可触摸到。内侧边受支撑保证肩胛骨突出,形成一个跷跷板效应。

消毒铺单,半个胸部暴露,上肢显露,不使用牵引。

(二)入路

建立本手术各个步骤的多个入路(图 17-6)。标准 20G 硬膜外针辅助建立正确入路。所有入路使用 11 号刀片,仅刺穿皮肤建立。皮肤下软组织使用关节镜射频刺穿,因此保证了工具充分插入的清晰通路。这样避免了邻近软组织肿胀导致的入路堵塞。

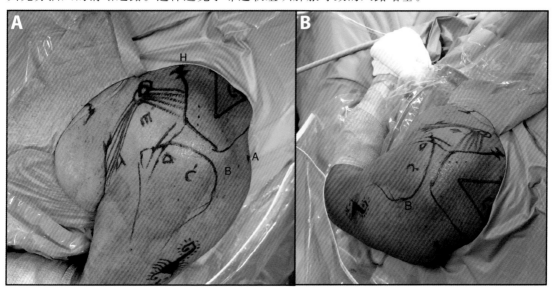

图 17-6 各种入路

★ A 入路：通过肩关节软点的标准后方入路。用于肩关节内检查和各种工具通过。

★ B 入路：肩峰后外侧角外侧和下方 2cm 处，是后盂唇修复和 SLAP 修复的关键入路。该入路不常用于关节镜 Latarjet 修复，除非后方盂唇修复或后方骨块手术，需要处理持续后方或复合前后不稳。

★ C 入路：标准外侧入路，锁骨和肩胛冈交界线处。为符合人体工学使用工具，必须在外侧。

★ D 入路：肩峰前外侧边的下外 2cm 处。建立这个入路的目的是工具直接进入肩关节二头肌腱滑轮上方。该入路用于二头肌腱固定、肩袖修复、肩胛下肌腱修复、肩胛上神经减压。全程用作关节镜 Latarjet 手术的观察入路。

★ E 入路：用于 Bankart 修复的标准前方入路。用于所有前关节囊操作。

★ I 入路：位于喙突下方 3cm，恰好在前腋部皱褶前方。该入路用于看清喙突末端，对于喙突截骨和喙突准备至关重要。

★ J 入路：位于 I 入路外侧，恰好位于前腋部皱褶外侧。工具从此置入。

★ H 入路：喙突上内侧，锁骨前方。从 I 入路观察，直视下建立。皮肤切口建立后，使用射频建立此入路，因为头静脉的一个属支通常需要电凝。该入路用于准备喙突和喙突截骨术。

★ M（内侧）入路：靠内侧的 2cm 长入路，在女性乳晕和乳房组织外侧；锁骨下方 5cm，与盂的前后轴成一直线。皮肤切开，更深的解剖在直视下进行，确保所有更深层解剖在胸小肌外侧进行，形成与臂丛和腋动脉的安全距离。是最常使用入路之一。适合喙突准备、截骨、植入物安放和固定工具通过。

七、手术步骤

步骤 1 关节评估和咬合证据。

步骤 2 关节内准备，关节囊切开、去皮质、标记 2～5 个肩胛盂区域。

步骤 3 喙突准备，胸小肌腱、喙突韧带和联合腱松解，MC 神经可见，臂丛可见。

步骤 4 喙突获取，克氏针，钻孔和顶帽，应力管，最后截骨。

步骤 5 前方肩胛下肌腱准备和劈开，腋神经可见，从入路 A 进入交换棒。

步骤 6 肩胛盂显露和最后准备。

步骤 7 从双鞘管拉回喙突，最后去皮质。

步骤 8 喙突安放。

步骤 9 喙突固定。

步骤 10 动态和最后关节评估。以下是对以前发表的原创技术进行改良。

★ 初始关节观察：应用 A 入路，进行标准肩关节镜手术。

☆ 确定肩胛盂缺损大小，评估 Hill-Sachs 缺损（图 17-7 和图 17-8）。

☆ 肩关节外展外旋，记录肩胛盂轨迹。对 Hill-Sachs 缺损咬合肩胛盂骨缺损的难易进行评估。脱位的持续性是决定选择 Latarjet 手术的最重要决策步骤之一。

☆ 探针通过 E 入路置入，评估前关节囊的质量。

☆ 探针检查相关 SLAP 损伤后方 Bankart 损伤。

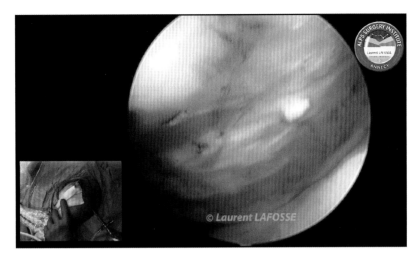

图 17-7　通过 A 入路　咬合 Hill-Sachs,在最初关节上的评估

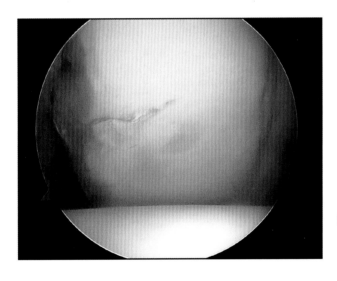

图 17-8　盂骨缺损(通过 D 入路观察)

☆ 仔细记录相关软骨损伤和早期骨关节炎改变。因为复发肩关节脱位的自然史预示这些病人会发生退行性骨关节炎。

☆ 一旦决定进行 Latarjet 手术,建立 D 入路。

★ 关节内准备:摄像头置于 A 入路,射频从 D 入路置入,将病变前下盂唇分离(2—6 点钟,图 17-9)。将肩袖间隙打开,肩胛下肌腱上边分离。平行于肩胛下肌腱纤维,将关节囊横向切开。仅切除一小部分关节囊,这点与作者较早期广泛切除关节囊的技术不同。

★ 喙突准备:交换棒插入 D 入路,向上牵开三角肌。旋转中立位,喙突准备,全程助手屈曲手臂,扩大视野,创造工作空间。喙突准备涉及各个面都看清喙突,松解和确认周围神经血管结构。包括 4 个系统步骤。

☆ 分离喙突外侧:关节镜从 D 入路进入,使用硬膜外针计划 I 和 J 入路。使用 I 入路,切

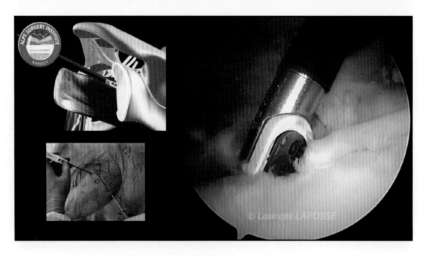

图 17-9 标记处最终植入物下方范围的位置

除喙肱韧带和肩锁韧带。然后使用射频切除喙突下滑囊。这包括消融和清扫来分离组织。二个通过肩胛下肌纤维的小血管进行电凝。可见很多小神经进入肩胛下肌的肌腹。烧灼肩胛下肌劈裂途中的血管。必须小心的是,烧灼指向肩胛下肌,远离臂丛。

☆ 分离喙突内侧:确认胸小肌腱,射频辅助切开,必须始终接触骨。在远端,确认胸小肌腱和联合腱之间的结合部(图 17-10)。将这个平面钝性分离扩大。向外,切除胸锁筋膜。电切用作钝性分离探针,将在喙突内侧的软组织梳理开。第一个要认识的结构是肌皮神经。该神经始终要确认和保护。此步骤之后,可见后方的弦状结构,反过来引导医师找到腋动脉,必须注意小的穿支出血电凝时,要背离臂丛操作,因此减少对神经的热损伤。

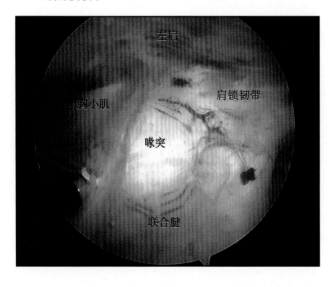

图 17-10 喙突分离 从 J 入路观察。电刀(入路 I)在喙突(胸小肌腱下边)内侧

☆ 喙突下分离:从 D 入路观察,替换观察入路为 I 入路和 J 入路。使用电刀切除喙突下脂肪块。射频从 I 入路转换到 M 入路,目的是完全看清喙突下表面。沿喙突颈部下表

面会遇到主要出血处。这些必须仔细电凝,因为这个区域的良好视野,对于完成喙突截骨十分重要。

☆ 喙突上表面分离:喙突上表面由肩锁韧带残存物和滑囊组织构成。易于无障碍清创。从 I 入路观察时,必须能看清喙突的各个面。

★ 获取喙突:使用硬膜外针,建立 H 入路。第一助手持关节镜,第二助手旋转中立位屈曲手臂。允许术者使用双手完成此步操作。

☆ 置入顶帽(图 17-11):通过 H 入路置入喙突导钻。理想的点位应该是导钻尖端位于喙突尖端后方 5mm 处,选择上内至下外方向。将导线插入双侧皮质。首先,使用工具箱中带套管钻头,钻第一个孔。必须以振动模式进入皮肤,预防头静脉损伤。一旦看见一端,钻孔完成。在推进鞘管钻头前,应移除导丝,防止臂丛神经损伤。重复该步骤钻第二个孔(使用导钻)。进行孔(间隔 9mm)的攻丝,然后置入顶帽。必须当心不要顶帽太紧,应该有二指的紧张度。

☆ 喙突截骨:从 M 入路引入 5mm 的磨钻,从 I 入路观察。将喙突颈的下表面磨锉形成一个应力竖管。使用喙突截骨锯完成可控制截骨。先开始外侧皮质截骨,然后内侧皮

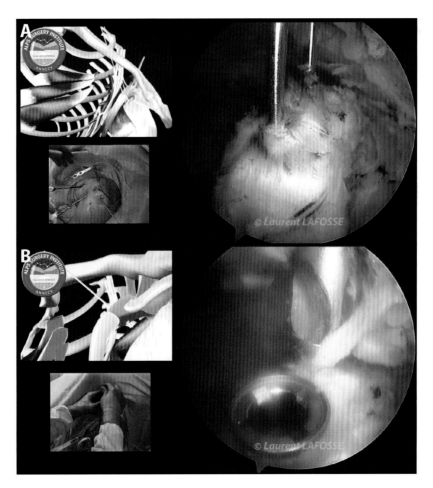

图 17-11　喙突准备和获取

质截骨(图 17-12),然后截骨锯从上
方插入,完成整个控制截骨。新鲜
回流血和短暂给予泵高压,原因是
骨面出血,很快会消退。

★ 肩胛下肌腱劈开:手臂内收,维持在
　旋转中立位,不做牵引。通过 J 入
　路观察,I 入路操作。

☆ 使用刨削器,清除残留的肩胛下肌
　腱滑囊。

☆ 射频做钝性探针,将肩胛下肌内侧
　面挑起,清楚显露腋神经(图 17-
　13)。该步骤对于保护腋神经,安全
　劈开肩胛下肌腱来说,十分重要。

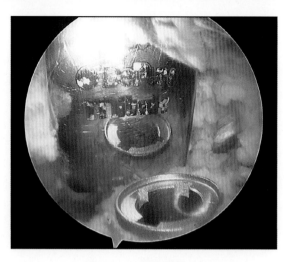

图 17-12　喙突截骨

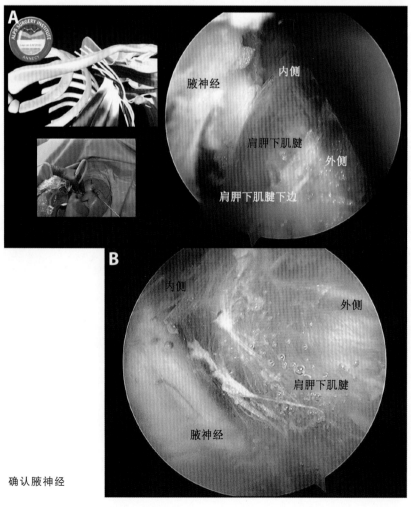

图 17-13　确认腋神经

☆ 靠近肩袖间隙确认肩胛下肌腱上边,肩胛下肌腱上边通过前环动脉和 2 个静脉(3 姐妹)确认。标记上 2/3 和下 1/3 结合部。

☆ 内旋和外旋,使用电刀劈开肩胛下肌腱,始终保持指向远离腋神经方向。分离的外侧范围到达二头肌腱沟边缘,避免损伤二头肌腱(图 17-14)。

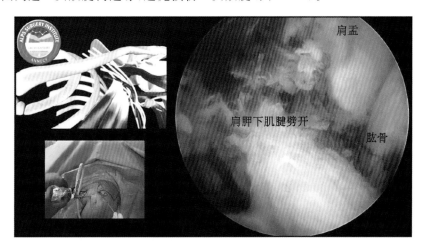

图 17-14　肩胛下肌腱劈开

☆ 交换棒从 A 入路插入,横过关节,通过肩胛下肌腱。必须小心保持外侧方向,如此交换棒尖端始终在臂丛外侧。然后交换棒作为牵开器,向上牵开肩胛下肌腱纤维。现在喙突截骨锯从 M 入路插入,通过劈开处,定位在肩胛盂颈上。第二助手最大限度外旋手臂,形成对肩胛下肌腱内侧纤维的钝性分离。该步骤进一步保护了对腋神经的不经意损伤。

★ 肩胛盂显露和钻螺钉孔:手臂置于内旋位,不牵引,手放在患者膝上减轻张力。二个交换棒,一个从 A 入路,一个从 J 入路,用于牵开肩胛下肌腱上方和下方纤维。I 入路用于观察,M 入路作为工作入路。

☆ 使用磨钻,做肩胛盂颈轮廓准备。会遇到来自于骨的后方出血,电切通过肩胛下肌腹进入骨的小穿支。

☆ 从 M 入路,引入喙突塑料带鞘管导针,确定植入物的最后定位。理想状况是,位于 3—5 点钟处,植入物绝不可以置于外侧。插入导针,2 个导丝钻入肩胛盂颈,导丝尖端暴露在外,以动脉止血钳固定。导丝必须彼此平行,交换棒从 A 入路置入,确保平行。

☆ 带鞘管导钻辅助钻通两侧皮质和记录的预计螺钉长度。

☆ Latarjet 工具盒中的带鞘管穿刺器,通过后方皮肤穿刺处,在下方导丝上穿过,向前推进,直至在前方肩胛盂颈部看到为止。

☆ 导丝从患者后面拉出,留下固定的带鞘管穿梭器。

★ 喙突拉出和最后准备:手臂屈曲,置入双鞘管(通过 M 入路把手朝上)。通过 I 入路观察,鞘管和它的二个顶部帽状螺钉提起来,目的是活动和传递喙突。

☆ 现在调整喙突方向,如此它的下表面朝向肩胛下肌腱。

☆ 通过 J 入路,术者使用 5mm 磨钻将喙突下表面做成象牙般,建议完成喙突下表面去皮质,保证愈合。

☆ 必须注意喙突应保持静止,预防不经意滑动导致重要神经血管结构损伤。

★ 喙突固定:手臂内旋,通过肩胛下肌腱劈开处置入喙突。引导喙突下方的孔(靠近联合腱起点)在带鞘管穿刺器上。

☆ 提起带鞘管穿刺器,如此将其通过顶帽,2个导丝再从前后方向凹槽插入喙突孔和肩胛盂上的孔(图 17-15)。

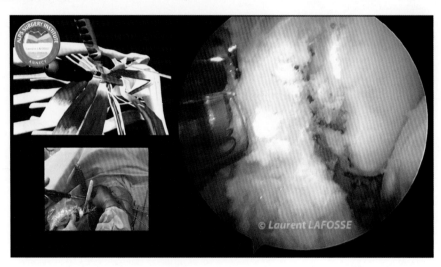

图 17-15　引入植入物

☆ 观察在 J 和 D 入路之间转换,确保植入物与肩胛盂良好接触,任何接触不佳,均可通过 E 入路,以磨钻磨去尖锐的边处理。

☆ 一旦满意了,植入 2 个螺钉,完成植入物固定。

☆ 螺钉应轻轻上紧。张力过大会导致螺钉断裂和可能的植入物断裂(图 17-16)。

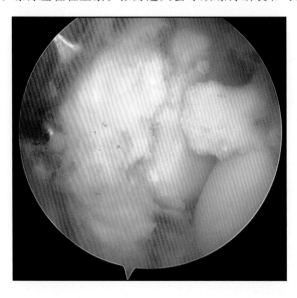

图 17-16　植入物固定良好

★ 最后检查：从 I、M 和 A 入路观察植入物。确保没有植入物在前方肩胛盂边缘上突出。如果突出了，表面看到的和突起的部分，用磨钻磨下去，确保植入物与肩胛盂平齐。将肩关节外展外旋，评估稳定和植入物固定。入路均以皮内缝合关闭。敷料包扎。外展悬吊。

八、术后原则

多数患者在 X 线检查后，手术次日早晨出院。需要外展舒适悬吊。术后 2 周随访检查伤口，6 周、12 周随访。开始不推荐物理治疗，鼓励患者主动抬高和活动手臂。没有内旋和外旋限制。

6 周，X 线片可观察到植入物是牢固的。3 个月，多数运动员可恢复接触运动，3 个月后，X 片证实骨愈合（图 17-17）。有条件者 CT 平扫证实。

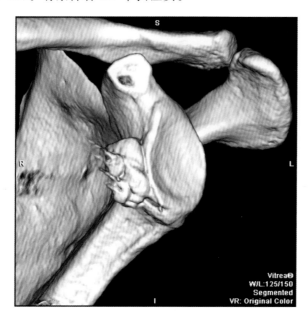

图 17-17　术后 3 个月 3D-CT 显示固定良好的植入物

九、可能并发症

高级专家已经完成 500 例关节镜 Latarjet 手术。并发症包括以下几种。

★ 术后血肿：偶然发生。患者通常抱怨术后血肿肿胀。术后 4d 肿胀消退，这是一种较小并发症。处理方法是安慰、休息、镇痛和冷敷。

★ 感染：表浅和深部感染。多数为痤疮丙酸杆菌感染。

★ 神经损伤：Latarjet 期间发生各种神经损伤报道的风险，涉及腋神经和肌皮神经。然而，高级专家的经验是，勤奋和恰当的手术技术有助于减少这些风险。尽管尽了极大努力，高级专家仍遇到短暂神经麻痹。

☆ 短暂肩胛上神经麻痹,原因是长的上方螺钉朝向了冈盂切迹,更换为短螺钉可解决这个问题。

☆ 短暂腋神经麻痹:作者开展的 500 例手术中遇到 1 例,术后 3 个月完全恢复。

★ 植入物定位:这个问题仍是切开和关节镜 Latarjet 的"跟腱"。定位植入物的完美位置仍是挑战。不同受尊敬的医师提出了他们的理想位置,然后无法达成共识。Nourissat 等证实 4 点钟位置是理想的稳定位置。Yamamoto 等证实,3 点钟位置是最大稳定部位。Saito 等也发现,最常见的盂缺损位置是 2 点 30 分至 4 点 30 分。以下问题确实存在。

☆ 定位太高:上方螺钉穿透冈盂切迹的风险,损伤肩胛上神经。

☆ 定位太低:下方螺钉可能没有固定到肩胛盂。

☆ 定位太靠内侧:骨块可能没有生物力学优势。

☆ 定位太靠外侧:是四种情况中最差的。植入物会导致肱骨头软骨损伤和疼痛,通常患者主诉外展外旋时疼痛,可能听到撞击声。

★ 骨溶解:作者的回顾性病例中,注意到大多数植入物经历骨溶解。程度依患者不同而不同。作者注意到一些术前骨缺损较小者,术后骨溶解较明显。一些患者显示早达术后 6 个月的骨溶解。一致注意到的是,骨溶解从植入物上方开始向下发展。DiGiacomo 等发现和报道了一些相似模式的骨溶解。

★ 骨不连:骨不连少见。经常在明显创伤螺钉断裂之后发生。由于作者患者群是以高山运动为主的人群,经常见到滑雪和爬山之后的明显损伤。植入物断裂也存在,这些患者可能需要翻修手术,自体髂骨植骨。

★ 术后僵硬:作者记录到急性肩关节脱位病例的僵硬,当脱位和手术时间不足 10d 时,这些患者显示出比那些慢性损伤患者更高比例的术后僵硬。如果计划在这个早期阶段手术,必须提醒注意。第二亚组患者术后僵硬的是那些有肱骨头显著软骨缺损的,早期探查,避免显著软骨改变十分重要。

结果

作者一组 100 例患者,5 年的前瞻性研究已发表。这些患者中,64/89 肩获得随访,没有再脱位,1 例半脱位,复发不稳为 1.59%,平均整体 Western Ontario Shoulder Instability(WOSI)指数评分为 90.6%±9.4%,平均 WOSI 主要分数为:物理症状 90.1%±8.7%,体育休闲/运动 90.3%±12.9%,生活方式 93.7%±9.8%,精神 88.7%±17.3%(图 17-18)。

作者的较早期结果发表于 2010 年。这些证实早期恢复到工作,91% 的优异评分,80% 的植入物定位于 3-5 点钟。

十、结论

关节镜 Latarjet 持续进展,仍是一种变化的治疗肩关节不稳替代方法,关节镜本质使医师能够参与伴发的关节骨病变处理。已记录到良好至优异的短期和长期结果。植入物定位和骨溶解仍是要研究的题目,以提高切开和关节镜 Latarjet 手术效果。

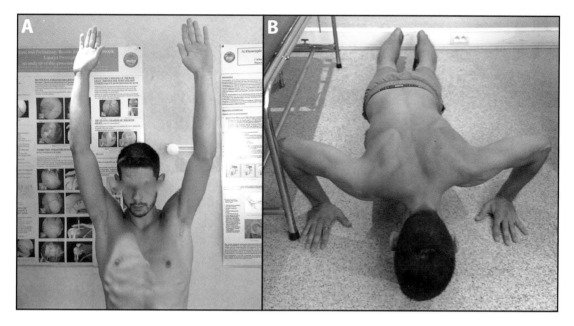

图 17-18　术后 6 周关节镜下 Latarjet 情况

技术要点

1. 必须有低压麻醉和有效液体泵管理系统。
2. 正确入路十分重要。
3. 喙突周围结构(如胸锁筋膜、肩胛下肌腱滑囊)必须仔细分离和切除。
4. 牵开肩(使用交换棒,通过 D 入路),能够保证植入物正确置放。
5. 移植物应该平行于肩胛盂置放,在肩胛盂前软骨缘内侧 3~5mm 处,从而防止移植物太突出。

参 考 文 献

[1]　Balg F，Boileau P. The instability severity index score. A simple pre-operative score to select patients for arthroscopic or open shoulder stabilisation. J Bone Joint Surg Br. 2007;89(11):1470-1477.

[2]　Latarjet M.［Treatment of recurrent dislocation of the shoulder］. Lyon Chirurgical. 1954;49(8):994-997.

[3]　Patte D，Debeyre J. Luxations recidivantes de l'epaule. Encycl Med Chir. Paris-Technique chirurgicale. Orthopedie. 1980;44265:4. 4-02.

[4]　Giles JW，Boons HW，Elkinson I，et al. Does the dynamic sling effect of the Latarjet procedure improve shoulder stability? A biomechanical evaluation. J Shoulder Elbow Surg. 2013;22(6):821-827.

[5]　Burkhart SS，Debeer JF，Tehrany AM，Parten PM. Quantifying glenoid bone loss arthroscopically in

shoulder instability. Arthroscopy. 2002;18(5):488-491.

[6] Itoi E, Yamamoto N, Kurokawa D, Sano H. Bone loss in anterior instability. Curr Rev Musculoskelet Med. 2013;6(1):88-94.

[7] Moroder P, Tauber M, Hoffelner T, et al. The medial-ridge sign as an indicator of anterior glenoid bone loss. J Shoulder Elbow Surg. 2013;22(10):1332-1337.

[8] Sugaya H, Moriishi J, Dohi M, Kon Y, Tsuchiya A. Glenoid rim morphology in recurrent anterior glenohumeral instability. J Bone Joint Surg Am. 2003;85-A(5):878-884.

[9] Lo IK, Parten PM, Burkhart SS. The inverted pear glenoid: an indicator of significant glenoid bone loss. Arthroscopy. 2004;20(2):169-174.

[10] Burkhart SS, Debeer JF. Traumatic glenohumeral bone defects and their relationship to failure of arthroscopic Bankart repairs: significance of the inverted-pear glenoid and the humeral engaging HillSachs lesion. Arthroscopy. 2000;16(7):677-694.

[11] Bernageau J, Patte D. [The radiographic diagnosis of posterior dislocation of the shoulder (author's transl)]. Revue de Chirurgie Orthopedique et Reparatrice de L'appareil Moteur. 1979;65(2):101-107.

[12] Pansard E, Klouche S, Billot N, et al. Reliability and validity assessment of a glenoid bone loss measurement using the Bernageau profile view in chronic anterior shoulder instability. J Shoulder Elbow Surg. 2013;22(9):1193-1198.

[13] Murachovsky J, Bueno RS, Nascimento LG, et al. Calculating anterior glenoid bone loss using the Bernageau profile view. Skeletal Radiol. 2012;41(10):1231-1237.

[14] Sugaya H. Techniques to evaluate glenoid bone loss. Curr Rev Musculoskelet Med. 2014;7(1):1-5.

[15] Saito H, Itoi E, Minagawa H, Yamamoto N, Tuoheti Y, Seki N. Location of the Hill-Sachs lesion in shoulders with recurrent anterior dislocation. Arch Orthop Trauma Surg. 2009;129(10):1327-1334.

[16] Purchase RJ, Wolf EM, Hobgood ER, Pollock ME, Smalley CC. Hill-Sachs "remplissage": an arthroscopic solution for the engaging Hill-Sachs lesion. Arthroscopy. 2008;24(6):723-726.

[17] Degen RM, Giles JW, Johnson JA, Athwal GS. Remplissage versus Latarjet for engaging Hill-Sachs defects without substantial glenoid bone loss: a biomechanical comparison. Clin Orthop Rel Res. 2014;472 (8):2363-2371.

[18] Di Giacomo G, De Vita A, Costantini A, de Gasperis N, Scarso P. Management of humeral head deficiencies and glenoid track. Curr Rev Musculoskelet Med. 2014;7(1):6-11.

[19] Giles JW, Elkinson I, Ferreira LM, et al. Moderate to large engaging Hill-Sachs defects: an in vitro biomechanical comparison of the remplissage procedure, allograft humeral head reconstruction, and partial resurfacing arthroplasty. J Shoulder Elbow Surg. 2012;21(9):1142-1151.

[20] Armitage MS, Faber KJ, Drosdowech DS, Litchfield RB, Athwal GS. Humeral head bone defects: remplissage, allograft, and arthroplasty. Orthop Clin North Am. 2010;41(3):417-425.

[21] Elkinson I, Giles JW, Boons HW, et al. The shoulder remplissage procedure for Hill-Sachs defects: does technique matter? J Shoulder Elbow Surg. 2013;22(6):835-841.

[22] Cerciello S, Edwards TB, Walch G. Chronic anterior glenohumeral instability in soccer players: results for a series of 28 shoulders treated with the Latarjet procedure. J Orthop Traumatol. 2012;13(4): 197-202.

[23] Neyton L, Young A, Dawidziak B, et al. Surgical treatment of anterior instability in rugby union players: clinical and radiographic results of the Latarjet-Patte procedure with minimum 5-year follow-up. J Shoulder Elbow Surg. 2012;21(12):1721-1727.

[24] Lafosse L, Boyle S. Arthroscopic Latarjet procedure. J Shoulder Elbow Surg. 2010;19(2 Suppl):2-12.

［25］Lafosse L，Lejeune E，Bouchard A，Kakuda C，Gobezie R，Kochhar T. The arthroscopic Latarjet procedure for the treatment of anterior shoulder instability. Arthroscopy. 2007;23(11):1242 e1241-1245.

［26］Rosso C，Bongiorno V，Samitier G，Dumont GD，SzollosyG，Lafosse L. Technical guide and tips on the all-arthroscopic Latarjet procedure. Knee Surg Sports Traumatol Arthrosc. 2014 May 10.［Epub ahead of print］.

［27］Hovelius L，Saeboe M. Neer Award 2008: Arthropathy after primary anterior shoulder dislocation—223 shoulders prospectively followed up for twenty-five years. J Shoulder Elbow Surg. 2009;18(3):339-347.

［28］Hovelius L，Olofsson A，Sandstrom B，et al. Nonoperative treatment of primary anterior shoulder dislocation in patients forty years of age and younger. A prospective twenty-five-year follow-up. J Bone Joint Surg Am. 2008;90(5):945-952.

［29］Shah AA，Butler RB，Romanowski J，Goel D，Karadagli D，Warner JJ. Short-term complications of the Latarjet procedure. J Bone Joint Surg Am. 2012;94(6):495-501.

［30］Delaney RA，Freehill MT，Janfaza DR，Vlassakov KV，Higgins LD，Warner JJ. 2014 Neer Award Paper: neuromonitoring the Latarjet procedure. J Shoulder Elbow Surg. 2014;23(10):1473-1480.

［31］Nourissat G，Radier C，Aim F，Lacoste S. Arthroscopic classification of posterior labrum glenoid insertion. Orthop Traumatol Surg Res. 2014;100(2):167-170.

［32］Yamamoto N，Itoi E，Abe H，et al. Effect of an anterior glenoid defect on anterior shoulder stability: a cadaveric study. Am J Sports Med. 2009;37(5):949-954.

［33］Saito H，Itoi E，Sugaya H，Minagawa H，Yamamoto N，Tuoheti Y. Location of the glenoid defect in shoulders with recurrent anterior dislocation. Am J Sports Med. 2005;33(6):889-893.

［34］Di Giacomo G，de Gasperis N，Costantini A，De Vita A，Beccaglia MA，Pouliart N. Does the presence of glenoid bone loss influence coracoid bone graft osteolysis after the Latarjet procedure? A computed tomography scan study in 2 groups of patients with and without glenoid bone loss. J Shoulder Elbow Surg. 2014;23(4):514-518.

［35］Di Giacomo G，Costantini A，de Gasperis N，et al. Coracoid bone graft osteolysis after Latarjet procedure: a comparison study between two screws standard technique vs mini-plate fixation. Int J Shoulder Surg. 2013;7(1):1-6.

［36］Dumont GD，Fogerty S，Rosso C，Lafosse L. The arthroscopic Latarjet procedure for anterior shoulder instability: 5-year minimum follow-up. Am J Sports Med. 2014;42(11):2560-2566.

第 **18** 章

关节镜肩胛上神经松解术
——肩胛横韧带和冈盂切迹

Kevin D. Plancher, MD, MS and Stephanie C. Petterson, MPT, PhD

一、引言

　　肩关节后方疼痛的病因,对于治疗医师来说可能难以解释。肩胛上神经在肩胛横韧带或冈盂韧带受压,导致综合的肩后疼痛。如果未处理,导致肌肉无力和持久的肌肉萎缩。肩胛上神经压迫通常位于神经的分支部分。因为其解剖位置,使其受压缠绕。早期文献记录神经受压于横韧带时,由于肩关节直接受打击,如创伤(如骨折,肩胛切迹或肱骨近段骨折)会造成影响。已见报道肩胛上神经是肩关节脱位单纯神经损伤中第二常见的,仅次于腋神经。无论良性或恶性肿瘤,通过内在或外在肿块有潜在包绕肩胛上神经风险。最常见良性病变是神经节,要么连续,要么与关节盂唇分离。

　　关节镜松解肩胛上神经会导致患者疼痛明显和即刻缓解,并改善患者肩关节力量。然而,在长期慢性病例,萎缩的肌肉恢复未见报道。关节镜技术提高了看清解剖的能力,允许快速恢复体育活动或日常活动,是手术治疗中的好方法。活动度和术后康复创伤较小而较迅速。

二、适应证

★ 可见冈上肌、冈下肌或二者均有萎缩,体格检查证实肩胛上神经受压,通常伴有慢性疼痛或在后方肩胛周围区域痛(图 18-1)。

★ 空间占位病变、萎缩,MRI 阴性,EMG(electromyography)阴性,慢性疼痛或疼痛位于盂肱关节内侧 4cm,肩胛冈下方。

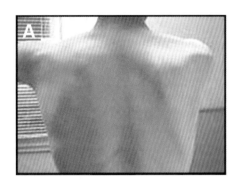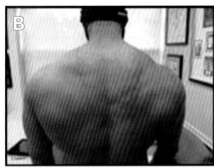

图 18-1 A. 双肩临床图片。右侧病变比左侧重,冈上肌和冈下肌萎缩,提示在肩横韧带受压。B. 举重者临床图片,疼痛、无力和 EMG 证实左肩胛上神经在肩横韧带处受压(Reprinted with Permission from KD Plancher.)

相对适应证

★ 大的或巨大不可修复肩袖损伤,带有或不带有肩胛上神经损伤的 EMG 发现。

★ 盂唇撕裂和(或)在冈盂切迹处相关盂唇旁囊肿包绕肩胛上神经。

三、相关体格检查

★ 与没有受累的、对侧肩关节相比,在肩横韧带受压的慢性患者,显示冈上肌和冈下肌窝均萎缩(见图 18-1)。需要注意的是,萎缩可能被其上方的菱形肌和三角肌肌腹遮盖,参与举重训练肌肉发达的健身爱好者较常见(见图 18-1B)。

★ 在冈盂韧带受压,仅导致冈下肌慢性萎缩。

★ 肩关节外旋外展时,无痛性无力者,需要检查冈盂韧带受压。病史长者,小圆肌和前锯肌能够代偿冈下肌无力,获得接近正常的力量。

★ 肩横韧带压迫时,位于锁骨和肩胛冈之间,在 Neviaser 入路内侧和前方 3cm 的肩胛上切迹处触痛。

★ 肩胛上神经发出一个分支到肩锁(acromioclavicular,AC)关节。因此,交臂内收试验可用于帮助做出冈盂韧带受压导致冈上肌萎缩的诊断。检查者移动未受累侧肘关节,以便交叉患者身体,患者的手置于对侧肩关节上。肩胛上神经受压时,这个操作将继发患者 AC 关节疼痛,甚至在 X 线检查不存在 AC 关节退变或者触诊无深部疼痛时,也是如此。必须感觉到肩关节后面疼痛,以鉴别相关的 AC 关节疼痛。

★ 选择性注射:以 1% 的利多卡因镇痛注射(5～10ml)在冈盂切迹或者肩横韧带,帮助准确诊断肩胛上神经受压。回抽以避免进入肩胛上动脉(图 18-2 和图 18-3)。注射后可以再进行交臂试验检查。如果注射前阳性,该试验现在不再激发为阳性。如果注射后 AC 关节仍存在疼痛,医师应考虑其他诊断,不是单一的肩胛上神经受压。

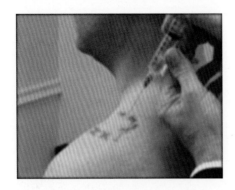

图 18-2　利多卡因注射在肩横韧带的临床图片，在 Neviaser 入路内侧 3cm（Reprinted with Permission from KD Plancher.）

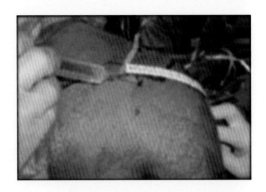

图 18-3　利多卡因注射在冈盂韧带的临床图片，肩峰后外侧角内侧 4cm（Reprinted with Permission from KD Plancher.）

四、相关影像

★ 肌电图电诊断试验和神经传导研究，为怀疑诊断时的最佳诊断措施，通常是阴性的。因为这是一种动态而非静态诊断。

★ 普通平片应包括真实后前位（Grashey）、腋位、Y 位或冈上肌出口位、Stryker 切迹位和 Zanca 位，以评估 AC 关节。注意：肩胛冈前后位，射线从头侧呈 15°～30° 倾斜至肩横韧带，有助于探查任何钙化、外生骨疣、切迹处以前创伤骨痂形成或切迹处骨性变异。

★ MRI 是最好的诊断肩胛上神经病变影像模式，尤其是 T_2 加权斜矢状位片。可清楚知道存在或不存在冈上肌和冈下肌萎缩和脂肪浸润。慢性去神经支配，最适合在 T_1 快速旋转回声图像中观察到肌肉块内高信号，显示肌肉萎缩和脂肪浸润。MRI 可探测到肌肉水肿，提示为最早的肩胛上神经卡压信号之一。一些患者在 T_2 快速旋转回声脂肪饱和序列观察到正常肌肉块的信号增高，提示神经水肿导致亚急性去神经支配。

★ MRI 可探查到神经节，显示为同源信号，T_1 低强度、T_2 高强度，如果使用造影剂，边缘信号增高（图 18-4）。以前 Rengachary 描述过 CT 扫描评估切迹变异（表 18-1）。CT 扫描也可确认肩横韧带骨化。

表 18-1　Rengachary 肩胛上切迹解剖变异分类系统

切迹类型	描述
Ⅰ 型	肩胛骨的整个上边较宽凹陷
Ⅱ 型	钝的 V 形切迹，占据肩胛骨上边的中 1/3
Ⅲ 型	肩胛骨上边的 U 形切迹，带有对称平行的外侧边
Ⅳ 型	肩胛骨上边小的 V 形窄沟
Ⅴ 型	肩胛骨上边 U 形切迹，肩胛横韧带内侧边部分骨化，沿着上边的切迹直径因此较窄
Ⅵ 型	肩胛横韧带完全骨化，形成一个孔

Adapted from Rengachary SS，Burr D，Lucas S，Hassanein KM，Mohn MP，Matzke H. Suprascapular entrapment neuropathy：a clinical，anatomical and comprehensive study. Part 2：anatomical study. Neurosurgery. 1979；5（4）：447-451.

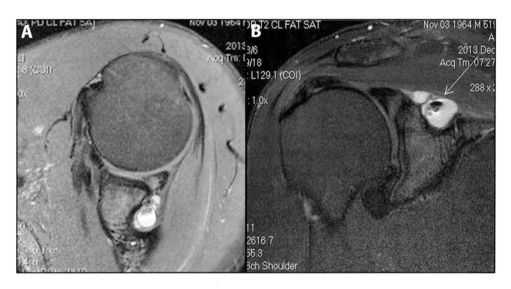

图 18-4　两个 MRI 切片显示结节样囊肿压迫肩胛上神经的典型发现 (Reprinted with Permission from KD Plancher.)

★ 超声可能对确认神经节囊肿有帮助。

五、设备

- ★ 30°关节镜。
- ★ 18-G 脊柱针。
- ★ 3.5mm 机械全半径刨削刀。
- ★ 射频电凝棒。
- ★ 1/8″和 1/4″Lambotte 骨凿。
- ★ 15 号刀片。
- ★ 输入泵。
- ★ 沙滩椅或侧位固定器。
- ★ 关节镜剪刀。
- ★ 锤子。
- ★ 3.5mm 关节镜磨钻。
- ★ 关节镜探针。
- ★ 交换棒。

六、定位、入路和手术步骤

关节镜松解肩胛横韧带

使用侧卧位的同时,作者发现沙滩椅位对于肩胛上神经减压操作更容易。患者置于沙滩椅位,手臂放于一侧,进行关节镜肩横韧带松解。消毒铺单从胸骨中线至脊柱后中线,包括颈部和肩胛骨。麻醉师应维持收缩压稍低于 100mmHg,为了避免不必要的肿胀和增加视野,水泵压力维持在低位,最高 45mmHg。这些程序应该在手术当天同一肩关节其他操作之前进行。

（一）关节镜松解肩横韧带手术步骤

步骤 1

标准肩峰下入路,包括后方、前外、外侧肩峰下入路,用于在肩横韧带减压。为成功减压的额外入路,使用外向内技术,首先使用 18G 脊柱针,在 Neviaser 入路内侧 3cm 稍偏前建立这个入路。也可通过看到冈上肌突出边前方的方法建立。该入路在肩峰前外侧边内侧 6～8cm 处,位于锁骨和肩胛冈之间(图 18-5)。

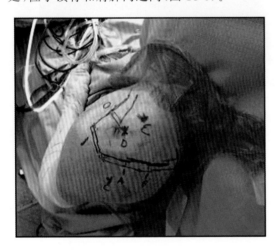

图 18-5　左肩术中照片　消毒铺单准备,肩胛横韧带和冈盂韧带松解。入路如下:A. 冈盂韧带松解的工作入路;B. 冈盂韧带 30°关节镜观察入路;C. 关节内盂肱关节镜的标准后方入路;D. Neviaser 入路;E. 松解肩横韧带入路。前方圆圈为喙突,前方到入路 D 是 AC 关节,关节镜刨削刀或热工具,置于肩峰前外侧边,观察入路显示为实的紫色线在外侧远离肩峰,允许医师松解肩横韧带(Reprinted with Permission from KD Plancher.)

关节镜置入肩峰下间隙,完成肩峰下减压。松解喙肩韧带,并且有助于改善视野。关节镜沿肩峰外侧边移动到后方的 1/2～2/3 处,作者避免将关节镜置于后外侧角(图 18-6)。刨削刀从肩峰前外侧边建立的入路置入。这个入路允许充分清除所有完成此手术必须清除的软组织,刨削刀从肩峰边缘前方足够远进入前外入路,以避免与关节镜拥挤。

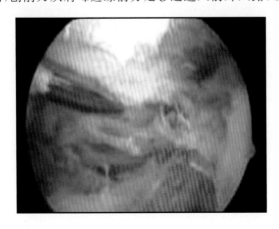

图 18-6　左肩关节镜在内侧观　显示冈上肌腱,其突出边在左侧前方,穿刺器在内侧指向喙肩韧带(Reprinted with Permission from KD Plancher.)

步骤 2 从喙肩韧带移动到喙锁韧带

脊柱针置于 AC 关节中心,第二个脊柱针置于 Neviaser 入路帮助引导操作(图 18-7),确认并沿着喙肩韧带至喙突内侧边,软组织要么以射频气化,要么使用刨削刀清除,同时确保止血和操作全程不影响视野(图 18-8A)。试图松解肩横韧带时,冈上肌腱前侧边必须始终保持在视野中,同时在肩峰下间隙向内操作。确认喙突后,首先确认喙锁韧带,向外梯形韧带,然后是更靠内的锥状韧带(图 18-8B)。锥状韧带总处于更靠后位置,通常有一个区域脂肪包绕该韧带。推荐使用射频清理这个区间,脊柱针置于 AC 关节,提醒医师锥状韧带的位置,Neviaser 入路的针,保证当关节镜更靠内,在冈上肌腱前方时,方向正确。锥状韧带的最内侧边,是肩横韧带附着的最外侧边。看到锥状韧带时,关节镜需要旋转 180°,然后肩横韧带进入视野。处理冈上窝的任何软组织块时,当术者继续松解和向内移动到肩横韧带时,团块必须挖除。软组织块的叶柄部,几乎可确认位于肩横韧带上(图 18-9)。放置于 Neviaser 入路内侧 3cm 的 18G 脊柱针应该在视野中,移动到直接放置于肩横韧带上。

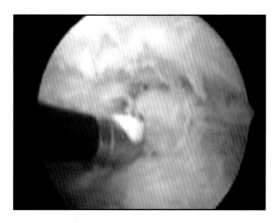

图 18-7 射频清理软组织 同时指向内侧,确认脊柱针来自从外向内方式 Neviaser 入路(Reprinted with Permission from KD Plancher.)

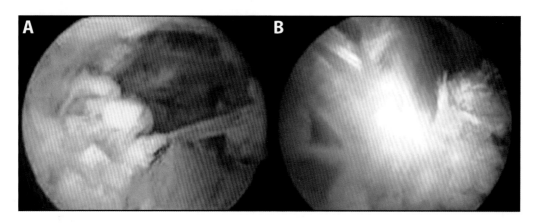

图 18-8 A. 关节镜观察同一左肩,显示软组织清理,经常看到肩胛上动脉的一些小分支没有被损伤;B. 锥状韧带,作为肩横韧带最外侧附着,现在肩横韧带在视野中,但是被软组织包裹,动脉和神经没有保护(Reprinted with Permission from KD Plancher.)

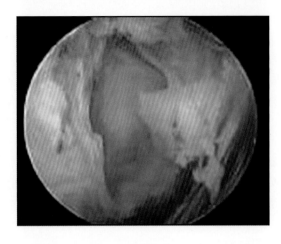

图18-9　在完全切除其根部前于冈盂切迹对结节囊肿减压（Reprinted with Permission from KD Plancher.）

步骤3　松解肩横韧带

通过 Neviaser 入路内侧3cm 的18G 脊柱针，建立另外的入路（图18-10）。皮肤切口足够大，置入钝性关节镜闭孔器，有助于温和推开组织，看清肩横韧带，保持肩胛上神经远离伤害路径。关节镜180°旋转，从锥状韧带向下看，有助于确认正常覆盖在肩横韧带上的动脉和（或）静脉，使用钝性闭孔器向后牵开冈上肌和脂肪垫，允许较好看清肩横韧带及肩胛上动脉（图18-11）。将闭孔器定位向内牵开神经，如此分离出肩横韧带。靠近已经建立的入路，建立另外一个小切口，新建立一个内侧入路，使用关节镜剪刀分离靠近肩胛上切迹外侧的肩横韧带（图18-12）。如果韧带已钙化，通过第二个小切口，使用"1/8"Lambotte 骨凿。只要神经和动脉小心保护好了，3.5mm 磨钻或3.5mm 全半径刨削刀，可用于安全地磨光任何遇到的骨突起。然后使用钝性尖的穿刺器，评估松解的肩胛上神经的活动性和充分性（图18-13）。缝合所有入路。

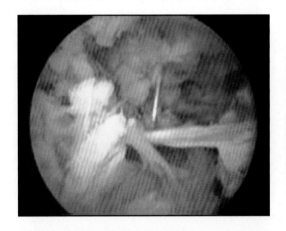

图18-10　关节镜观察相同的针朝向肩横韧带有助于看到准确的标记（Reprinted with Permission from KD Plancher.）

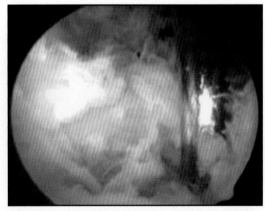

图18-11　钝的闭孔器/穿刺器从损伤路径牵开动脉　显露肩胛上神经黏附到钙化和增厚的肩横韧带（Reprinted with Permission from KD Plancher.）

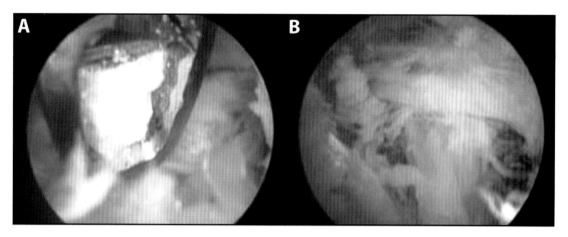

图 18-12　A. 关节镜观察剪刀试图切断和移开钙化的肩横韧带。本例中,引入一把 Lambotte 骨凿帮助清除钙化的肩横韧带。B. 关节镜观察成功松解肩横韧带,显露右侧的肩胛上神经和左侧残留的钙化肩横韧带。注意肩胛上动脉在上方,斜对走行到右侧 (Reprinted with Permission from KD Plancher.)

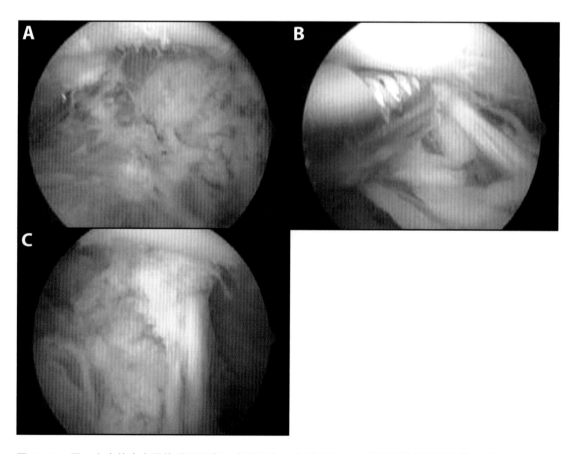

图 18-13　同一左肩的术中照片后面观察　肩胛冈在上方(白色)。A. 探针正挑起冈盂韧带,向外离开盂肱附着,钝性分离神经周围脂肪将显露肩胛上神经。B. 使用钝性穿刺器挑开组织,显露肩胛上神经,可以在刨削器尖端看见神经斜行向右。C. 肩胛上神经现在游离了,可完全活动,因为它从冈盂切迹发出向内移动,现在已经获得减压 (Reprinted with Permission from KD Plancher.)

关节镜松解冈盂韧带定位和入路

使用侧卧位的同时,作者发现沙滩椅位对于肩胛上神经冈盂韧带处减压操作更容易。患者置于沙滩椅位,手臂置于一侧,关节镜松解冈盂韧带。消毒铺单从胸骨中线至脊柱后中线,包括颈部和肩胛骨。麻醉师应维持收缩压稍低于100mmHg,为了避免不必要的肿胀和增加视野,水泵压力维持在低位,最高45mmHg。

(二)关节镜松解冈盂韧带手术步骤

关节镜松解冈盂切迹的肩胛上神经,应该从肩关节后方入路进行。作者使用冈下肌窝的后内和后外入路。也可以像其他作者那样使用肩峰下入路,但作者发现如下描述的技术相当简单。

步骤1

入路二个:(1)观察入路,位于肩峰后外侧角内侧8cm处,恰好在肩胛冈下方。(2)工作入路,位于肩峰后外侧角内侧4cm处,恰好在肩胛冈下方。根据患者尺寸不同,或大或小。测量调整1mm距离。

钝的穿刺器进入观察入路,朝向肩胛冈下的冈下窝,根据解剖轻柔向后移动,直至接触到冈下窝和骨。冈下肌纤维必须推开,穿刺器朝向内侧,从肩胛上神经上方通过,落入冈盂切迹。骑在冈下窝上,始终保持骨在视野中,是一种简单的落入冈盂切迹方法。允许看清的关键步骤是确保穿刺器扫清冈下肌冈顶部下方的组织,感受到冈下肌窝的曲度。

关节镜替代穿刺器,看清冈盂韧带。

步骤2　工作入路的三角关系

与关节镜呈三角关系置入18G脊柱针。穿刺器通过工作入路置入,软组织向外推开,因为神经路径总是位于冈盂切迹内侧面。射频或小直径关闭吸引的非侵入刨削刀,清理上方组织,更具体的是冈盂韧带(图18-14)。这个韧带类似于膝关节的黏膜韧带。切除类似于膝关节切除黏膜韧带,黏膜韧带可单独切除保留前交叉韧带。冈盂韧带向外切除,可遗留神经向内非接触的突显出来。韧带可以追踪到它在盂肱关节的附着点,从而理解和看清楚,安全地切除韧带。切除过程中,停留在肩胛冈上,出血会最少。

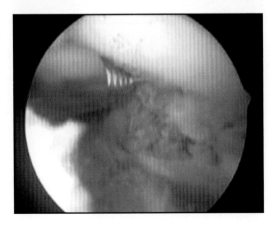

图18-14　同一左肩的术中照片后面观察　肩胛冈在上方。刨削器正在将冈盂韧带直接从肩胛冈剥离。所有操作均在肩胛上神经外侧完成。这和切除膝关节韧带黏膜/髌下脂肪垫皱襞没有区别,所有操作在骨上操作或切迹(膝关节)操作,所以安全地避免了损伤前方和内侧的神经(Reprinted with Permission from KD Plancher.)

步骤 3

评估冈盂切迹,注意任何解剖变异,如存在神经节囊肿或两半神经压迫肩胛上神经(图 18-15),关闭入路。

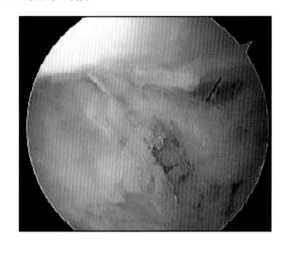

图 18-15　同一左肩的术中照片后面观察　箭头向内指向肩胛上神经。注意左侧的突出组织,代表了结节囊肿还没有减压。肩胛冈(白色)在上方(Reprinted with Permission from KD Plancher.)

七、术后原则

康复受到与肩胛上神经一起手术的其他操作影响。患者手术当天出院。术后第 1 周常规使用吊带。如果同时进行了 SLAP 损伤修复手术,那么患者必须使用吊带 3～4 周,然后遵循 SLAP 损伤修复原则康复。对于单纯的肩胛上神经松解,术后第 1 天可以上班,开始钟摆锻炼和渐进 ROM 锻炼,然后允许增加能耐受的活动度,6 周内恢复到完全过头运动。术后 6、12、24 和 52 周常规随访评估。术后 6 个月重复 EMG 和神经传导研究,评估肩胛上神经功能。如果肩胛上神经减压是肩关节唯一手术,6 周开始完全治疗力量计划。

八、可能并发症

全面了解肩胛上神经周围相关解剖。报道的并发症较少。恢复肌肉力量和反转肌肉萎缩十分困难。应该清楚告知患者手术局限于不能恢复到手术前正常力量。松解肩横韧带时,总是要确认动脉避免刺穿。松解冈盂韧带时,没有必要定位动脉或静脉,除非解剖认识不清。二个手术均不触及关节间隙,所以关节纤维化风险较小。迄今为止,没有系列报道二个手术感染。另一方面,恢复肌肉萎缩相当困难。Fabre 等报道,他们有一个解决肌肉萎缩的方法,即单纯肩胛上神经肌肉萎缩患者中,52% 解决了肌肉萎缩。也是作者们的发现。

九、结论

当患者多达不足 6～12 周的非手术治疗失败,EMG 证实可见的冈上肌或冈下肌窝压迫或二者均压迫时,该技术的经验无一例外获得了成功。较可靠的是,松解手术后第 1 天患者的疼痛感消失。然而作者还没有成功地恢复那些疾病没有超过 2 年患者的肌肉容积,一些可测量的外旋力量得到了恢复。这个技术是安全的、有效的微创处理肩胛上神经卡压方法。

技术要点

1. 准确辨认表面标记,用尺子画出所有入路的精确位置。
2. 保持收缩压低于 100mmHg,允许获得理想视野,泵压力设定在较低位置($\leqslant$ 45mmHg),避免不必要肿胀。
3. 首先在肩横韧带和冈盂韧带松解肩胛上肌腱,先于任何其他手术,保证肩关节肿胀控制在最低程度。
4. 松解肩横韧带时,使用钝的穿刺器经 Neviaser 入路内侧 3cm 入路保护神经。
5. 如果萎缩明显可见,处理好患者期望值和手术目标的关系。

参 考 文 献

[1] Plancher KD, Johnston JC, Peterson RK, et al. The dimensions of the rotator interval. J ShoulderElbow Surg. 2005;14(6):620-625.

[2] Plancher KD, Luke TA, Peterson RK, et al. Posterior shoulder pain: a dynamic study of the spinoglenoid ligament and treatment with arthroscopic release of the scapular tunnel. Arthroscopy. 2007;23(9): 991-998.

[3] Visser CP, Coene LN, Brand R, et al. The incidence of nerve injury in anterior dislocation of the shoulder and its influence on functional recovery. A prospective clinical and EMG study. J Bone Joint Surg Br. 1999;8 (4):679-685.

[4] Fehrman DA, Orwin JF, Jennings RM. Suprascapular nerve entrapment by ganglion cysts: a report of six cases with arthroscopic findings and review of the literature. Arthroscopy. 1995;11(6):727-734.

[5] Post M, Mayer J. Suprascapular nerve entrapment. Diagnosis and treatment. Clin Orthop Relat Res. 1987;(223):126-136.

[6] Yoon TN, Grabois M, Guillen M. Suprascapular nerve injury following trauma to the shoulder. J Trauma. 1981;21(8):652-655.

[7] Ludig T, Walter F, Chapuis D, et al. MR imaging evaluation of suprascapular nerve entrapment. Eur Radiol. 2001;11(11):2161-2169.

[8] Fritz RC, Helms CA, Steinbach LS, Genant HK. Suprascapular nerve entrapment: evaluation with MR imaging. Radiology. 1992;182(2):437-444.

[9] Rengachary SS, Neff JP, Singer PA, Brackett CE. Suprascapular entrapment neuropathy: a clinical, anatomical, and comparative study. Part 1: clinical study. Neurosurgery. 1979;5(4):441-446.

[10] Plancher KD, Petterson SC. Posterior shoulder pain and arthroscopic decompression of the suprascapular nerve at the transverse scapular ligament. Op Tech Sports Med. 2014;22(1):58-72.

[11] Plancher KD, Peterson RK, Johnston JC, et al. The spinoglenoid ligament. Anatomy, morphology, and histological findings. J Bone Joint Surg Am. 2005;87(2):361-365.

[12] Ghodadra N, Nho SJ, Verma NN, et al. Arthroscopic decompression of the suprascapular nerve at the

spinoglenoid notch and suprascapular notch through the subacromial space. Arthroscopy. 2009;25(4): 439-445.

[13] Plancher KD, Petterson SC. Posterior shoulder pain and arthroscopic decompression of the suprascapular nerve at the spinoglenoid notch. Op Tech Sports Med. 2014;22(1):73-87.

[14] Fabre T, Piton C, Leclouerec G, Gervais-Delion F, Durandeau A. Entrapment of the suprascapular nerve. J Bone Joint Surg Br. 1999;81(3):414-419.

第 **19** 章

关节镜肩胛下肌腱修复
——关节外技术

Richard K. N. Ryu, MD and Matthew T. Provencher MD

一、引言

单纯肩胛下肌腱撕裂不常见,通常与较年轻患者创伤有关。大多数肩胛下肌腱撕裂发现于老年患者,同时有前上撕裂,前外侧的冈上肌腱、二头肌腱、肩袖间隙均被累及。值得一提的是,由于肩袖间隙解剖复杂,肩胛下肌腱撕裂通常被低估,所以诊断率低。对于实际操作医师,遇到二头肌腱和前方冈上肌腱缆绳损伤,需要仔细检查肩胛下肌腱。

大多数肩胛下肌腱撕裂源于年龄相关的细胞丢失、血管和组织变薄退变。稍不常见的病因来自于喙突下撞击和"滚筒-绞拧机"效应,此时喙肱距离变窄(不足 7mm),易患来自于喙突尖部的机械损伤。疼痛和无力,特别是内旋时是常见的主诉,肩胛下肌腱撕裂通常仅是广阔肩袖疾病的一个部分。

肩胛下肌腱占肩袖力量的 50%,因为它据有最大足印(平均 26mm×18mm 的面积),如果存在的组织足够多,双排经骨等量修复,可获得可靠修复结构。很多临床报告证实肩胛下肌腱具有极佳的愈合能力,虽然残留无力是常见的术后发现,在一项研究中,随访 MRI 证实修复的单纯肩胛下肌腱撕裂愈合,脂肪浸润和肌肉萎缩改善。

当计划完成肩胛下肌腱时,单纯或一个接一个修复其他肩袖时,应该顺时针重复修复方法修复,聚焦于效果的各个步骤,获得成功的坚实结构步骤如下。

★ 依据体格检查和诊断影像(MRI 首选),术前确定撕裂类型。

★ 确定撕裂适合修复、脂肪浸润、回缩、肌腱大小、翻修状态、腋神经情况。

★ 恰当的、策略的入路选择。

★ 如果需要,评估和处理二头肌腱(选择性病例,下方胸大肌腱上固定或切断),一定程度的二头肌腱损伤或不稳较常见(内侧半脱位或脱位)。

★ 肩胛下肌腱松解。

★ 如果需要，喙突下减压。

★ 足印准备。

★ 铆钉植入；每厘米撕裂一个三根线铆钉。

★ 逆向缝合穿梭钩或回抽工具。

★ 完成外侧双排无结铆钉植入后，内排垂直褥式打结。

★ 如果需要，完成冈上肌腱和冈下肌腱修复。

★ 如果观察到病理性肩峰下改变，进行肩峰下光滑成形。

二、适应证

虽然有关部分肩胛下肌腱撕裂的治疗存在一些争议，以下情况存在的争议较少。

★ 全层肩胛下肌腱撕裂应该修复，目的是恢复功能性肩胛下肌腱和冈下肌腱的平衡力偶，肩胛下肌腱的撕裂一般反映出体积较大上部肌腱的状态，如果分离了使得肌腱效率变差。

★ 在临床上，遇到巨大、不可修复肩袖时，部分修复包括肩胛下肌腱和一些或全部冈下肌腱，可获得充分的功能结果，包括提高运动、肌力增强一些和疼痛缓解。

相对适应证

★ 肌肉萎缩和脂肪浸润显著的 Goutallier 改变，与试图肩袖修复较高失败率有关，包括肩胛下肌腱。一些研究者坚持：尽管存在显著萎缩和脂肪浸润，修复损伤的肩胛下肌腱，仍获得优异的肌腱固定术效应，坚称脂肪浸润程度不应该排除试图修复。

★ 肩胛下肌腱关节内上边起皱褶，是一种意义不清楚的现象。虽然起皱褶与漏诊、临床上显著的腱内病变和相关二头肌腱不稳有关，在开始修复前，无症状起皱褶的可能应加以考虑。

三、相关体格检查

物理检查主要发现是肩胛下肌腱应力测试无力。

★ 压腹试验。Lift-off 试验，熊抱试验仍然是试验首选，每个试验均可提供更具体数字（图 19-1）。压腹试验提供可能的方法来定量撕裂程度，同时聚焦于肩胛下肌腱的上 1/3，而 lift-off 试验理论上评估肩胛下肌腱更下一半肌腱的情况。熊抱试验也可证实肩胛下肌腱上半部分的完整性。虽然有关肩胛下肌腱节段在这三个位置的测试有争议，疼痛和无力与肩胛下肌腱撕裂有关。

★ 相比于对侧，过度外旋也是巨大、回缩肩胛下肌腱撕裂的信号。

四、相关影像

★ 普通 X 线片可显示肱骨头向前半脱位，或者可能喙肱间隙异常，提示肩峰下狭窄，这些图片对于建立诊断价值有限。

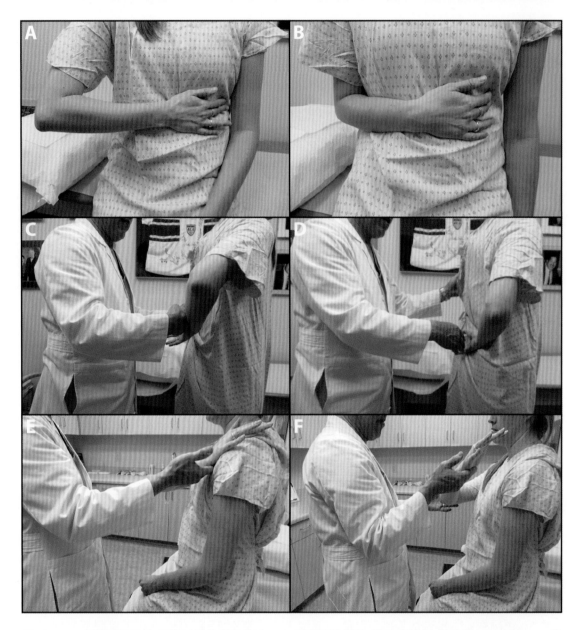

图 19-1 A. 压腹试验阴性,压腹时肘关节可放平。B. 压腹试验阳性,腕关节屈曲,肘关节位于体侧。C. 推背试验阴性,手臂抬起检查者的手,离开下腰部。D. 推背试验阳性,患者不能抬起手臂远离身体。E. 熊抱试验阴性,上臂具有置于对侧肩的对抗力。F. 熊抱试验阳性,手臂从对侧肩位置被抬离

★ 有经验医师的超声检查是有价值手段的,可看清肩胛下肌腱病变,MRI 仍是最好评估肩胛下肌腱模式,还可评估相关二头肌腱及肩袖受累情况,回缩程度和肌肉肌腱单位情况(图 19-2)。除非仔细评估轴位片,肩胛下肌腱撕裂易于被复查医师漏诊。

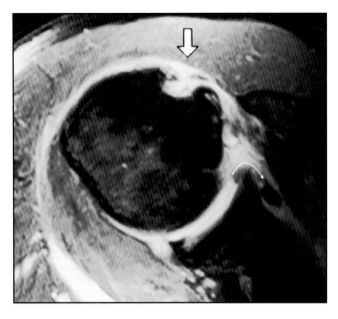

图 19-2　左肩轴位 MR 示肩胛下肌腱撕裂回缩(大箭头)　白色箭头指向空虚的二头肌腱沟,二头肌腱位于关节内,在肩胛下肌腱变异内侧(弯曲箭头)

五、设备

作者喜欢逆向缝合。另外,无论是否做得到,双排经骨修复是作者喜欢的方式。假定残留肌腱长度足够,肩胛下肌腱上半部强壮本质和大足印,使得它们适合这个修复方法。

★ 70°和 30°关节镜。

★ 环形刮匙(准备小结节)。

★ 射频用于软组织清理。

★ 缝合针:窄直径。

★ 动力刨削和磨钻。

★ 鞘管:8.25mm、7.5mm 和 5.5mm 直径。

★ 缝合钩:半月形、带角度(45°左,45°右),1 号 PDS 线,逆向穿梭缝合。

★ 缝合铆钉:带 3 根线 2 号编织高强缝线,骨钻孔或攻丝的恰当大小工具,便于铆钉植入,外排固定的无结缝合铆钉用于双排缝合。

★ 推结器。

六、手术步骤

作者喜欢侧卧位,患者后倾 10°～15°,肩胛盂平行地面。术中,手术床向后倾斜 15°～20°,便于从后方位置更易于达到肩关节前方。手臂 20°～30°外展,轻度内旋,10°～15°前屈,10 磅重量平衡悬吊。

步骤 1

做好标记线和入路,然后在入路处局部注射止痛药物(图 19-3)。必须建立几个入路:标准后方观察入路(PP)、前外观察入路和工作入路(ALP)、二头肌腱入路(Biceps portal,BP)用于二头肌腱工具置入和小结节；前上入路（ASP，肩峰前外侧角），可用于抓线和操作肩胛下肌腱，二头肌腱及作为交换棒置入充当牵开器；前内入路（AMP），缝合钩可用于逆向穿过肩胛下肌腱的撕裂边。在三角肌下使用缝合钩，从内向外在喙突弧下穿行非常有价值。

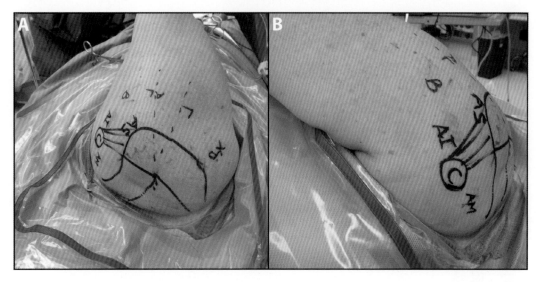

图 19-3　侧卧位，入路均标出　AI. 前下入路；AL. 前外入路（观察入路）；AM. 前内入路（喙突内侧）；AS. 前上入路；B. 二头肌腱入路；C. 喙突标记；L. 外侧入路；P. 标准后方入路

　　标准 PP 入路（肩峰后外侧角下 2～3cm 和内侧 1cm），用于评估盂肱关节肩峰下间隙，关节内结构完整性评估，肩胛下肌腱对小结节附着，在此位置使用 70°关节镜可较好观察到，二头肌腱的位置也可以仔细检查。肩胛下肌腱分离时，二头肌腱可占用关节内肩胛下肌腱附着点内侧位置（图 19-4）。如果观察不佳，建立一个 AIP 于肩胛下肌腱突出边之上，使用探针测试二头肌腱在结节间沟的稳定性。慢性病例，肩胛下肌腱撕裂回缩，"逗点征"有助于作为标记确认肩胛下肌腱上外侧边（图 19-5），逗点征由上盂肱韧带、喙肱韧带构成，形成二头肌腱沟的内侧悬吊。通常这个组织会融合进修复，因为它比较坚实；然而，对于那些肩胛下肌腱活动较困难的情况，可以分离逗点征组织，允许肩胛下肌腱向外活动。

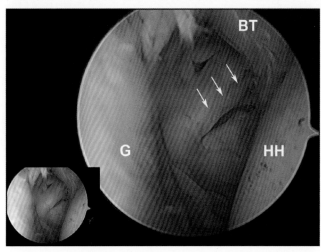

图 19-4　从 PP 观察右肩　起皱褶的二头肌腱（BT）在关节内，在肩胛下肌腱撕裂的上 1/3 后方（箭头）。G. 肩胛盂；HH. 肱骨头

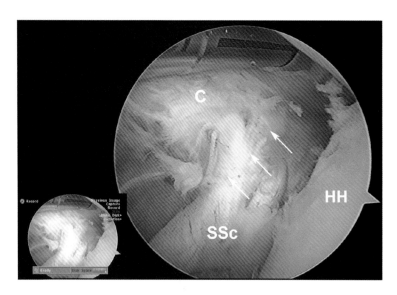

图 19-5　从 PP 入路观察右肩　肩胛下肌腱的上外侧边（箭头）由逗号征
（C）位置确定，逗号征由上盂肱韧带、喙肱韧带形成二头肌腱沟
的内侧悬吊。HH. 肱骨头；SSc. 肩胛下肌腱

步骤 2

如果二头肌腱向内脱位或大部分起皱褶，可行肌腱切断或固定术，作者喜欢对大多数病例
进行肌腱固定，脊柱针经皮置入同时行关节内观察，在二头肌腱进入结节间沟入路处横跨二头
肌腱（图 19-6），关节镜进入肩峰下间隙，确认 2 个标记针。在外侧入路和肩峰前外侧角之间中
途建立 ALP。然后关节镜通过该入路置入观察，随后建立 BP，这个入路进入二头肌腱沟。内外旋

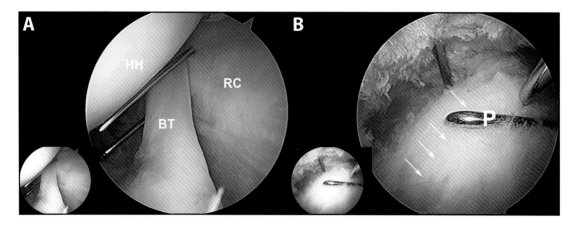

图 19-6　A. 从 PP 入路观察左肩，二个脊柱针经皮置入，骑跨二头肌腱（BT）关节处。B. 从 ALP 入路使用 70°
关节镜观察，确认 2 个脊柱针，一个探针（P）置于二头肌腱沟（箭头）上方，可以去顶显露二头肌腱的
胸大肌上方图像。HH. 肱骨头；RC. 肩袖

转,方便触及小结节和大结节,结节间沟易于识别,作为针之间的软点。喙突尖端可触及,联合腱在结节前后二头肌腱沟看得清楚。必须注意,避免不经意将联合腱融入肩胛下肌腱的修复。ASP 建立在喙突前外侧较边缘。这点辅助入路可用于拆线和处理肩胛下肌腱及处理自内向外方向从 AMP 穿过的缝线。然后去顶横韧带和二头肌腱。确认在二头肌腱沟下部,使用铆钉固定二头肌腱,肘关节要完全伸直,获得解剖休息位长度。腱固定后,二头肌腱近端松解,残端清理。选择一个下方位置固定很重要,因为将肌腱在小结节下方固定方便全景看清肩胛下肌腱足印。

步骤 3

使用 70°关节镜,利于直接观察肩胛下肌腱突出边和足印(图 19-7)。当与上面的肩袖间隙结构混合时,它的"滚"起,增厚的外表易于识别(图 19-8)。抓持设备,通过 BP 置入,可方便软组织操作及缝线打结。喙突和肩胛下肌腱前边的间隙应该评估喙突下撞击解剖。<7mm 的空间,需要减压。此期间喙突后外侧面切除,直至获得 11~12mm 的空间。

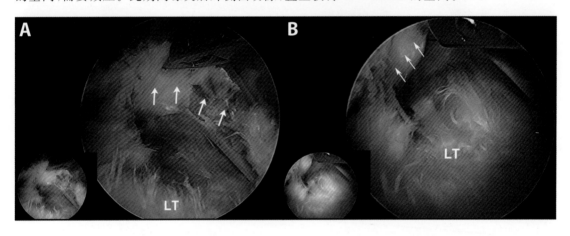

图 19-7　从 ALP 观察右肩的肩胛下肌腱撕裂　A. 30°关节镜允许观察肩胛下肌腱撕裂边缘(小箭头)。B. 使用 70°关节镜方便较好观察撕裂和小结节(LT)

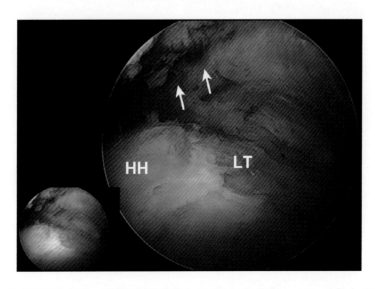

图 19-8　从 ALP 观察右肩　肩胛下肌腱粗的上边(箭头)易于辨认。HH. 肱骨头,LT. 小结节

步骤 4

通过撕裂肩胛下肌腱外侧游离边,使用 1 号 PDS 线做牵引缝合,如此肩袖置于张力位、活动增强。这种缝合可带到工作鞘管外,在皮肤水平使用止血钳固定,解放了一个额外的手对手柄工具。将牵引置于缝线上同时,带 15°角度的剥离器,通过 BP 进入,从肩胛下肌腱关节面侧开始松解肩胛下肌腱,逐步松解到喙突弓下的上表面,继之松解前方的肩胛下肌腱。70°关节镜利于向下观察肩胛盂的内侧颈部,这最后一个松解步骤必须高度注意,因为腋神经就靠在肩胛下肌腱的下内侧边。如果需要,关节镜可以向前和内侧直达肌腹,直至确认腋神经。

步骤 5

ALP 置入 70°关节镜,使用刨削器和刮匙准备小结节足印至出血。如果难于看清小结节,在肱骨近端直接给予向后力,可以"打"开三角肌下间隙,在暴露困难病例,由于软组织肿胀,通过 ASP 置入交换棒,用于向前牵开三角肌,增加暴露(图 19-9)。每撕裂 1cm 距离植入 1 枚三根线铆钉。大多数情况,2 枚铆钉已足够。对于巨大、回缩撕裂,内移足印 5~6mm 有助于防止张力过大,不危及愈合过程(图 19-10)。

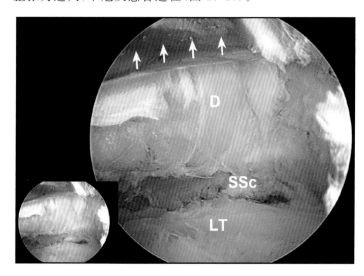

图 19-9 从 ALP 观察右肩 交换棒(箭头)穿过 ASP,作为三角肌的牵开器(D)创立更大的关节外工作空间。LT. 小结节;SSc. 肩胛下肌腱前边

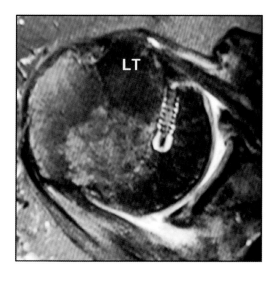

图 19-10 慢性、回缩肩胛下肌腱撕裂修复后的轴位MRI (见图 19-3 的术前图)和内移小结节足印。LT. 小结节

步骤 6

铆钉植入后，从撕裂肌腱下部开始缝合，从下向上缝合。通过 BP，使用抓线钳将肩胛下肌腱复位至足印。术者必须确认肩胛下肌腱的上边复位至小结节最上部分。新月形缝合钩从 AMP 引入垂直于肌腱上表面，在突出边内侧 5~6mm（图 19-11）。可吸收 1 号 PDS 线穿过肩袖，作为逆向缝合穿梭，从 BP 进行缝合穿梭抓持，负载缝线尾端，逆向穿过，经皮从 AMP 穿出。

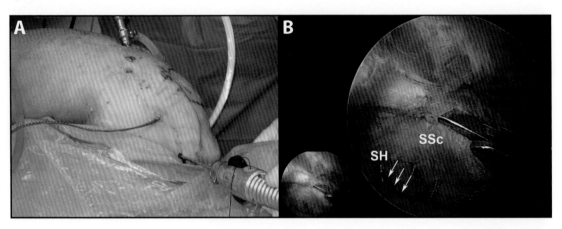

图 19-11　观察右肩前侧　A. 缝合钩（SH）通过喙突内侧的 AMP。B. 从 ALP 观察，缝合钩通过撕裂肩胛下肌腱边缘（SSc），缝合穿梭使用 1 号 PDS 线，逆向缝合，尾部穿过肌腱（箭头）

步骤 7

第一个铆钉植入开始垂直褥式缝合、打结。然后植入第 2 枚铆钉，以相同逆向穿梭技术完成另外的垂直褥式缝合。

如果组织足够，在二头肌腱沟外侧植入无结外排铆钉修边完成修复（图 19-12）。二枚无结铆钉通常足够形成经骨修复，获得足印的理想覆盖。

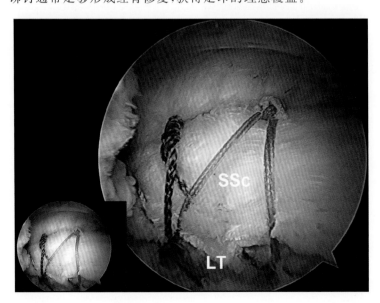

图 19-12　通过 ALP 入路观察右肩　肩胛下肌腱（SSc）撕裂的穿骨缝合，获得最大覆盖和对小结节（LT）足印的加压

七、术后原则

康复依据病损情况,但对于单纯肩胛下肌腱修复来说,术后原则需要避免外旋超出旋转中立位 6 周。术后 1~2 周开始被动前屈悬吊练习。同时术后 2~3 周开始被动外旋练习。6 周后,主动前屈和外旋,每周增加 $10°~15°$,直至获得功能 ROM。内旋应该推迟到术后 6~8 周,术后 3 个月才开始力量锻炼,而完全恢复活动要延迟到最少 6 个月。

八、可能并发症

同所有其他手术一样,血栓、感染、神经血管损伤风险必须考虑到。对于关节外肩胛下肌腱修复,沿肌肉-肌腱单位前边松解粘连过程中,腋神经易损伤。肩袖修复固定并发症包括:铆钉拔出、组织-缝线界面失败、缝线断裂及线结松开。

技术要点

1. 能认识逗点征。对于慢性、回缩撕裂,肩胛下肌腱突出边难于确认。逗点征识别肩胛下肌腱上外侧边,对于改变的解剖提供了明确可视线索。
2. 降低铆钉植入器手柄,其尖端指向下颌,相对于小结节,铆钉植入角度恰当。铆钉植入时外旋肱骨,也可提供铆钉在骨抓持的安全边际。这个角度可解释为肱骨头后倾对线,垂直地面植入铆钉有刺穿关节风险。
3. 避免在前方三角肌下间隙分离三角肌筋膜,因为肌肉肿胀会妨碍手术显露。如果肿胀成为难题,通过 ASP 使用交换棒,向前"再牵开"三角肌可显著改进手术显露。
4. 2~3 个肌腱排序,包括肩胛下肌腱及二头肌腱,应该按照如下顺序进行:二头肌腱切断与固定(可能需要喙突成形)、肩胛下肌腱修复,冈下肌腱上部修复、肩峰成形(如需要)、锁骨远端切除(如需要)。这个修复程序允许较佳视野,步骤清晰模式,减少液体外渗、获得有效手术间隙。
5. ALP 允许关节外平行入路至喙突尖,喙突后外侧面可去除。没有分离联合腱风险或损伤神经血管风险。已知直径工具尖端可用于定量切除的充分度。替代方法是,抵达喙突尖,同时从 PP 观察,可通过直接在肩胛下肌腱上边的肩袖间隙开窗。

参 考 文 献

[1]　Warner JJP, Higgins L, Parsons IM, et al. Diagnosis and treatment of anterosuperior rotator cuff tears. J Shoulder Elbow Surg. 2001;10:37-46.

［2］ Lo IK，Burkhart SS. The etiology and assessment of subscapularis tendon tears: a case for subcoracoid impingement, the roller-wringer effect and TUFF lesions of the subscapularis. Arthroscopy. 2003;19: 1142-1150.

［3］ Wellmann M，Wiebringhaus P，Lodde I，et al. Biomechanical evaluation of a single row versus double row repair for complete subscapularis tears. Knee Surg Sports Traumatol Arthrosc. 2009;17:1477-1484.

［4］ Grueninger P，Nikolic N，Schneider J，et al. Arthroscopic repair of traumatic isolated subscapularis tendon lesions (Lafosse type III or IV): a prospective magnetic resonance imaging-controlled case series with 1 year follow-up. Arthroscopy. 2014;30:665-672.

［5］ Denard PJ，Jiwani AZ，Ladermann A，et al. Long-term outcome of a consecutive series of subscapularis tears repaired arthroscopically. Arthroscopy. 2012;28:1587-1591.

［6］ Bartl C，Scheibel M，Magosch P，et al. Open repair of isolated traumatic subscapularis tendon tears. Am J Sports Med. 2011;39:490-496.

［7］ Lafosse L，Jost B，Reiland Y，et al. Structural integrity and clinical outcomes after arthroscopic repair of isolated subscapularis tears. J Bone Joint Surg Am. 2007;89:1184-1193.

［8］ Bartl C，Salzmann GM，Seppel G，et al. Subscapularis function and structural integrity after arthroscopic repair of isolated subscapularis tears. Am J Sports Med. 2011;39:1255-1262.

［9］ Heikenfeld R，Gigis I，Chytas A，et al. Arthroscopic reconstruction of isolated subscapularis tears: clinical results and structural integrity after 24 months. Arthroscopy. 2012;28:1805-1811.

［10］ Kim SH，Oh I，Park JS，et al. Intra-articular repair of an isolated partial articular-surface tear of the subscapularis tendon. Am J Sports Med. 2005;33:1825-1830.

［11］ Burkhart SS，Tehrany AM. Arthroscopic subscapularis repair: technique and preliminary results. Arthroscopy. 2002;18:454-463.

［12］ Burkhart SS，Nottage WM，Ogilvie-Harris DJ，et al. Partial repair of irreparable rotator cuff tears. Arthroscopy. 1994;10:363-370.

［13］ Goutallier D，Postel JM，Bernageau J，et al. Fatty muscle degeneration in cuff ruptures. Pre and postoperative evaluation by CT scan. Clin Orthop Relat Res. 1994;304:78-83.

［14］ Burkhart SS，Barth JS，Richards DP，et al. Arthroscopic repair of massive rotator cuff tears with stage 3-4 fatty degeneration. Arthroscopy. 2007;23:347-354.

［15］ Tokish JM，Decker MJ，Ellis HB，et al. The belly press test for the physical examination of the subscapularis muscle: electromyographic validation and comparison to the lift off test. J Shoulder Elbow Surg. 2003;5:427-430.

［16］ Barth JS，Burkhart SS，DeBeer JF. The bear hug sign: a new test for detecting subscapularis tendon tears. Arthroscopy. 2006;22:1076-1084.

［17］ Pfirmann CW，Zanetti M，Weishaupt D，et al. Subscapularis tendon tears: detection and grading at MR arthrography. Radiology. 1999;213:709-714.

［18］ Adams CR，Schoolfield JD，Burkhart SS. Accuracy of preoperative magnetic resonance imaging in predicting a subscapularis tendon tear based on arthroscopy. Arthroscopy. 2010;26:1427-1433.

［19］ Adams CR，Brady PC，Koo SS，et al. A systematic approach for diagnosing subscapularis tears with preoperative magnetic resonance imaging. Arthroscopy. 2012;28:1592-1600.

［20］ Kim YK，Moon SH，Cho SH. Treatment outcomes of single versus double row repair for larger than medium sized rotator cuff tears: the effect of preoperative remnant tendon length. Am J Sports Med. 2013;41:2270-2277.

［21］ Lo IK，Burkhart SS. The comma sign: an arthroscopic guide to the torn subscapularis tendon. Arthroscopy. 2003;19:334-337.

[22] Denard PJ，Burkhart SS. Medialization of the subscapularis footprint does not affect functional outcome of arthroscopic repair. Arthroscopy. 2012;28:1608-1614.

[23] Ryu RK，Bedi A. Arthroscopic subscapularis repair. In：David TS，Andrews JR，eds. Arthroscopic Techniques of the Shoulder：A Visual Guide. Thorofare，NJ：SLACK Incorporated；2009:75-86.

第20章

关节镜下经腱修复部分层厚肩袖撕裂

Richard L. Angelo, MD

一、引言

部分关节面侧撕裂的病因可能是多方面的,肩袖组织应力过大是常见特点。部分层厚肩袖撕裂(partial thickness rotator cuff tear,PTRCT)自行、自然愈合证据极少。几个因素导致PTRCT发生,比滑囊侧弹性模量大(更坚硬)可以部分理解关节面侧较大的撕裂发病率。而且,当手臂移动外展时,肩袖上应力从肩袖缆绳移至关节面侧,作为关节面侧部分肩袖撕裂在张力下失败这种生物力学因素的结果。随着关节面侧撕裂扩大,残留的完整肩袖组织应力增加。微小不稳定患者,过度伸展也起了一定作用。与内撞击有关的撕裂患者,不清楚是否弹性应力或外展外旋时大结节对后上盂唇的机械冲击,是其主要原因。由于内撞击的撕裂是不可能修复的,这个动作是不理想的,因会妨碍投掷和过头运动功能。单纯关节面侧清创理论上会产生好的早期疼痛缓解和功能,但随时间进展效果有减退倾向。经腱修复关节面侧撕裂,当其具有可接受的完整性时,有机会保留完整的滑囊层面。这个方法仅需要修复层愈合而不是肩袖全层愈合。另外,肩袖解剖附着和相应肌肉的休息长度得以保留。在一尸体研究中,已证实经腱修复比完全和部分修复缺损50%的关节面撕裂,获得生物力学更强结构(较小间隙形成和较大失败负荷)。修复这些制造滑囊面相对"正常"撕裂的结果,低估了完整滑囊侧质量对于结构完整的重要性。经腱修复部分关节面侧撕裂的良好至优异结果已有报道。当临床结果与变成完全层厚撕裂相比时,经腱修复某种程度上更痛、恢复更慢,但较少术后肩袖缺损倾向出现。对两种技术比较的系统回顾显示二者均产生较好结果,没有比较明显区别。物理检查发现对于部分肩袖撕裂没有特异性,总体上表现为肩袖病变。图像研究有一定帮助但不是一致可靠的。MRI和MRA研究有不同帮助,但读片则有很多不同解释。本章回顾经腱解剖修复关节面侧,避免肩袖深层和浅层间张力不匹配的关键步骤。

二、适应证

★ 关节面 PTRCT,30%~70%缺损和可接受的残留滑囊面层完整。
★ 年龄<50 岁的"较年轻"患者,愈合能力较好,滑囊侧完整性较好。
相对适应证
★ 残留完整滑囊层质量较差。
★ 手臂内收位,肩袖深层不能复位到足印内侧面。
★ 肩关节被动运动范围受限。

三、相关体格检查

★ 大结节触痛。
★ 撞击征阳性(Neer,Hawkins,单肩测试)。
★ 抵抗外展抬起或手臂外旋时,疼痛和(或)无力。

四、相关影像

★ MRI 和 MRA 对于探测关节侧 PTRCT,仅一般至良好。
★ 观察者之间对于部分肩袖损伤的分级,取得一致意见相对差。
★ 外展和外旋可提高部分关节面撕裂的敏感性,特别是分层损伤。
★ MRI 显示 T1 信号增高,没有丢失相应 T2 图像上缺损的连续性。
★ MRA 可显示撕裂部位的"充填缺损"。

五、设备

★ 30°关节镜。
★ 环形抓线钳/回抽工具。
★ 全半径滑膜剪刀。
★ 圆桶磨钻(如果肩峰成形)。
★ 钩形探针。
★ 闭合鞘管(5.5mm)。
★ 18-G 脊柱针。
★ 11 号刀片(长柄更好)。
★ 克氏针,用于预钻铆钉孔,适合非全层铆钉(比选择铆钉内径稍小或相同)。
★ 非金属铆钉的打孔/攻丝工具。
★ 0 号线或 1 号单纤维缝线。
★ 铆钉(双线)。
★ 推结器。

★ 剪线器。

六、体位和入路

★ 侧卧位或沙滩椅位。

★ 能够内收/外展和内/外旋转肩关节。

★ 后方入路(盂肱关节和肩峰下),肩峰后外侧角向下 2cm,向内 1cm。

★ 前方入路:肩峰前外侧角与喙突尖中点处。

★ 外侧肩峰入路:使用脊柱针,直视下从后方盂肱关节入路建立,邻近外侧肩峰边缘(手臂必须内收)。

★ 脊柱针缝线传送:在肩峰外侧 2.0～2.5cm 大致平行于大结节(手臂外展 45°)。

七、手术步骤

步骤 1

在术前等待室确认手术部位,规划手术程序。在暂停之后至再次确认部位和手术程序,全麻,辅助肌间沟阻滞。麻醉下检查,确认存在可接受的 ROM,完成常规皮肤准备和铺单。

在肩峰后外侧角下方 1.5cm 和内侧 1cm 建立后方入路,然后使用脊柱针确认前方入路位于肩峰前外侧角与喙突尖中间。闭孔鞘管引入此位置。在弧度探针帮助下,交替从后方,然后前方入路进行全面诊断检查。确认冈上肌腱的部分关节侧撕裂,可能延伸进入冈下肌腱。确认撕裂位于冈上肌腱和冈下肌腱交界处,通常见于内撞击时,从前方入路观察最好处理。

步骤 2

向后剥离撕裂的肌腱组织直至健康边缘。全半径滑膜剪较好用,而且不会切进健康肌腱组织,而带齿的刨削刀易于损伤组织(图 20-1 和图 20-2)。从大结节切除残留肌腱纤维。使用已知直径的刨削刀筒可估算显露的肩袖足印毫米级宽度(图 20-3)。假定肩袖足印附着直径平均为 12～14mm。肩袖厚度缺损百分比可以计算出来。当残留滑囊层的完整性可接受时,对于高要求的患者,修复 30%～70% 缺损是恰当的。修复的前上面积可以使用带刻度探针测量。

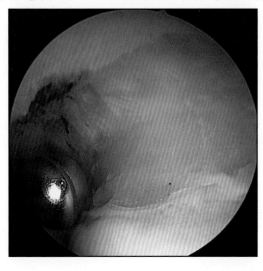

图 20-1 部分关节面侧肩袖撕裂的清创

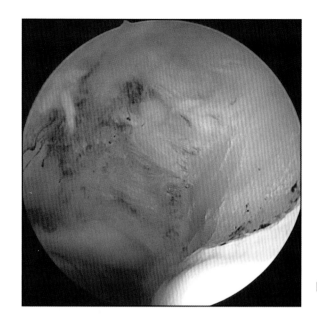

图 20-2 肩袖足印的显露

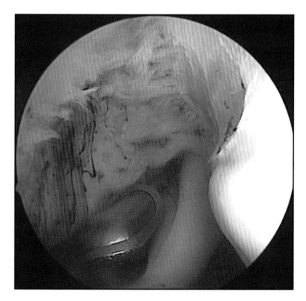

图 20-3 清创后,肩袖关节面侧出血

评估残留的完整肩袖组织质量时,可使用几个方法。有序的平行肌腱纤维,触诊时坚硬张力的纤维,改变液体流入压时,残留完整肩袖不会"鼓起",术前 MRI 上可接受的健康外表,均提示完整的滑囊肩袖组织理论上是健康的。经腱修复可望获得成功的程度较高。如果肩袖滑囊层质量处于临界状态,那么修复缝合倾向于通过肌腱实质切过。

确认深层肩袖边缘能复位到手臂内收位时的结节十分重要。如果肩袖不能复位,要么是由于深层肌腱组织丢失程度,要么是存在瘢痕和回缩。应该考虑完成全层撕裂,修复全层缺损。试图修复长度不够的深层肩袖,可能导致术后僵硬,与浅层不匹配,愈合不佳,较大程度的术后疼痛。当残留完整滑囊层质量由于退变或部分滑囊面撕裂不可接受时,也应该变为全层撕裂。

步骤 3

选择进行经腱修复时,在肩峰下间隙使用相同皮肤入路,关节镜入路重新建立。从后方观察同时,脊柱针进入滑囊后 1cm 和肩峰前外侧角外侧 2cm 处。如果确定了一个可接受入路,穿刺切皮,从外侧入路交替使用刨削刀和射频,切除足够的滑囊组织,以获得对于大结节和肩袖附着无阻挡视野。提前完成此步骤,方便缝合确认和打结,如果周围组织阻挡视野,这二者均会受妨碍。确认滑囊面完整性恰当和不存在滑囊侧肩袖缺损是最后一项需要确认经腱修复是否合理的方法。

步骤 4

关节镜从后方重新进入盂肱关节。暴露的足印区域应该使用刨削刀清理。手臂内收位,脊柱针靠近外侧边和肩峰前外侧角后方 1cm 置入。脊柱针穿过完整肩袖,确认到达足印内侧面的入路可接受,没有足够的肱骨内收时,到达足印的入路通常太浅,当工具和铆钉置入时,有损伤肱骨头关节面的风险。如果预计使用 2 个铆钉,内旋或外旋肱骨会允许对于 2 个铆钉植入的通路。在选择位点,通过皮肤做 3mm 或 4mm 的穿刺切开,向下通过肩袖滑囊层,平行于肌腱纤维(图 20-4)。如果使用金属铆钉,预估骨质密度大,等同或小于铆钉直径的克氏针,将有助于保留骨皮质的完整性。进行适当的打孔和攻丝,准备铆钉植入。金属铆钉一般不需要特殊骨准备。

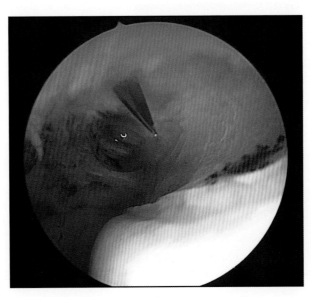

图 20-4　切开肩袖,准备和植入铆钉

如果要植入 2 枚铆钉,维持相同的肱骨内收方向,植入后方铆钉(图 20-5)。环形抓线钳抽回所有铆钉缝线,从前方入路拉出。在传递修复缝线时,肩袖边缘复位到肩袖足印十分重要。

手臂应接近 45°外展,这个位置能够使置入的用于缝线传递的脊柱针相对平行于大结节表面,利于形成解剖修复。如果针太靠内通过肩袖,表浅层和深层将会产生张力不匹配,当缝线打结时,导致滑囊层形成桶柄(图 20-6)。一旦环形抓钳复位了肩袖,将脊柱针从肩峰外侧 2cm 引入,通过肩袖完整滑囊层,在边缘约 3mm 处进入深层。

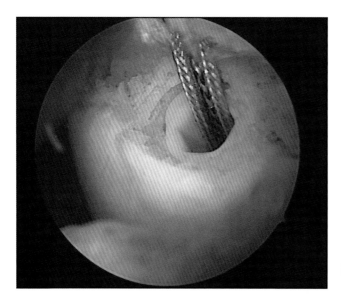

图 20-5 植入喜欢的缝合铆钉

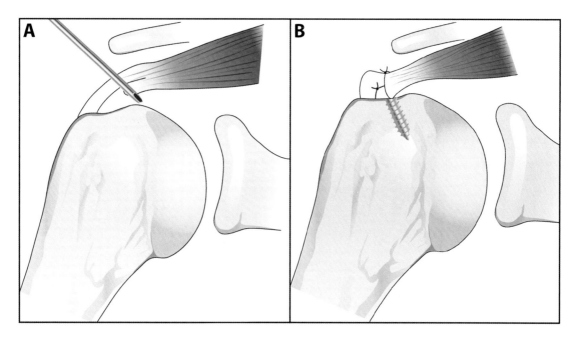

图 20-6 A. 通过脊柱针时,肩袖没有复位,脊柱针通过滑囊层进入太靠内。B. 形成张力不匹配和滑囊层臃肿

　　开始放置最后的缝线,0 号线或 1 号单纤维缝线通过针传递。单纤维缝线和后面铆钉的一个缝线支,同时以环形抓钳抓住并从前方鞘管拉出。同时抓住它们可确保避免与其他铆钉缝线支缠绕。然后移除脊柱针,在前方鞘管外,以单纤维缝线围绕铆钉缝线支进行单纯过头打结。单纤维缝线的自由外侧支用于穿梭铆钉支通过肩袖组织深层出来。以水平褥式缝合均匀,均匀间隔穿线。如有必要,在前方位置植入第 2 枚铆钉,以相同方式穿梭缝线(图 20-7)。

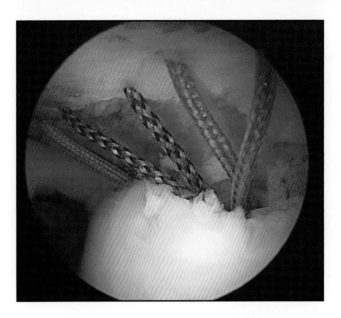

图 20-7　所有缝合通过关节面撕裂边缘传送

步骤 5

关节镜重新进入肩峰下间隙,铆钉缝线支应该在接近大结节外侧清晰地看到(图 20-8)。开始后方的褥式缝合配对打滑动结,传送。以 3 或 4 个半分结固定(图 20-9)。所有配对缝线以相同方式打结。关节镜回到盂肱关节,使用弧形探针,触摸和直视,伸展、外展和内收手臂,确认修复结构的牢固性和完整性(图 20-10)。

移除关节镜和前方鞘管,缝合包扎伤口。轻度外展位悬吊固定肩关节。

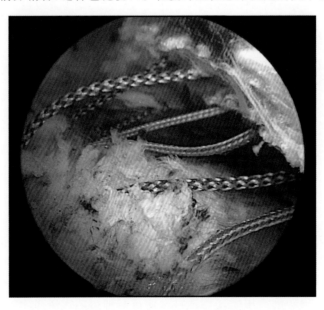

图 20-8　缝线从肩袖滑囊面引出

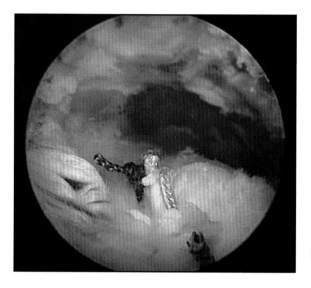

图 20-9　滑囊面缝线打结,完成修复

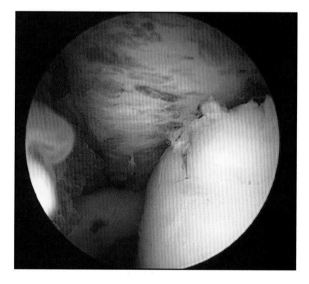

图 20-10　最后从关节面侧检查修复的肩袖

八、术后原则

★ 悬吊 4 周。

★ 术后 2 天轻度钟摆锻炼,每天 4 次。

★ 开始物理治疗,轻度被动 ROM 锻炼 2 周,目标是术后 12 周达到全部 ROM 的 90%,术后 4 个月恢复完全 ROM。

★ 术后 6 周开始轻的肩袖等长/肩胛骨力量训练。

★ 术后 12 周,轻的渐进抗阻练习。

★ 术后 6 个月,渐进恢复至完全活动。

九、可能并发症

★ 僵硬。

★ 迁延痛。

★ 肩袖不愈合。

★ 褥式缝合处肩袖缺损/撕裂。

★ 修复结构失败：铆钉植入物、缝线、缝线结。

处理术后僵硬必须考虑限制的严重性，自修复至今时间，是否患者在恢复运动方面正取得进步，以及对于患者生活质量的总体负面影响。

修复后几个月可能发生逐渐改善，没有特殊的"机会窗"。

如果患者清晰地到达了一个平台，不再获得活动的提高，超过了 1 个月的时间，最小在术后 5～6 个月之后，功能上受到影响应考虑关节镜关节内松解，同时肩峰下轻柔手法松解。经腱修复之后，术后早期疼痛可能比松解和全层修复的疼痛更严重。通常与僵硬有关，应该有望缓解。有时炎性粘连性关节囊炎会存在于术后阶段。诊断性关节内注射短效或中效镇痛药后，疼痛显著改善的阳性结果，支持该诊断。注射性皮质激素应审慎使用。如果肩袖修复不愈合，有症状的残存部分缺损或全层撕裂存在，应考虑翻修全层修复。万一在足印内侧边发生Ⅱ型失败，翻修时应考虑内移足印 5～7mm，避免翻修时肩袖张力过大。

技术要点

1. 确认整个滑囊层的完整性是可接受的（仅当期望修复和可能的愈合优于要去除的滑囊组织时，才将部分关节侧撕裂变为全层撕裂）。
2. 确认手臂内收位肩袖深层边缘能复位到大结节上的足印。
3. 使用环形抓线钳，在将脊柱针穿过深层肩袖修复之前，复位深层肩袖至大结节。
4. 脊柱针在进入肩袖前，应相对平行于大结节穿过，以避免肩袖表浅层和深层之间张力不匹配。
5. 在相同时间回抽传递单纤维缝线和选择的铆钉缝线支，避免缝线从深层至浅层穿梭肩袖时的缠绕。

参 考 文 献

[1] Yamanaka K，Matsumoto T. The joint side tear of the rotator cuff. Clin Orthop Relat Res. 1994;304;68-73.

[2] Sano H，Wakabayashi I. Stress distribution in the supraspinatus tendon with partial-thickness tears: an

analysis using a two-dimensional finite element model. J Shoulder Elbow Surg. 2006;15:100-105.

[3] Mazzocca A，Rincon L，O'connor，et al. Intra-articular partial-thickness rotator cuff tears：analysis of injured and repaired strain behavior. Am J Sports Med. 2008;36:110-116.

[4] Budoff JE，Nirschl RP，Guidi EJ. Debridement of partial-thickness tears of the rotator cuff without acro-mioplasty-long-term follow-up and review of the literature. J Bone Joint Surg. 1998;80:733-748.

[5] Andrews，JR，Broussard TS，Carson WG. Arthroscopy of the shoulder in the management of partial tears of the rotator cuff：a preliminary report. Arthroscopy. 1985;1:117.

[6] Gonzales-Lomas G，Kippe M，Brown G，et al. In situ transtendon repair outperforms tear completion and repair for partial articular-sided supraspinatus tendon tears. J Shoulder Elbow Surg. 2008;17:722-728.

[7] Castagna A，Borroni M，Garofalo R，et al. Deep partial rotator cuff tear：transtendon repair of tear completion and repair? A randomized clinical trial. Knee Surg Sports Traumatol Arthrosc . 2015;23(2):460-463.

[8] Castagna A，Eelle Rose G，Conti M，et al. Predictive factors of subtle，residual shoulder symptoms after transtendinous arthroscopic cuff repair：a clinical study. Am J Sports Med. 2009;37:103-108.

[9] Ide J，Maeda S，Takagi K. Arthroscopic transtendon repair of partial-thickness articular-side tears of the rotator cuff：anatomical and clinical study. Am J Sports Med. 2005;33:1672-1679.

[10] Duralde X，McClelland W，Jr. The clinical results of arthroscopic transtendinous repair of grade III partial articular-sided supraspinatus tendon repairs. Arthroscopy. 2012;28:160-168.

[11] Franceschi F，Papalia R，Del Buono A，et al. Articular-sided rotator cuff tears：which is the best repair? A three-year prospective randomized controlled trial. Int Orthop. 2013;37:1487-1493.

[12] Stuart K，Karzel R，Ganjianpour M，Snyder S. Long-term outcome for arthroscopic repair of partial articular-sided supraspinatus tendon avulsion. Arthroscopy. 2013;29:818-823.

[13] Fukuda H，Craig EV，Yamanaka K. Surgical treatment of incomplete thickness tears of the rotator cuff：long-term follow-up. Orthop Trans. 1987;223:51-58.

[14] Shin S. A comparison of 2 repair techniques for partial-thickness articular-sided rotator cuff tears. Arthroscopy. 2012;28:25-33.

[15] Strauss EJ，Salata MJ，Kercher J，et al. Multimedia article. The arthroscopic management of partialthickness rotator cuff tears：a systematic review of the literature. Arthroscopy. 2011;27:568-580.

[16] Lenza M，Buchbinder R，Takwoingi Y，et al. Magnetic resonance imaging，magnetic resonance arthrography and ultrasonography for assessing rotator cuff tears in people with shoulder pain for whom surgery is being considered. Cochrane Database Syst Rev. 2013；9:CD009020.

[17] Bryant L，Shnier R，Bryant C，et al. A comparison of clinical estimation，ultrasonography，magnetic resonance imaging，and arthroscopy in determining the size of rotator cuff tears. J Shoulder Elbow Surg. 2002;11:219-224.

[18] Teefey S，Rubin D，Middleton W，et al. Detection and quantification of rotator cuff tears. Comparison of ultrasonographic，magnetic resonance imaging，and arthroscopic findings in seventy-one consecutive cases. J Bone Joint Surg. 2004;86:708-716.

[19] Spencer E Jr，Dunn W，Wright R，et al. Interobserver agreement in the classification of rotator cuff tears using magnetic resonance imaging. Am J Sports Med. 2008;36:99-103.

[20] Herold T，Bachthaler M，Hamer O，et al. Indirect MR arthrography of the shoulder：use of abduction and external rotation to detect full-and partial-thickness tears of the supraspinatus tendon. Radiology. 2006;240:152-160.

［21］ Meister K，Thesing J，Montomery W，et al. MR arthrography of partial thickness tears of the rotator cuff：an arthroscopic correlation. Skel Radiol. 2004；33：136-141.

［22］ Curtis A，Burbank K，Tierney J，et al. The insertional footprint of the rotator cuff：an anatomic study. Arthroscopy. 2006；22：603-609.

第 21 章

关节镜后方Bankart修复

Steven A. Giuseffi, MD and Larry D. Field, MD

一、引言

后方盂肱关节不稳没有前方不稳常见。仅发生于 2%～10% 肩关节不稳患者中。诊断具挑战性,因为症状可能较模糊,通常在后方无法定位。因此患者主诉疼痛而不是不稳发作。复发性半脱位比单纯脱位更常见,多数患者不能回忆起具体的创伤事件。原因包括急性创伤、慢性重复微小创伤和非创伤性不稳。后方不稳更常见于那些反复使肩关节屈曲和外展位负重的运动员(举重、足球边裁、篮球、划船手)。病理解剖存变异,包括后方关节囊韧带结构损伤、骨性关节盂或肱骨损伤、肩袖间隙、肩袖损伤。

手术干预适合于复发性后方不稳的患者,非手术治疗失败者。后方肩关节不稳过去切开手术处理,需要较大手术解剖,报道失败率为 30%～70%,这就促使人们使用关节镜处理那些没有显著骨缺损的后方盂肱不稳病例。关节镜方法的优势包括微创特点及能够处理在后方不稳中见到的不同病变。不同研究已证实,关节镜处理后方盂肱不稳可成功恢复肩关节稳定。

二、适应证

★ 创伤性盂肱关节脱位的复发不稳。

★ 活动时复发后方盂肱关节半脱位。

相对适应证

★ 后下方不稳为主的多方向不稳。

★ 后方盂肱不稳,显著的肩胛盂或肱骨缺损。

三、相关体格检查

★ 后方负荷和推移试验:患者仰卧在检查床上,稳定肩胛骨,手臂置于 20°外展前屈,首先给予轻度轴向负荷,将肱骨头置于肩胛盂中心,检查者试图向后移动肱骨头。检查者注意是否肱骨头能推移超出盂边缘,以及这样是否复制了患者的肩后疼痛和不适(图 21-1A)。

★ Jerk 试验:患者仰卧在检查床上,稳定肩胛骨。患者手臂 90°前屈,肘关节屈曲,手臂内旋交叉身体。然后将手臂轻微内收,肱骨沿长轴施加向后轴向负荷。突然撞击或猝然一动提示肱骨头向后半脱位(图 21-1B)。

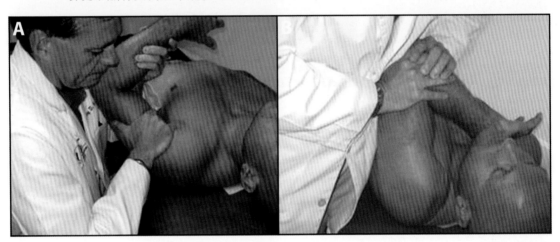

图 21-1　高级专家正表演　A. 向后负荷和推移试验。B. Jerk 试验,注意对于后侧不稳,患者可能有恐惧症但是通常主诉后方疼痛或者不适而不是恐惧

★ Sulcus 征:患者手臂置于体侧,给予向下牵引力,检查者寻找肱骨头和肩峰间凹陷或沟深超过 1cm。如果观察到沟,检查者将手臂外旋进行试验,测定是否给予肩袖间隙张力,沟征消失。

四、相关影像

★ 肩关节三个影像:这些用于密切评估肱骨头半脱位。Hill-Sachs 肱骨头损伤,肩胛盂后方骨折或骨性缺损,肩胛盂后倾。

★ 肩关节 MRI 或 MRA:MR 允许医师评估后方盂唇和关节囊的完整性。后方盂肱关节不稳的患者,可能没有明显的盂唇撕裂,关节囊冗余或盂肱韧带肱骨侧反向撕脱(HAGL)可能会见到。也可评估肩袖完整性,可能观察到盂边缘骨折或过度盂后倾。

五、设备

★ 手术侧手臂悬吊牵引设备、腋枕、侧卧充气袋,手臂外展 45°,10°前屈(图 21-2)。

★ 标准 30°,4mm 关节镜。

★ 各种不同角度缝合工具,作者喜欢使用 60°逆向脱卸回抽工具[IDEAL 缝合抓线钳
(Depuy Mitek)]。

★ 脊柱针入路定位。

★ 关节镜探针、剥离器、磨钻、刨削/磨头。

★ 交换棒或长关节镜穿刺器。

★ 盂唇缝合铆钉、恰当钻孔导向器、铆钉置入钻头。

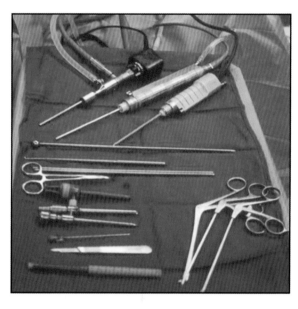

图 21-2 使用的标准关节镜工具 包括 4mm 的
30°关节镜,关节镜刨削刀和磨钻,各种
穿刺器和交换棒及塑料和金属鞘管,关
节镜抓线钳和缝合回抽工具。图像中
还不包括作者喜欢的缝线穿梭工具和
盂唇铆钉。具有多种角度面向右侧和
左侧的不同缝线穿梭工具十分有帮助

六、体位和入路

全麻,麻醉下全面检查评估盂肱不稳。患者置于仰卧位,身体旋转约 30°后倾,使肩胛盂平行手术地面。安放腋枕,所有骨性突起垫好,可充气枕维持于此位置。

七、手术步骤

步骤 1

从后方软点建立标准后方入路,关节镜置于后方观察入路和后方标准盂肱诊断性关节镜检查。前方入路以外向内模式在肩袖间隙中心建立。中号(7mm)鞘管从前方入路置入。

关节镜转换到前方入路,交换棒置入后方入路,从前方入路观察时,前方肱骨头要全面评估反向 Hill-Sachs 损伤。然后注意力转向后方关节囊盂唇结构。在关节镜直视下,鞘管置于后方交换棒

上,探针通过后方鞘管,后方的盂唇和关节囊全面评估。注意到后方盂唇损伤可能没有前方 Bankart 损伤那么严重是十分重要的。然而,通常有相关的后方关节囊损伤或冗余。后方的关节囊韧带病变确认后,关节镜放回到后方入路。在肩袖间隙刚好位于冈上肌腱突出边前方建立辅助的前上入路。5.5mm 鞘管置于辅助前上入路,关节镜然后移至这个鞘管。从前上入路观察,允许全面观察盂和相关关节囊韧带结构。探针置入后方鞘管,从这个角度观察,评估后方盂唇和后方关节囊(图 21-3)。不常见的情况是,医师记录到盂唇和关节囊均损伤(图 21-4)。盂唇可从后方肩胛盂边缘分离带有或不带有骨缺损。后方关节囊可能在中间撕裂或者从肱骨撕脱(反 HAGL)。

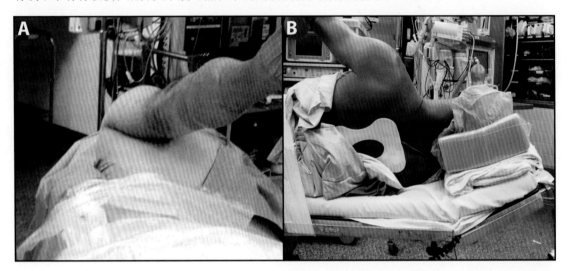

图 21-3　从前上入路观察后方盂唇分离　通过前上入路评估后方盂唇和关节囊结构,对于确认和准确评估盂肱关节后下部分病变有帮助

步骤 2

关节镜后方盂唇修补时,进入后下盂对于手术成功十分重要。标准后方观察入路,对于后方盂唇提升、盂准备、铆钉植入来说太偏内侧。而且,通过标准后方入路,下方关节囊可能难以达到。所以,应建立辅助下方后外工作入路(后方不稳入路)。这个入路一般位于标准后方入路外侧和远端 1~2cm。因为准确定位这个入路十分重要,最好以脊柱针定位,同时关节镜从前上入路观察。建立辅助后外入路前,脊柱针位置和轨道应认真评估。入路位置应允许医师轻易到达后下关节囊和盂及为后方铆钉植入位置获得理想轨道。定位辅助的下方后外侧入路后,大的(7mm 或 8.5mm)塑料鞘管在交换棒上置入此入路(图 21-5)。

步骤 3

后方肩关节不稳,没有盂唇损伤时,医师可选择将后方关节囊折叠到完整盂唇上。作者经验中,尽管后盂唇损伤常见,喜欢在此位置植入缝合铆钉,准备铆钉植入时,通过一个后方入路置入剥离器,从盂松解后方盂唇。替代的方法是,如果这里对于盂唇松解轨道更佳,剥离器可从中盂前方入路置入。术者应避免关节囊折叠到起皱的薄弱的盂唇,即使没有确认完全的 Bankart 损伤。盂唇应松解采用缝合铆钉修复技术。

后方盂唇和关节囊充分从盂松解后,使用磨钻轻柔磨锉盂唇和关节囊,产生出血。关节镜刨削刀或磨钻清创盂边缘,产生出血创面。每个操作均注意保存骨量。

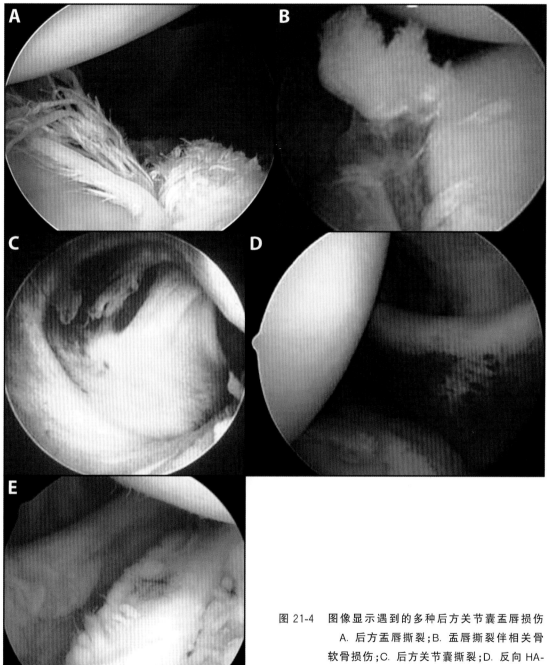

图 21-4　图像显示遇到的多种后方关节囊盂唇损伤
　　A. 后方盂唇撕裂；B. 盂唇撕裂伴相关骨
　　软骨损伤；C. 后方关节囊撕裂；D. 反向 HA-
　　GL 损伤；E. 飘浮的后下盂肱韧带，复合后方
　　Bankart 和反向 HAGL 损伤

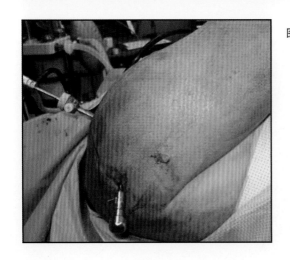

图 21-5　用于后方盂唇修复的关节镜入路　从后方观察,患者的头指向图片左侧。前上使用塑料鞘管,主要用于使用关节镜观察,但也可用于盂唇准备和缝线管理,金属鞘管位于标准后方入路。这里由脊柱针戴绿帽显示的辅助后外入路,位于标准后方入路的远端和外侧,这个入路是在关节镜直视下建立,可用工具进行有效的后方盂唇修补。辅助后外入路,提供后方铆钉植入的恰当轨道,也使医师更易于后下到达关节囊,完成关节囊推移和折叠

步骤 4

通过辅助下方后外入路植入铆钉,同时关节镜留在前上入路观察。最下方铆钉首先植入,对于右肩来说,一般位于 7 点钟位置,铆钉置于盂的关节边缘,每隔 5mm 一枚铆钉。一般来讲,使用 2～4 枚铆钉,依据盂唇损伤程度。双线铆钉较能耐受失败负荷。

步骤 5

铆钉植入后,准备穿梭缝线。决定关节囊推移和折叠的恰当量具挑战性,必须在一例一例基础上评估。为了预计关节囊推移和折叠量,医师可使用关节镜抓钳,预先复位盂唇到关节盂。术者可进一步给予后方关节囊张力,通过进一步向上和(或)向前拉关节囊,直至获得充分的关节囊张力。然后在穿线和打结时努力复制该关节囊张力。如果存在下方关节囊松弛及盂唇病变,下方关节囊必须直接以下方铆钉方式处理。

缝合以下向上渐进方式,通过关节囊和盂唇穿线。此种方式,较困难的下方缝线首先穿过。而且以上可以更容易地评估每个连续缝合获得的后方关节囊折叠。

通过辅助的下方后外入路,将缝线回抽或穿梭工具置入关节。缝线回抽用于在各个盂铆钉位置的下方和外侧穿刺后下关节囊,如此有效关节囊折叠和关节囊向上提拉。

如果缝线穿梭工具难以到达下方关节囊,关节镜抓线钳或牵引缝线可用于向上提拉关节囊,这样利于缝线穿梭,同时也给下方关节囊张力,获得关节囊向上提升。应在可控下穿刺后下关节囊,避免医源性腋神经损伤。以缝合钩穿过组织,然后快速转动手掌心向上,允许穿刺关节囊而不向下沉,如此避免对周围神经血管结构的医源性损伤。

缝梭穿刺了后下关节囊的外侧面后,转换到盂边缘接近各自铆钉的撕裂盂唇下方。如果需要的话,缝线回抽器通过关节囊延迟穿梭下方铆钉的一个缝线,穿梭步骤重复,形成一个褥式缝合。如果使用单纯缝合模式,穿过关节囊的缝线支作为打结轴线。这种模式,关节镜结远离盂唇,多余的关节囊推向盂,充当缓冲器,限制了肱骨头后移。

必要时更多上方铆钉重复这些步骤。每次连续打结后评估关节囊张力,后下关节囊是大多数关节囊推移和折叠必须进行操作的部分(图 21-6)。

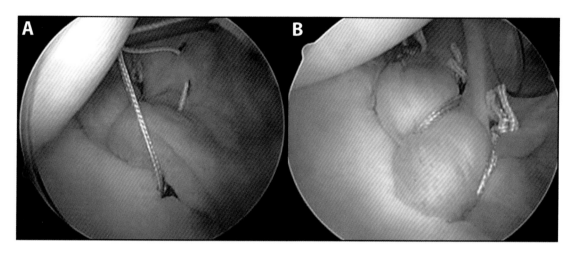

图 21-6　从前上入路观察后方盂唇修复和关节囊折叠的关节镜图像　A. 铆钉缝线的关节囊支,在各自铆钉的下方和外侧穿过;随后缝线打结时,关节囊向上推移,多余的关节囊折叠到形成。B. 一个盂唇"缓冲器"。注意铆钉植入位置和缝线穿梭/打结是以一种自下向上模式进行

步骤 6　处理盂肱韧带肱骨后方撕脱

　　肩关节后方不稳可由后方 Bankart 损伤、关节囊冗余和(或)后方 HAGL(反 HAGL)引起。后方 HAGL 损伤可单独发生或与后方 Bankart 损伤合并发生。需要几个额外手术步骤修复后方 HAGL 损伤。首先,使用关节镜刨刀沿肱骨颈后方的后方关节囊附着区清创骨质,二个缝合铆钉在后下盂肱韧带和后方关节囊解剖附着区植入来增强后方盂唇修复。

　　进行肩袖间隙闭合时,上盂肱韧带折叠到中盂肱韧带。关节镜从标准后方入路观察完成此手术。作者喜欢的间隙闭合术第 1 步是从传递一个自由端编织缝线通过前上入路进入盂肱关节,然后使用逆向回抽抓持该缝线,经皮通过下方肩袖间隙和盂肱中韧带。这个逆向回抽工具,显著抓持着缝线,从盂肱关节后方轻轻拉出,仍保持直接邻近前方(关节外)肩袖间隙关节囊,然后重新向上进入关节通过上盂肱韧带,现在这个缝合支横跨了整个肩袖间隙关节囊,不仅包裹了盂肱中韧带和上韧带,而且也包裹了喙肱韧带。然后从前上入路回抽这个缝线,手臂接近 45°外展和 45°外旋位打结。这个肩袖间隙闭合技术具有融合喙肱韧带的优势,进入间隙折叠和完成关节内打结,对限制肱骨后移十分重要(没有必要如同有些技术"要求"那样双盲打结折叠缝合)。后方鞘管轻微后撤,如此鞘管位于关节内表浅部位同时在三角肌深层。贯穿缝线回抽器通过鞘管穿过后方关节囊,从各自铆钉拉回一个缝线支,穿刺器再次刺穿关节囊,回抽各自的另外一个缝线,必须注意从各自的关节囊回抽缝线,如此建立褥式缝合结构。然后肩关节置于外旋位,给予缝线张力,同时仍从盂肱关节观察,如此医师可观察到韧带解剖复位到肱骨颈,以双盲方式在关节囊外打结。

　　接着完成后方 Bankart 的标准修复。在后方 Bankart 修复到完成 HAGL 修复。如果后方 Bankart 修复和关节囊折叠先完成,医师折叠关节囊过多,这会妨碍后来的后下盂肱韧带复位到肱骨颈。

步骤 7　肩袖间隙折叠术

　　对于肩关节后方不稳进行肩袖间隙闭合是一个有争议话题。一些医师对于肩关节后方不

稳常规进行肩袖间隙闭合;而另一些医师极少如此操作,他们强调肩袖间隙不闭合已经取得优异效果。选择性肩袖间隙闭合主要用于那些非常高度或严重程度的肩关节后方不稳患者。这些患者通常过度松弛或物理检查明显沟征。薄或差的关节囊组织和(或)翻修手术是其他适应证。

进行肩袖间隙折叠术时,上盂肱韧带折叠到中盂肱韧带。关节镜从标准后方入路观察完成此操作。作者喜欢的操作方式是,通过前上入路,从递送一个编织缝线的自由端进入盂肱关节开始,然后通过经皮置入的逆向缝合回抽抓钳,通过抓持该缝线穿过下方肩袖间隙和中盂肱韧带,该逆向缝合抓钳抓持缝线,轻轻后撤拉出盂肱关节,维持在邻近前方(关节外)肩袖间隙关节囊位置。然后,再重新向上方向进入关节穿过上盂肱韧带。这个缝合支现在横跨了整个肩袖间隙关节囊,包裹了不仅中盂肱韧带和上盂肱韧带,而且也包裹了喙肱韧带。然后将这个缝线从前上入路回抽,在手臂约 45°外展和 45°外旋位打结。这个肩袖间隙闭合技术具有融合喙肱韧带进入肩袖间隙折叠的优势,完成关节镜下打结(不需要有些技术要求的双盲折叠缝合,图 21-7),其重要意义在于限制肱骨后方移位。

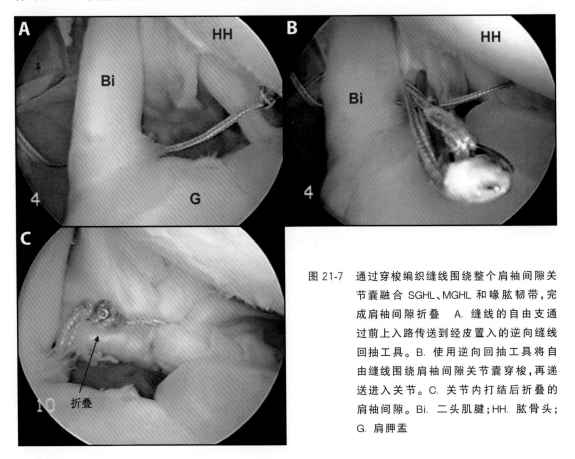

图 21-7　通过穿梭编织缝线围绕整个肩袖间隙关节囊融合 SGHL、MGHL 和喙肱韧带,完成肩袖间隙折叠　A. 缝线的自由支通过前上入路传送到经皮置入的逆向缝线回抽工具。B. 使用逆向回抽工具将自由缝线围绕肩袖间隙关节囊穿梭,再递送进入关节。C. 关节内打结后折叠的肩袖间隙。Bi. 二头肌腱;HH. 肱骨头;G. 肩胛盂

八、术后原则

患者手臂置于约 15°外旋位 4 周,手臂维持在患者躯干后方,减小修复张力。患者参与轻柔肘、腕和手 ROM 锻炼。

术后 4 周,开始主动辅助 ROM,包括在肩胛骨平面向前和体侧手臂外旋。在患者身后的内旋也可开始,但此时禁止手臂抬高内旋,有限力量锻炼也可开始。

术后 8 周,患者渐进更高级康复,不限制 ROM 和综合肩及肩胛骨周围力量训练。特殊体育活动在术后 3～4 个月开始,通常在术后 6 个月开始恢复冲撞运动和非限制负重。

九、可能并发症

复发不稳是最常见并发症,报道的关节镜修复复发率为 3%～20%。创伤性再损伤后的翻修手术比非创伤不稳的翻修更容易获得成功。对于没有盂后方骨缺损或关节盂过度后倾的患者来说,关节镜翻修后方 Bankart 和关节囊提升,可获得成功。文献对于后盂唇修复后僵硬,可能低估了,典型者表现为内旋丢失。

对许多患者来说,从此消彼长角度看,为肩关节稳定,是可以接受的。但是,对于过头运动员来说,肩关节僵硬可能是十分受限的问题。

肩关节不稳手术,腋神经有损伤风险。在后下肩胛盂水平,腋神经特别靠近下关节囊,医师进行下关节囊折叠和提拉时,必须以可控模式最低程度穿刺关节囊。

技术要点

1. 侧卧位,方便达到后下盂唇和关节囊。
2. 从前上入路观察。这样可观察到周围盂唇,允许后方和肩胛盂中部前方入路置入工具和缝线管理。
3. 全面评估和处理所有可能的病理解剖。后肩不稳可与盂唇、关节囊、骨性肩胛盂或肱骨损伤和(或)肩袖间隙损伤一同发生。
4. 使用辅助下方的后下入路(后方不稳入路),有利于后方盂的准备和铆钉植入及下关节囊的提升。
5. 松解后下盂唇时,骨膜剥离器通过前下或前上入路置入。建议从前方入路开始盂唇提升,然后通过后方入路之一完成提升。

参 考 文 献

[1]　Provencher MT, LeClere LE, King S, et al. Posterior instability of the shoulder: diagnosis and management. Am J Sports Med. 2011;39:874-886.

[2] Owens BD, Campbell SE, Cameron KL. Risk factors for posterior shoulder instability in young athletes. Am J Sports Med. 2013;41:2645-2649.

[3] Robinson CM, Seah M, Akhtar MA. The epidemiology, risk of recurrence, and functional outcome after an acute traumatic posterior dislocation of the shoulder. J Bone Joint Surg Am. 2011;93:1605-1613.

[4] Van Tongel A, Karelse A, Berghs B, Verdonk R, De Wilde L. Posterior shoulder instability: current concepts review. Knee Surg Sports Traumatol Arthrosc. 2011;19:1547-1553.

[5] Lenart BA, Sherman SL, Mall NA, Gochanour E, Twigg SL, Nicholson GP. Arthroscopic repair for posterior shoulder instability. Arthroscopy. 2012;28:1337-1343.

[6] Millett PJ, Clavert P, Hatch GF, Warner JP. Recurrent posterior shoulder instability. J Am Acad Orthop Surg. 2006;14:464-476.

[7] Bradley JP, Tejwani SG. Arthroscopic management of posterior instability. Orthop Clin N Am. 2010;41:339-356.

[8] Tannenbaum EP, Sekiya JK. Posterior shoulder instability in the contact athlete. Clin Sports Med. 2013;32:781-796.

[9] Savoie FH III, Holt MS, Field LD, Ramsey JR. Arthroscopic management of posterior instability: evolution of technique and results. Arthroscopy. 2008;24:389-396.

[10] Pokabla C, Hobgood ER, Field LD. Identification and management of "floating" posterior inferior glenohumeral ligament lesions. J Shoulder Elbow Surg. 2010;19:314-317.

[11] Shah AA, Butler RB, Fowler R, Higgins LD. Posterior capsular rupture causing posterior shoulder instability: a case report. Arthroscopy. 2011;27:1304-1307.

[12] Hill JD, Lovejoy JF, Kelly RA. Combined posterior Bankart lesion and posterior humeral avulsion of the glenohumeral ligaments associated with recurrent posterior shoulder instability. Arthroscopy. 2007;23:327. e1-327. e3.

[13] Kim SH, Kim HK, Sun J II, Park JS, Oh I. Arthroscopic capsulolabroplasty for posteroinferior multidirectional instability of the shoulder. Am J Sports Med. 2004;32:594-607.

[14] Hawkins R, Koppert G, Johnston G. Recurrent posterior instability (subluxation) of the shoulder. J Bone Joint Surg Am. 1984;66:169-174.

[15] Wolf EM, Eakin CL. Arthroscopic capsular plication for posterior shoulder instability. Arthroscopy. 1998;14:153-163.

[16] Bottoni CR, Franks BR, Moore JH, DeBerardino TM, Taylor DC, Arciero RA. Operative stabilization of posterior shoulder instability. Am J Sports Med. 2005;33:996-1002.

[17] Kim SH, Ha KI, Park JH, et al. Arthroscopic posterior labral repair and capsular shift for traumatic unidirectional recurrent posterior subluxation of the shoulder. J Bone Joint Surg. 2003;85-A:1479-1487.

[18] Bradley JP, McClincy MP, Arner JW, Tejwani SG. Arthroscopic capsulolabral reconstruction for posterior instability of the shoulder: a prospective study of 200 shoulders. Am J Sports Med. 2013;41:2005-2014.

[19] Bahk MS, Karzel RP, Synder SJ. Arthroscopic posterior stabilization and anterior capsular plication for recurrent posterior glenohumeral instability. Arthroscopy. 2010;26:1172-1180.

[20] Williams RJ, Strickland S, Cohen M, Altcheck DW, Warren RF. Arthroscopic repair for traumatic posterior shoulder instability. Am J Sports Med. 2003;31:203-209.

[21] Wanich T, Dines J, Dines D, Gambardella RA, Yocum LA. Batter's shoulder: can athletes return to play at the same level after operative management? Clin Orthop Relat Res. 2012;470:1565-1570.

[22] Abrams JS, Bradley JP, Angelo RL, Burks R. Arthroscopic management of shoulder instabilities: ante-

rior, posterior, and multidirectional. AAOS Instr Course Lect. 2010;59:141-155.

[23] Provencher MT, Bell SJ, Menzel KA, Mologne TS. Arthroscopic treatment of posterior shoulder instability: results in 33 patients. Am J Sports Med. 2005;33:1463-1471.

[24] Chalmers PN, Hammond J, Juhan T, Romeo AA. Revision posterior shoulder stabilization. J Shoulder Elbow Surg. 2013;22:1209-1220.

[25] Scully WF, Wilson DJ, Parad SA, Arrington ED. Iatrogenic nerve injuries in shoulder surgery. J Am Acad Orthop Surg. 2013;21:717-726.

第 **22** 章

关节镜大结节骨折修复

Brody A. Flanagin,MD;Joe Burns,MD;Connor Larose,MD;Raffaele Garofalo,MD;
MAJ Kelly Fitzpatrick,DO,MC,US Army;and Sumant G. Krishnan,MD

一、引言

  肱骨近端骨折占所有骨折的 5％，在老年人群表现为单模式分布。这些骨折中大多数可充分制动非手术治疗，然后早期活动。单纯肱骨大结节骨折占肱骨近端骨折的一小部分，这些骨折典型发生于冲击、剪切或撕脱，通常见于肱骨头前脱位相关损伤。

  治疗大结节骨折很大部分可断定与冈上肌、冈下肌和小圆肌腱附着相关。治疗的首要目标是避免大结节过度移位，从而保存肩袖功能，避免 ROM 时撞击。文献中有关手术修复大结节骨折合适适应证存在争议。Neer 的＞1cm 移位标准传统上用作手术修复适应证，但是更近来的研究建议 3～5mm 移位代表了手术修复的相对适应证，适用于活动多患者和过头运动员，对于较年轻和(或)活动多患者，不能充分复位大结节，会导致较差结果，挽救方法有限。

  过去已见描述切开和经皮手术方法，效果令人满意。历史上讲，对于粉碎大结节骨折，缝合固定比螺钉固定更受人欢迎。最近，使用螺钉在关节镜辅助和全关节镜下修复单纯大结节骨折，取得了非常好的效果。这些技术允许对整个大结节及相关病变有较好的视野，同时避免使用相关更正式的"切开"手术方法。

二、适应证

  ★ 大结节移位超过 10mm。

  ★ 较年轻、活动多患者或过头运动员，移位超过 3～5mm。

相对适应证

  ★ 移位并粉碎大结节骨折。

★ 高龄/老年人骨质量较差。
★ 大结节严重移位和(或)固定回缩。

三、相关体格检查

★ 肿胀/淤伤影响同侧肩和手臂。
★ 主动抬起、外旋、内旋肩关节时疼痛和(或)无力。
★ 存在任何相关创伤。
★ 存在三角肌等长收缩(评估腋神经运动功能)。
★ 三角肌外侧区域感觉功能(不总是腋神经损伤的可靠标记)。
★ 受累侧神经血管改变(当发病原因是盂肱关节前脱位时,评估相关臂丛神经损伤)。

四、相关影像

★ 肩关节中立位或外旋位的真实前后位片,肩胛骨 Y 位、腋位。作者喜欢中立位或外旋位的前后位片,允许充分看大结节侧面(图 22-1)。
★ 对于肩关节外伤不能举起手臂者,常规做改良腋位。对于排除盂肱关节半脱位或脱位十分重要(图 22-1)。

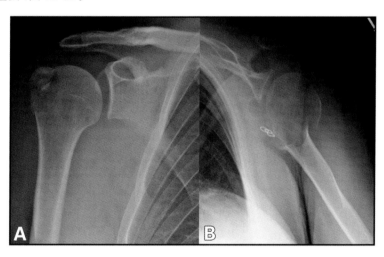

图 22-1　A. 右肩真实前后位,外旋显示移位较小的大结节骨折;B. 代表左肩改良腋位片

★ 需要获得有关大结节移位的量和(或)方向的进一步信息时,CT 扫描。对于较年轻和(或)活动多患者,平片上显示移位较小骨折,通常需要 CT 扫描。在轴位片上观察大结节骨折向后移位效果最佳。冠状位评估向上移位,轴位用于判断向上和向后移位(图 22-2)。CT 三维重建可获得较详尽信息。
★ MRI 不常用于评估大结节骨折,但对于测定是否存在相关肩袖撕裂十分有帮助。

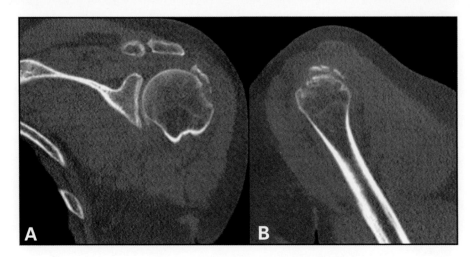

图 22-2　A. 冠状位。B. 矢状位 CT 显示左肩移位大结节骨折

五、设备

进入手术室前进行术前计划十分重要。可保证医师恰当准备所有必需设备,确保进程尽可能有效进行。假设适应证有限,缺乏关节镜处理大结节骨折经验,作者感觉到如果不能在关节镜下获得理想固定,所有医师应准备转换到切开手术。准备标准关节镜设备,各个医师要求有所不同,无菌、带关节的手臂固定器/定位器是一种有用工具,在复位大结节时,可在空间上来放置和把持手臂。复位工具(如钝的/非穿刺锥或克氏针)可有助于经皮从辅助入路放置,在打结前,辅助大结节维持复位。作者强烈推荐使用喜欢的工具逆向或穿梭技术穿过肩袖。作者也推荐紧靠肩袖进行顺向穿梭,对于那些要避免医源性损伤大结节骨折附着的病例,任何商业可得到的铆钉均可用来修复,根据手术医师的审慎考虑,传统双排和双排缝合桥技术,均有报道用来关节镜下修复大结节骨折。使用铆钉时,作者喜欢缝合桥技术,因为感觉到这样提供了比单排或传统双排修复结构更有效的"张力带"稳定大结节。另外,可使用关节镜穿骨技术修复大结节骨折,而不使用缝合铆钉。

六、体位和入路

全麻、沙滩椅位进行。也可使用侧卧位。4 个入路(前、后、外侧和后外)技术。也可根据需要增加辅助入路,引入工具或植入物。

七、手术步骤

作者喜欢的关节镜大结节骨折复位和固定技术为经骨技术,使用商业可得到设备[Arthro Tunneler(Tornier)],即 Garofalo 等以前描述的技术。

通过标准后方入路开始诊断性关节镜检查,目的是在清除任何骨折导致的残留血肿/血块后,进行全面关节内检查。任何相关的关节内病变[即二头肌腱撕裂和(或)盂唇/上盂唇前后撕裂]均可以诊断,进行必要处理。从下表面评估骨折部位。使用刨削刀非常柔和地清除大结节骨折下表面的任何血肿。必须注意不要从大结节清除任何骨块,然后关节镜进入肩峰下间隙,清除所有出血滑囊,方便看清骨折和骨折来源骨床。这些病例,作者不进行任何肩峰成形,要极细致地进行肩峰下滑囊切除,避免过度清除直接贴附在大结节骨折上的滑囊,目的是避免医源性损伤完整肩袖和骨折的大结节。

使用 Garofalo 等以前介绍技术的改良技术,创立横穿骨隧道,沿着肱骨近端,首先在骨折床最内侧和上表面建立隧道(一般就是在关节缘),恰当放置内侧经骨隧道或内排缝合铆钉具有挑战性,因为骨折床在方向上往往较垂直。值得注意的是,使用经骨修复技术还是缝合铆钉,如果骨折的大结节对于"近端肱骨骨折床视野有妨碍,那么通过附着肩袖进行牵引缝合,目的是牵引大结节骨折向后改善视野。经骨隧道的数量依据术中大结节骨折块大小来决定。一般来说,作者喜欢每间隔 1cm 建立一个骨隧道。外侧隧道在骨折块远端完整的肱骨干处建立(一个外侧隧道对应一个内侧隧道),通过每个隧道穿梭 3 个高弹性强度的缝合(图 22-3)。作者常规使用 2 个半永久 2 号 Orthocord(Ethicon)缝线和一个永久 3-4 号 Forc Fiber(Tornier)缝线。然后缝线逐个在骨-腱结合部穿过肩袖。使用逆向缝合穿梭工具在骨-腱结合部穿过肩袖,依次从肩袖穿过缝线。作者发现从技术观点考虑,使用缝合-穿梭工具完成这一步骤,比使用直接逆向回抽工具挑战性小,处理较大或较厚大结节骨折时尤其如此,此时逆向回抽工具视野受到影响。作者强烈推荐使用逆向穿梭工具通过肩袖,目的是避免对大结节骨折进一步损害。

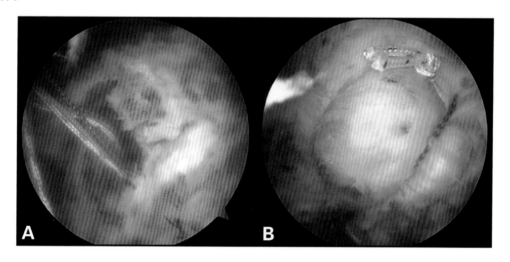

图 22-3　A. 骨折恰当松解后,建立经骨隧道,像描述的那样穿梭缝线。如同关节镜修复肩袖,内
　　　　　侧隧道置于关节缘外侧,十分重要的是记住在骨-肌腱结合部穿梭缝线通过肩袖,目的
　　　　　是获得骨折片到骨床的充分固定和稳定。B. 放置褥式缝线,获得对骨折进一步加压,
　　　　　以及通过形成"裂开-阻止"缝线,预防缝线向内"切穿",添加单纯缝合增加牢固性

所有缝线穿过肩袖后,直接复位大结节到原来撕脱的骨床,通过 1 个 2mm 非穿透锥辅助维持位置。以单排(即 1 个隧道)或褥式(2 个以上隧道)打结完成修复(图 22-3)。当使用 2 个或以上隧道时,作者喜欢褥式缝合,目的是获得对骨折块的进一步加压/稳定及产生"撕坏-停

止"效应,这样有助于降低缝线从内侧"切穿"的机会(图 22-4)。

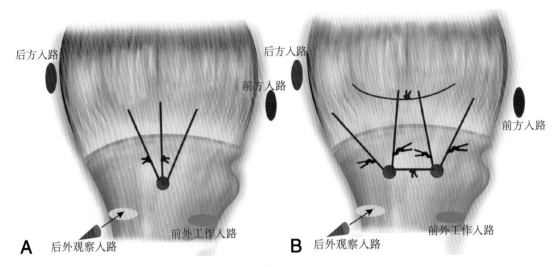

图 22-4　A.1 个隧道单纯缝合。B.2 个隧道褥式缝合轮廓

八、术后原则

术后所有患者进行体侧悬吊 6 周。依据医师的喜好使用或不使用外展枕,作者开始术后即刻的被动和主动辅助肘/腕/手运动和肩胛骨动力锻炼。推荐在术后 7～10d 监护下物理治疗,但这项依据不同个体骨折块大小和结构的总体稳定,可以相应调整。作者依据骨折块和肩袖受累程度,在前 6 周进行仰卧位前向被动抬高和外旋。术后 6 周开始增加被动内旋。术后 2 周、6 周和 3 个月拍片(图 22-5)。一旦影像学显示大结节愈合证据,即开始主动 ROM 锻炼。术后 12 周开始轻柔力量锻炼和所有活动均允许,但是有些特殊患者需要术后 6 个月开始才允许所有活动。

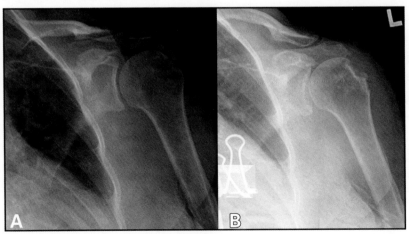

图 22-5　术前前后位片和关节镜大结节修复术后 1 年 X 线片

九、可能并发症

关节镜修复大结节骨折是具挑战性手术，仅应该由具有丰富经验和手术技术的高级肩关节镜手术医师来完成。不充分的结构稳定、复位丢失仍然是该技术最可能的并发症。担心早期 ROM 锻炼造成复位丢失时，延迟 ROM 锻炼是一种选择。缝线切穿和铆钉拔出是另外并发症，会导致大结节早期或迟发移位。本章描述的经骨修复技术，存在使用 PK 材料用于沿肱骨干外侧隧道修复的选择，可以降低缝线切穿骨或缝线由于磨损破裂的可能。而且，该技术大结节和肩袖张力过大/过度复位的风险较高，可以在最终修复前进行行术中透视，以证实复位满意。

技术要点

1. 使用缝合铆钉或经骨技术修复，允许将骨折块向下牢固固定到骨床，同时减小了正式"切开"方法的使用率。
2. 内排缝合应该从骨-腱结合部位穿出，允许充分稳定/固定骨折块。
3. 在大结节骨折块前后方向宽度上，每隔 1cm 建立一个隧道（或缝合铆钉）。应最大化每个隧道/缝合铆钉通过肩袖的量。
4. 缝合应"桥接"骨折，基本形成一个张力带修复。
5. 在固定修复前，使用克氏针或非穿透锥临时固定，可能很有帮助。

参 考 文 献

［1］ Court-Brown CM，Caesar B. Epidemiology of adult fractures：a review. Injury. 2006;37(8):691-697.

［2］ Kristiansen B，Barfod G，Bredesen J，et al. Epidemiology of proximal humeral fractures. Acta Orthop Scand. 1987;58(1):75-77.

［3］ Bahrs C，Lingenfelter E，Fischer F，Walters EM，Schnabel M. Mechanism of injury and morphology of the greater tuberosity fracture. J Shoulder Elbow Surg. 2006;15(2):140-147.

［4］ Neer CS II. Displaced proximal humeral fractures：Part 1. Classification and evaluation. J Bone Joint Surg Am. 1970;52(6):1077-1089.

［5］ McLaughlin HL. Dislocation of the shoulder with tuberosity fracture. Surg Clin North Am. 1963;43:1615-1620.

［6］ Platzer P，Thalhammer G，Oberleitner G，et al. Displaced fractures of the greater tuberosity：a comparison of operative and nonoperative treatment. J Trauma. 2008;65(4):843-848.

［7］ Park TS，Choi IY，Kim YH，Park MR，Shon JH，Kim SI. A new suggestion for the treatment of minimally displaced fractures of the greater tuberosity of the proximal humerus. Bull Hosp Jt Dis. 1997;56(3):171-176.

［8］ Yin B1，Moen TC，Thompson SA，Bigliani LU，Ahmad CS，Levine WN. Operative treatment of isola-
ted greater tuberosity fractures：retrospective review of clinical and functional outcomes. Orthopedics.
2012;35(6):e807-e814.

［9］ Flatow EL，Cuomo F，Maday MG，Miller SR，McIlveen SJ，Bigliani LU. Open reduction and internal
fixation of two-part displaced fractures of the greater tuberosity of the proximal part of the humerus. J
Bone Joint Surg Am. 1991;73(8):1213-1218.

［10］ Herscovici D Jr，Saunders DT，Johnson MP，Sanders R，DiPasquale T. Percutaneous fixation of proxi-
mal humeral fractures. Clin Orthop Relat Res. 2000;375:97-104.

［11］ George，MS. Fractures of the greater tuberosity of the humerus. J Am Acad Orthop Surg. 2007;15(10):
607-613.

［12］ Gartsman GM，Taverna E，Hammerman SM. Arthroscopic treatment of acute traumatic anterior gleno-
humeral dislocation and greater tuberosity fracture. Arthroscopy. 1999;15(6):648-650.

［13］ Ji JH，Kim WY，Ra KH. Arthroscopic double-row suture anchor fixation of minimally displaced greater
tuberosity fractures. Arthroscopy. 2007;23(10):1133. e1-e4.

［14］ Song HS，Williams GR Jr. Arthroscopic reduction and fixation with suture-bridge technique for displaced
or comminuted greater tuberosity fractures. Arthroscopy. 2008;24(8):956-960.

［15］ Kim KC1，Rhee KJ，Shin HD，Kim YM. Arthroscopic fixation for displaced greater tuberosity fracture
using the suture-bridge technique. Arthroscopy. 2008;24(1):120. e1-e3.

［16］ Ji JH，Shafi M，Song IS，Kim YY，McFarland EG，Moon CY. Arthroscopic fixation technique for com-
minuted，displaced greater tuberosity fracture. Arthroscopy. 2010;26(5):600-609.

［17］ Geusens E1，Pans S，Verhulst D，Brys P. The modified axillary view of the shoulder，a painless alterna-
tive. Emerg Radiol. 2006;12(5):227-230.

［18］ Baudi P，Rasia Dani E，Campochiaro G，Rebuzzi M，Serafini F，Catani F. The rotator cuff tear repair
with a new arthroscopic transosseous system：the Sharc-FT©. Musculoskelet Surg. 2013;97(Suppl 1):
57-61.

［19］ Garofalo R，Castagna A，Borroni M，Krishnan SG. Arthroscopic transosseous (anchorless) rotator cuff
repair. Knee Surg Sports Traumatol Arthrosc. 2012;20(6):1031-1035.

［20］ Kuroda S，Ishige N，Mikasa M. Advantages of arthroscopic transosseous suture repair of the rotator cuff
without the use of anchors. Clin Orthop Relat Res. 2013;471(11):3514-3522.

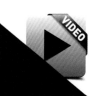

第23章

关节镜滑囊切除和上内角切除治疗肩胛骨胸廓滑囊炎和弹响肩胛综合征

Simon A. Euler, MD; Ryan J. Warth, MD; and Peter J. Millett, MD, MSc

一、引言

肩关节复合体由4个互补的关节,以一种允许最大范围活动盂肱关节的模式组合在一起。动态、协调收缩周围肌肉,对于三维定位固定肩胛盂十分重要,如此可最大化肩胛盂和肱骨头间的接触面积。更为特殊的是,肩胛盂的位置由肩胛骨体的位置来决定,后者由肩胛周围肌肉协同作用来决定。开始盂肱关节活动时,肩胛骨必须倾斜、旋转、前倾和(或)后倾来补偿肱骨头的位置。为了完成这些运动,凹的肩胛体必须在排列的肌肉组织和其间滑囊帮助下,在突起的后方胸廓上光滑滑动。所以,肩胛-胸廓间隙内的解剖紊乱,将导致盂肱关节动力学异常,引起疼痛性滑囊炎,伴随或不伴随机械性捻发音。这些病变通常被统称为肩胛撞击综合征和(或)肩胛胸廓滑囊炎。

与这些病变相关的广谱症状,可以根据最可能的病因来分类。例如,由于间隙小的骨骼或软组织病变导致的肩胛胸廓顺应性不好、脊柱后凸姿势或预先有倾斜的解剖变异,如上内侧肩胛角的角度过大或存在所谓的钩锥关节,最可能产生与机械捻发音相关的症状。作为对比,那些主诉不存在机械症状而疼痛的患者,更可能患有有症状的滑囊炎,通常源自于慢性过度使用。然而,虽然这些基本分类有帮助,但是认识到有症状的滑囊炎会导致机械性捻发音(通过滑囊纤维化),同时机械性捻发音会导致有症状滑囊炎(通过异常的肩胛运动)是十分重要的。

虽然临床上病因通常未知,与肩胛胸廓滑囊炎和(或)捻发音有关的症状,通常与位于肩胛骨上内角深层的下锯肌或上锯肌外膜(病理的)滑囊组织有关。

关节镜切除病理性滑囊组织和肩胛骨上内角的骨组织,发现分别可显著改善大多数患者的疼痛和功能。

二、适应证

★ 经 3～6 个月的恰当非手术治疗,症状仍持续。
★ 诊断影像显示临床相关的突起或上内角的向前成角过大(图 23-1)。

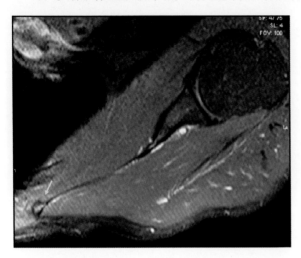

图 23-1　一例难以控制的肩胛胸滑膜炎和机械捻发音患者　轴位 MR 像切片显示突出的上内角(黄色箭头)

★ 尽管切除了病理性滑囊组织,术中动态检查,机械性捻发音仍持续。

相对适应证

★ 诊断性或治疗性注射,症状缓解。
★ 症状与脊柱前凸有关。

三、相关体格检查

★ 肩胛骨动力障碍。
★ 肩胛骨位置不良、下内角突出、喙突前疼痛、肩胛骨动力障碍、盂肱关节内旋缺陷、肩胛盂后上撞击、过头运动员的 SLAP 损伤。
★ 翼状肩胛骨(神经肌肉病因),或者假性翼状(力学原因如在肩胛-胸廓间隙存在包块)。
★ 表浅和(或)深层触诊存在局部触痛。
★ 肩胛周围无力或不平衡。

四、相关影像

★ 普通 X 线片:前后位,切线 Y 位,腋位。
★ CT:当相关骨缺损在普通片上明显时,需要此检查。
★ MRI:识别肩胛胸廓间隙内可能引起症状的软组织结构。评估可能引起症状的解剖结构。
★ 超声检查:大多数用于引导诊断或注射治疗。

★ 肌电图：用于评估无法解释的肩胛周围肌肉无力或翼状肩。

五、设备

★ 全套关节镜塔。

★ 基本关节镜工具。

☆ 刨削器。

☆ 射频。

☆ 关节镜磨钻。

☆ 关节镜磨头。

★ 4mm 的 30°和 70°关节镜。

★ 转换为切开手术时的基本手术工具。

六、体位和入路

全麻后，患者置于俯卧位，手术侧肢体和后方胸廓广泛消毒铺单。将肱骨伸展内旋，如此将前臂背侧置于腰椎上（图 23-2）。这种所谓的鸡翼位，形成了肩胛骨生理性后倾，扩大了手术视野，有利于关节镜观察。将肩胛体"刺刀样相对"，通过在肱骨头施加向内的力，也可增加这个间隙。

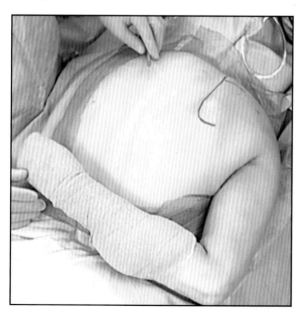

图 23-2　术前照片显示"鸡翼"位，前臂背侧置于腰椎上　这个位置肱骨几乎最大程度内旋，使肩胛冈向后倾斜，如此加大了肩胛骨前方和后胸壁之间的手术空间。术中需要更大观察空间时，在肱骨近端给予向内加压，可能有助于通过"刺刀并列"加大肩胛胸间隙容量

触诊肩胛骨内缘，使用无菌标记笔画出最内侧边缘。一般来讲，在肩胛冈下方水平和肩胛骨内缘至少 3cm 的内侧，分别建立 2 个关节镜入路，以防止对其下方神经血管结构的损伤（图 23-3）。另外，内侧入路的位置减少了胸廓内刺穿的风险，当关节镜工具以锐角置入肩胛胸廓间隙时，可能会发生神经血管结构损伤，需要切除上内角时，辅助的上方入路也有帮助。然而，

使用这个入路会增加医源性损伤的风险,常规基础上不使用该入路。

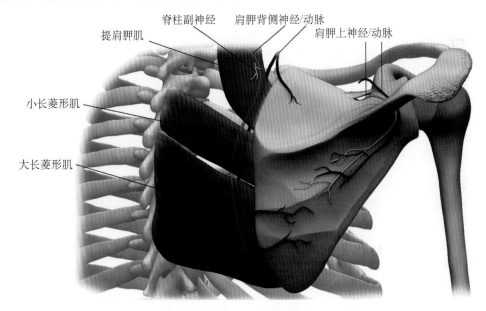

图 23-3　示意图描述了与肩胛-胸滑膜切除和上内角切除有关的重要神经血管解剖　关节镜入路应建立在内侧肩胛角内侧至少 3cm 处,避免医源性损伤肩胛背神经和动脉,神经和动脉在大长菱形肌、小长菱形肌和提肩胛肌下方伴行。另外,可以通过在肩胛冈水平下方建立入路降低脊柱副神经损伤的风险。肩胛上神经和动脉损伤风险极小,除非需要建立辅助上方入路来完成手术或进行了过度外侧解剖

在置入关节镜工具前,约 100ml 混合局麻药和肾上腺素的生理盐水注射在上内角深层,既可以扩大下锯肌滑囊,获得充分显露,也可达到术中止血目的。

七、手术步骤

在肩胛骨内下角内侧约 3cm 做一小的切口,置入 30°关节镜,注意尽可能保持与胸壁平行。必须注意整个手术全程维持液泵压＜50mmHg,避免液体过度外渗进入周围组织。脊柱针在肩胛骨内缘约 3cm 处的肩胛冈下缘水平位点置入,标记着内侧工作入路部位。这个入路建立后,使用 30°和 70°关节镜进行诊断性关节镜检查,以准确定位肩胛骨上内角。另外一个脊柱针在上内角置入来标记关节镜术中方向,以证实在手术结束时骨切除充分(图 23-4)。

使用关节镜射频或刨削清除下锯肌滑囊(图 23-5),使用先前置入的脊柱针确定方向,继续清创直至上内角完全显露。必要情况下,通过钝性刺穿外侧的前锯肌,到达上锯肌滑囊。在此位点,动态检查,确认上内角和后方胸廓间骨性撞击的部位和程度。完全滑囊切除后,如果机械性捻发音仍存在,骨性撞击仍可见,进行上内角切除。

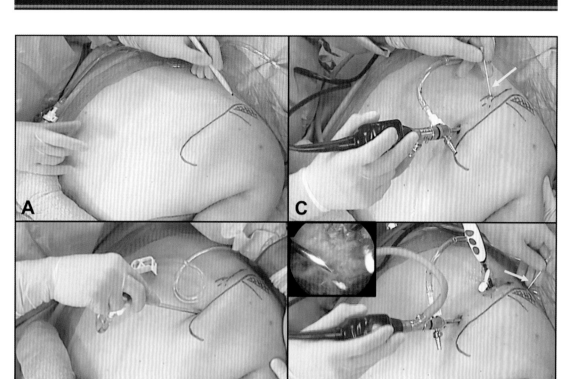

图 23-4　A. 使用无菌标记笔画出肩胛骨边缘和可能的骨切除区域。B. 在肩胛骨下内角内侧约 3cm 处建立小的穿刺切口,置入 30°关节镜,如此建立了下方观察入路。C. 脊柱针置入内侧工作入路位点,直视下,关节镜工具引入肩胛胸间隙(黄色箭头)。D. 关节镜诊断后,第二个脊柱针置入上内角的最上面,引导骨切除,提供手术过程的方向(黄色箭头)。这个图像插片是关节镜观察脊柱针置于上内角

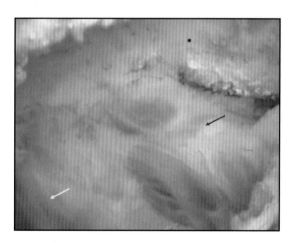

图 23-5　关节镜在肩胛胸间隙观察肩胛骨前方星号(*)代表内上角的骨性边缘,红色箭头指向下锯肌滑囊区域,黄色箭头指向肩胛下肌肉的腱性附着

虽然骨的三角切除,移除了大约上下方向 2cm、内外方向 3cm,对于每例患者,依据肩胛-胸廓撞击的程度和部位,使用几个脊柱针标记出计划切除的量是十分重要的。这个方法有利于完全、准确地将内上角做骨性切除,不增加附近血管结构损伤的风险。切除一般使用高速关节镜磨钻进行,直至看到上锯肌的深面。磨头用于将切除边缘打磨光滑。再次将手术肢体进行 ROM 检查,同时直接从两个入路直接观察肩胛胸廓间隙,以确认切除充分、关节面光滑。使用标准缝合关闭入路。简单悬吊。由于肩胛胸廓关节没有关节囊包裹,一些患者可能在术后感到显著肿胀,向下延伸到手臂和身体周围。这种不良反应一般在术后几天消失,一些病例需要术后拍片或 CT 来评估上内角切除是否充分(图 23-6)。

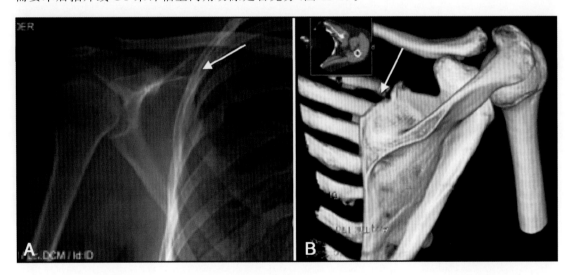

图 23-6　A. 右肩前后位片显示以前切除的肩胛上内角(箭头),患者初始表现为肩胛胸痛和捻发音;B. 同一患者的右肩 CT 扫描三维重建。注意以前切除的肩胛上内角三角形切除(箭头)[Reprinted with permission from Millett PJ, Gaskill TR, Horan MP, van der Meijden OA. Technique and outcomes of arthroscopic scapulothoracic bursectomy and partial scapulectomy. Arthroscopy. 2012;28(12):1776-1783.]

八、术后原则

术后立即开始主动和被动 ROM 锻炼,如肩胛骨前倾、后倾和旋转,4 周逐渐转向盂肱关节力量锻炼,继之在约 8 周开始肩胛周围力量锻炼。多数患者术后 3 个月在指导和监督下开始恢复体育活动。所有患者应该根据耐受和进展进行个体化康复。

九、可能的并发症

虽然不常见,这个手术有几个重要的独特手术并发症,都可以采用恰当的关节镜技术预防,当关节镜入路置于肩胛骨内缘不足 3cm 远时,可能发生肩胛背动脉和(或)神经损伤。当关节镜入路置于肩胛冈水平之上时,脊柱附属神经也易损伤。通过保持关节镜与胸廓大致平行的角度,可避免刺破胸膜。其他并发症包括不完全滑囊和(或)肩胛骨切除,导致症状复发和结果不佳。

技术要点

1. 将手术肢体置于"鸡翼"位置,增加肩胛骨和后胸壁间的间隙,改进关节镜视野。
2. 始终在肩胛骨内缘内侧至少 3cm 和肩胛冈下方水平建立关节镜入路,预防对重要神经血管结构(如肩胛背神经和动脉及脊柱附属神经)的损伤。
3. 始终使用脊柱针,有利于保持关节镜方向,避免骨切除过多,预防过度向上和外侧分离导致神经血管损伤。
4. 避免成为肩胛下肌腱和前锯肌腹的"迷失者",确保关节镜向后侧胸壁下方前进十分重要。
5. 避免切除红色的肌纤维,如那些肩胛下肌腱,因为这样会导致术后疼痛增加和康复时间延长。

参 考 文 献

[1] Manske RC，Reiman MP，Stovak ML. Nonoperative and operative management of snapping scapula. Am J Sports Med. 2004;32(6):1554-1565.

[2] Aggarwal A，Wahee P，Harjeet，Aggarwal AK，Sahni D. Variable osseous anatomy of costal surface of scapula and its implications in relation to snapping scapula syndrome. Surg Radiol Anat. 2011;33(2): 135-140.

[3] Totlis T，Konstantinidis GA，Karanassos MT，Sofidis G，Anasasopoulos N，Natsis K. Bony structures related to snapping scapula: correlation to gender，side and age. Surg Radiol Anat. 2014;36(1):3-9.

[4] Edelson JG. Variations in the anatomy of the scapula with reference to the snapping scapulas. Clin Orthop Relat Res. 1996;(322):111-115.

[5] Percy EC，Birbrager D，Pitt MJ. Snapping scapula: a review of the literature and presentation of 14 patients. Can J Surg. 1988;31(4):248-250.

[6] Sisto DJ，Jobe FW. The operative treatment of scapulothoracic bursitis in professional baseball pitchers. Am J Sports Med. 1986;14(3):192-194.

[7] Milch H. Partial scapulectomy for snapping of the scapula. J Bone Joint Surg Am. 1950;32-A(3): 561-566.

[8] Milch H. Snapping scapula. Clin Orthop. 1961;20:139-150.

[9] Warth RJ，Spiegl UJ，Millett PJ. Scapulothoracic bursitis and snapping scapula syndrome: a critical review of current evidence. Am J Sports Med. 2015;43(1):236-245.

[10] Millett PJ，Gaskill TR，Horan MP，van der Meijden OA. Technique and outcomes of arthroscopic scapulothoracic bursectomy and partial scapulectomy. Arthroscopy. 2012;28(12):1776-1783.

[11] Tashjian RZ，Granger EK，Barney JK，Partridge DR. Functional outcomes after arthroscopic scapulothoracic bursectomy and partial superomedial angle scapulectomy. Orthop J Sports Med. 2013;1(5):1-5.

[12] Blønd L, Rechter S. Arthroscopic treatment for snapping scapula: a prospective case series. Eur J Orthop Surg Traumatol. 2014;24(2):159-164.

[13] Pearse EO, Bruguera J, Massoud SN, Sforza G, Copeland SA, Levy O. Arthroscopic management of the painful snapping scapula. Arthroscopy. 2006;22(7):755-761.

[14] Harper GD, McIlroy S, Bayley JI, Calvert PT. Arthroscopic partial resection of the scapula for snapping scapula: a new technique. J Shoulder Elbow Surg. 1999;8:53-57.

[15] Lehtinen JT, Macy JC, Cassinelli E, Warner JJ. The painful scapulothoracic articulation: surgical management. Clin Orthop Relat Res. 2004;423:99-105.

[16] Nicholson GP, Duckworth MA. Scapulothoracic bursectomy for snapping scapula syndrome. J Shoulder Elbow Surg. 2002;11:80-85.

[17] Burkhart SS, Morgan CD, Kibler WB. The disabled throwing shoulder: spectrum of pathology. Part I: pathoanatomy and biomechanics. Arthroscopy. 2003;19(4):404-420.

[18] Burkhart SS, Morgan CD, Kibler WB. The disabled throwing shoulder: spectrum of pathology. Part III: the SICK scapula, scapular dyskinesis, the kinetic chain, and rehabilitation. Arthroscopy. 2003;19:641-661.

[19] Ruland LJ III, Ruland CM, Matthews LS. Scapulothoracic anatomy for the arthroscopist. Arthroscopy. 1995;11:52-56.

[20] Bell SN, van Riet RP. Safe zone for arthroscopic resection of the superomedial scapular border in the treatment of snapping scapular syndrome. J Shoulder Elbow Surg. 2008;17:647-649.

[21] Chan BK, Chakrabarti AJ, Bell SN. An alternative portal for scapulothoracic arthroscopy. J Shoulder Elbow Surg. 2002;11:235-238.

第 **24** 章

关节镜全盂唇修复

Jon J. P. Warner, MD; Matthew F. Dilisio, MD; and Stephen A. Parada, MD

一、引言

前、后和上盂唇损伤是肩关节疼痛和不稳的原因。关节镜修复盂唇病变是过去 10~20 年间治疗的主要话题。向前追溯到至少 1938 年,有几百篇报道局灶性盂唇撕裂的诊断和治疗,令人吃惊的是较少有周围盂唇撕裂(即全盂唇撕裂)的报道。

资深专家在 1994 年描述了成功治疗复合前和上盂唇撕裂。2004 年,第一次报道全盂唇撕裂为上盂唇前后撕裂(SPAP)的变异,几乎在第一次描述、创造和分类 SLAP 的 15 年之后。Lo 和 Burkhart 的 7 例患者患有"三重盂唇损伤",由前、后和 SLAP 撕裂构成。在 2009 年,Tokish 等描述了 41 例军人,使用关节镜修复周围盂唇损伤的结果,所有患者恢复到损伤前活动水平,作者发现疼痛、稳定性和功能方面显著改善。Ricchetti 等报道 44 例患者进行全盂唇修复的相似发现。

本章总体回顾作者对肩胛盂唇周围撕裂的评估方法和关节镜处理。作者们强调手术适应证、体格检查、相关术前影像、技术、术后原则和常见并发症。如果遵守了以下原则,可获得优异结果。

二、适应证

★ 周围盂唇撕裂伴有相关不稳症状和(或)疼痛,非手术治疗无效。

相对适应证

★ 肩胛盂骨缺损。

★ 组织质量差。

★ 盂肱关节炎。

★ 肩袖撕裂。

★ 二头肌长头腱病(注意:这种情况下,作者建议二头肌腱固定来代替上盂唇修复)。

三、相关体格检查

★ 对于前方不稳、后方不稳和 SLAP 损伤,已有多种检查策略,但是不管全盂唇撕裂的盂唇病变程度,几乎所有刺激性操作均产生阳性结果,使得仅靠体格检查变得困难。当患者存在自我保护时尤其如此,这种情况在急性、创伤性损伤中较常见。

★ 多数患者在几次单向脱位后存在所有方向上激发不稳试验阳性,比局灶盂唇撕裂更痛、持续时间更长。

★ 肩关节有几个关键检查因素,可提供有益信息来指导手术决策:前向不稳、后向不稳、上盂唇/二头肌腱病变,韧带松弛,肩袖病变和肩胛功能。

★ 前方不稳:前方恐惧和复位试验是评估前方不稳的准确方法。前向负荷和推移试验,可给予临床医师韧带松弛的感觉,但是这种检查在全麻下更有帮助。主诉在活动范围中间过程不稳,可提示肩胛盂存在显著骨缺损,通常提示病变不适合软组织修复。

★ 后方不稳:后方负荷和推移、Jerk、推拉试验,是后方盂唇病变和不稳的有效试验。这些试验最好在患者仰卧、肩胛骨固定情况下进行。患者对后方不稳试验比前方不稳试验耐受性更好,多数肩关节有轻微量的生理松弛,所以检查对侧肩关节很有意义,目的是使用后方不稳试验区分两侧疼痛和松弛的不同。

★ 上盂唇/二头肌长头腱病变:O'Brein 征/主动加压试验可用于诊断 SLAP 撕裂,但是相对不具备特异性。二头肌腱沟触痛/Speed 征/Yergason 征也提示二头肌腱病变。

★ 应评估韧带松弛,并与对侧肩关节比较,来区分良性松弛与不稳。

★ ROM 和肩袖力量必须评估,以排除伴发病变。

★ 肩胛动力不足和翼状肩通常主诉肩关节不稳,确定肩胛周围肌肉功能良好很重要。

四、相关影像

★ Grashey 前后位、肩胛骨 Y 位和侧腋位,用作多数肩痛患者的初始评估。Hill-Sachs 损伤通常在内旋 Grashey 前后位显示较清楚,对于有创伤性前方不稳的患者,骨性 Bankart 损伤,或者前盂缺损可在腋位观察到。

★ 作为替代,有盂肱关节前向不稳史的患者,可采用 Stryker 切迹位来筛查 Hill-Sachs 损伤,West Point 位可用于筛查骨性 Bankart 损伤或盂缺损。

★ 高级影像检查如 CT 或 MRI,进行/不进行关节内对比,通常用于不稳病例。作者喜欢的模式是 CT 关节造影,目的是较好评估肩胛盂骨和盂唇解剖。替代方法是,MR 造影也是一种准确地评估肩胛盂缺损的方法,并且是最好地评估相关软组织病变如肩袖撕裂的方法。

五、设备

作者们喜欢的技术是侧卧位,使用充气手臂把持器[SPIDER Limb Positioner(Smith &Nephew)],允许远端和侧方牵引,加大视野和工作空间(图 24-1)。如果使用经肩袖入路,标准的 30°关节镜已足够,可获得对盂唇全视野的优异观察。没有使用该入路做盂唇修补时,需要使用 70°关节镜。

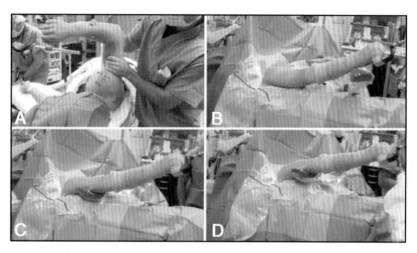

图 24-1　A. 全麻下全面检查双肩,评估生理和(或)病理松弛。B-D. 患者侧卧位,使用气囊手臂支撑,腋部手臂牵引,可较好地观察盂肱关节

很多商业可得到的组织剥离器,来松解和准备肩胛盂骨面。作者们使用射频刀设备[Co-Vator(Arthrocare)],目的是全面松解盂唇和关节囊,进行解剖修复。

很多盂特定铆钉可用于全盂唇修复,通常为 2.5～3.5mm。当进行盂唇修复时,作者比较喜欢不常规使用无结铆钉固定。作者们使用平均 5 倍负荷铆钉进行全盂唇修复(2 个后方,2 个前方,1 个上方)。有很多组织穿刺器来穿梭缝线通过盂唇组织。患者解剖和入路位置,指示理想的设备几何学,目的是穿过缝线,所以要选择允许理想角度通过的设备。通常为带 45°和 90°的设备用于前方修复,而直的设备用于后方修复。

良好置入的鞘管较有帮助,鞘管通常会制约医师处理和接近盂肱的能力。作者们通常使用 5.5mm 带螺纹鞘管穿梭缝线。光滑的 5.2mm 鞘管用于经肩袖入路。如有必要,可使用 8.5mm 鞘管用于通过更大号组织穿梭工具。

六、体位和入路

沙滩椅位或侧卧位。资深专家喜欢采用侧卧位,进行远端和侧方牵引,目的是最大化盂肱间隙和获得理想的视野及工作空间,来进行组织修复(图 24-1)。垫好所有骨性突起和术中可能的神经受压区域。特殊情况是,侧卧位时臂丛神经和腓总神经有受压风险。整个手术过程中,必须使用腋枕保护腋部结构和膝关节外侧免于受压。

麻醉完成,气道保护好,在无菌准备和铺单前,进行全面的稳定性检查。盂肱关节活动度,移位和松弛度评估,并与对侧对比。通常,韧带松弛患者有与无症状侧相似的检查发现,所以当医师试图复制患者自己的"正常"解剖时,任何不同均是有用的记录。

麻醉下检查可提供有用的信息,这个检查主要用作证实术前诊断和帮助制订手术计划。患者的术前病史和体格检查,明显比这个检查更重要,进行手术的决定和手术方式的选择,应在术前决定,因为生理性松弛和病理性不稳的区别,主要由患者自己肩关节功能的感觉来确定。

标记好患者表浅的表面解剖,目的是使入路设置较理想。首先在盂肱关节注入 60ml 生理盐水,以扩张关节囊获得穿刺器的安全进入。对这些病例来说,这点特别有用,因为后方观察入路比正常稍偏外建立,这样在关节内穿刺器轻松置入的前提下,有利于后方鞘管置入。

在肩峰后外侧角内侧约 1cm、远侧约 3cm 处建立后方观察入路,穿刺器瞄准喙突尖。对于后方不稳病例,作者们倾向于比正常稍偏外建立该入路,原因是后方的铆钉通常需要从该入路置入。然而,医师不应该犹豫建立辅助入路,以便获得理想的视野、铆钉植入和缝线穿梭。需要增加辅助入路的并发症发病率,远远低于由于不理想入路而执行修复所做的较差盂唇修复。

一旦关节镜摄像头植入关节内后,以 18G 针在二头肌腱前方和邻近喙突外侧定位建立前上入路,这个入路放置在较内侧,有利于医师能够跨过肱骨,到达后方盂肱关节,目的是进行后方修复。作者在这个入路使用 5mm 鞘管。

探针置入,进行全面诊断性关节镜检查。定量关节囊盂唇病变程度,确认和定量盂骨缺损,定量任何关节内其他病变如肩袖损伤或二头肌腱病变。

一旦全盂唇撕裂确定了,在冈上肌的肌肉-肌腱结合部建立经肩袖上方入路,恰好在肩袖缆绳的内侧以 18G 针定位(图 24-2)。如果放置适当,经肩袖入路不需要在手术结束修复。11号手术刀片切开皮肤浅层,三角肌、平行于冈上肌肌纤维,然后置入钝性交换棒,继之通过交换棒引入 5mm 鞘管。关节镜转换到经肩袖入路,允许较好地全面观察肩胛盂和盂唇,通过原始后方入路在交换棒上置入 8mm 鞘管。

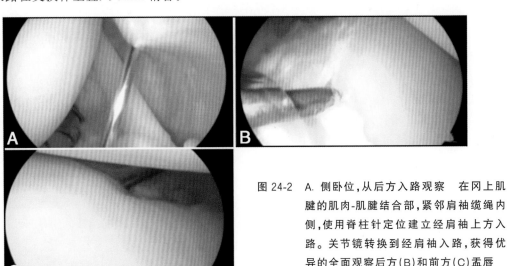

图 24-2　A. 侧卧位,从后方入路观察　在冈上肌腱的肌肉-肌腱结合部,紧邻肩袖缆绳内侧,使用脊柱针定位建立经肩袖上方入路。关节镜转换到经肩袖入路,获得优异的全面观察后方(B)和前方(C)盂唇

使用脊柱针，建立辅助后外入路（7 点钟入路）。该入路通常平行于肩峰后外侧角，位于原始后方观察入路远端 2～3cm 处。建立这个入路的目的是，比传统后方入路更靠外侧和远端，目的是较理想地植入后方肩胛盂铆钉。这个入路不使用鞘管。在建立该入路和操作时，必须小心不要损伤腋神经。

最后，在肩胛下肌腱正上方，建立中盂入路，要尽可能向外，目的是使前盂铆钉植入较理想。在后方修复完成之后，建立这个入路，因为后方修复/折叠完成后，肩胛盂和肱骨头关系发生改变。

七、手术步骤

手术从经肩袖入路置入关节镜开始，从肩胛盂全面松解撕裂的盂唇（图 24-3）。这点可能是修复最重要的环节，应该仔细和全面完成。射频刀用于打开盂唇和肩胛颈之间的间隙，直至肩袖肌肉。应该小心保持射频刀在肩胛颈上，向内在骨上操作。如果不能在盂和盂唇间分离组织，那么会造成盂唇、肩袖肌腱或腋神经的显著医源性损伤。然而，不充分的松解将无法获得盂唇的解剖复位，手术因此失败。组织松解完成后，使用刨刀轻轻分离肩胛颈至无软组织，向下至骨面渗血。

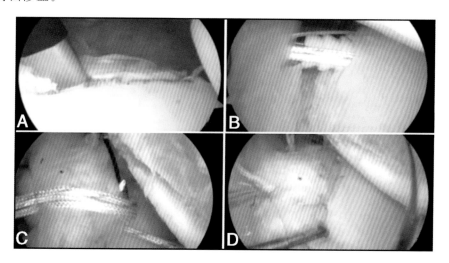

图 24-3 A. 侧卧位，经肩袖入路观察，通过使用射频刀，首先处理后方盂唇，将盂唇从后方肩胛盂颈松解。B. 然后铆钉植入肩胛盂周围面 7 点钟位置，目的是理想化铆钉植入轨道。C. 使用带角度穿梭工具，在 6 点钟位置抓持撕裂下盂唇。双线铆钉上的第 2 个缝线，轻轻在第一个上方 8 点钟位置通过，然后植入第 2 个铆钉，缝线以相似方式穿过。D. 打滑动锁定结，同时小心使线结远离关节面，以便完成后方修复

首先从下至上处理后方的盂唇，因为肩关节的这个区域通常最难到达，当下面的缝线打结后，肩关节逐渐变紧。如果原始的后方入路不能提供理想轨道的入路时，通常需要如以前描述的方式建立经皮后下入路（图 24-4）。应使用脊柱针定位，仅切开皮肤，使用铆钉植入工具穿刺关节囊。双线铆钉在 7 点钟位置植入肩胛盂周围骨上。通过后方入路回抽一个缝线支，然后使用带角度的缝线穿梭工具，在 6 点钟位置，抓持撕开的下盂唇[Spectrum Ⅱ（ConMed Linvatec)〕。关节内连同盂唇抓持的量,由医师认为存在的关节囊松弛量决定,通常为从关节囊盂唇结合部开始的5～10mm关节囊。必须小心使用缝线穿梭工具仅抓持关节囊盂唇组织,因为腋神经紧靠下方关节囊。然后穿梭铆钉缝线,缝线的第二支回抽,通过8点钟位置的关节囊盂唇组织。

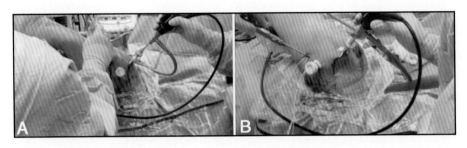

图24-4　侧卧位,左肩后方铆钉植入　A. 由于肩胛骨在胸壁上的定向,后方铆钉的理想轨迹相对于身体靠外,显著不同意前方铆钉植入。B. 经皮后下入路对于铆钉置入和缝线穿梭均有用,以便于捕获后、下盂唇

　　第2个铆钉,通过经皮后下入路植入9点钟位置。直的缝线穿梭工具通常可提供理想的角度来捕获8点钟和10点钟位置的关节囊盂唇组织。从后方入路回抽缝线,手臂牵引放松后打结。使用滑动锁定结辅助3个半分结,确保线结尽可能远离关节面。一个2枚铆钉、4个单纯缝合结构完成了。每个铆钉的下方缝线支比上方缝线支穿过较多的关节囊,可有效地产生下方关节囊的推移作用。

　　如果残留后方关节囊松弛,使用带角度组织穿梭工具,通过后方入路进行单独的折叠缝合,然后以相同方式打结。

　　关节镜留在经肩袖入路,进行前方缝合(图24-5)。在关节囊盂唇组织完全松解直至肩胛下肌腱的肌腹可见后,进行标准Bankart修复。中盂入路用于置入铆钉和穿梭缝线,要尽可能向远端和外侧,刚好在肩胛下肌腱上边,目的是铆钉植入位置较理想。第1个双线铆钉在肩胛盂面外侧边缘5点钟位置植入。4个缝线支中的3支从前上入路回抽。与后方修复相似,带角度组织穿梭工具抓持约5mm的关节囊和盂唇。这个第1个穿线的目标是捕获下方的关节囊组织。第2个缝线支通过中盂入路回抽,然后在组织穿梭工具抓持前下盂肱韧带后穿梭,目的是形成1个1枚铆钉、2个单纯缝合轮廓。缝线从后方入路回抽,目的是避免第2个铆钉通过时缠绕。第2个前方铆钉在3点钟位置植入,在4点钟和3点钟位置。缝线以相同方式穿梭,融合关节囊、盂唇和中盂肱韧带。然后在前方将缝线序贯回抽,从下向上使用滑动锁定结,交替半分结,线结要远离关节面。

　　然后关节镜移至前上入路,目的是处理上方盂唇撕裂,此处常常为后方盂唇撕裂的延伸。第5个双线铆钉通过经肩袖入路置入。经肩袖入路提供了上方盂铆钉植入的理想角度。带角度组织穿线器通过后方入路置入,在二头肌腱起点正后方通过2个单纯缝线,然后打结。如果患者生理年龄较大,或者存在显著的二头肌腱病变,进行二头肌腱固定而不选择SLAP修复。

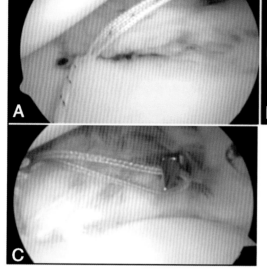
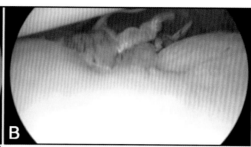

图 24-5　A. 经肩袖入路也获得前方盂唇铆钉植入和缝线穿梭的理想视野。B. 与后方修复相似，植入二个双线铆钉，使用中盂入路穿梭缝线，形成简单缝合轮廓。C. 然后使用组织穿刺器，通过上方和下方肩袖间隙组织，在关节外打结，以便完成肩袖间隙闭合

在前上盂位置通常没有组织需要捕获，目的是防止盂肱关节过度收紧，避免术后过度僵硬。依据患者原来解剖的关节囊松弛程度，可以进行肩袖间隙闭合。关节镜从后方入路观察，直的组织穿梭工具抓持一根不可吸收缝线，利用前上入路约在二头肌腱滑轮内侧 1cm 处邻近冈上肌腱突出边的上方间隙组织穿刺，必须小心不要融合二头肌腱。缝线在关节内"打包"，穿刺器从组织回抽，下方的间隙组织在肩胛下肌腱上方穿刺，缝线从关节回抽。然后缝线双盲打结，但是当缝线向下系好后，可以见到间隙闭合。

使用探针全面评估盂唇修复，确保解剖恢复盂唇和关节囊张力恰当。手臂从手臂把持器移出，轻柔进行关节活动度检查。伤口缝合，包扎，肩关节制动。

八、术后原则

鼓励局部麻醉控制术后急性疼痛。患者肩关节常规术后外旋制动 6 周，目的是从前方和后方保护盂唇修复。完全的肘、腕和关节活动度锻炼允许术后立刻进行。仅当洗澡时才可移除吊带，并应指导患者如何保持肩关节维持外旋位，洗澡时肘关节固定在髂嵴。

制动 6 周后，停止使用外旋支具，开始监护下物理治疗。允许完全的主动和被动关节活动度锻炼。通常在术后 12 周开始力量训练，但是可推迟到获得完全的关节活动度再开始力量训练。术后 4～6 个月根据运动类型和患者治疗进步情况，恢复到全面体育运动。

九、可能并发症

关节镜全盂唇修复的结果通常较好，虽然文献较少报道和有限的长期随访。这些广泛盂唇修复的并发症主要有 2 个，即僵硬和复发不稳。术后僵硬需要手术的发病率为 2%～5%。然而，这是一种对总体僵硬不可靠的预计，因为做出术后进行关节囊松解的决定，通常是主观的和患者个人决定的。Ricchetti 等预计总的僵硬发病率为 14%。复发不稳发病率为 5%～11%。单纯关

节镜 Bankart 修复 10 年后复发不稳率为 3.4%～35%,所以很难将全盂唇修复后的复发不稳率与单纯 Bankart 修复相比较,因为数量少,缺乏对全盂唇修复人群的长期随访。

修复 SLAP 撕裂的决定,成为过去 10 年多骨科界有争议的话题,同时较多有关患者 SLAP 修复后预后因素文献可得到。具体的是,年龄超过 36 岁与 SPAP 损伤修复失败相关。Tokish 等报道全盂唇修复后由于二头肌腱病变需要固定的翻修率为 5%。然而,盂唇修复的效果和后来可能的并发症,可能是比术后二头肌腱炎更重要的患者效果决定因素。目前还没有提供对于上盂唇-二头肌腱锚复合体在全盂唇撕裂处理中有价值建议的有极高参考价值文献。作者们修复较年轻上盂唇连同全盂唇撕裂患者的实践,特别是通常很清晰地表现为后侧盂唇撕裂的延伸,可以解剖修复。作者们通常将铆钉放置在二头肌腱根部的后方,避免在前方将铆钉放置在 12 点至 2 点 30 分位置。对于理论上存在术后疼痛和僵硬风险的年龄大患者,可能会受益于二头肌腱固定、切断或 SLAP 清创。

感染风险始终存在,但是肩关节镜术后感染需要进一步手术的发病率极其低。关节镜 Bankart 修复神经的发病率也较低,但全盂唇修复的风险要高些,原因是病变广泛、解剖扭曲。

软骨损伤可发生在铆钉植入或术后铆钉突出的情况下。软骨剥脱的确切病因仍不清楚,但确是肩关节镜手术的灾难性并发症,正由于这个原因,应避免关节内使用疼痛泵。可发生稳定后的关节炎,全盂唇修复后发病率或风险尚不清楚。

技术要点

1. 麻醉下检查可获得有用信息,这个检查主要用于确定术前诊断和手术计划,十分重要。患者的术前病史和检查比这个检查更加重要,进行手术的决定和手术程序的选择,应于术前做出。因为生理性松弛和病理不稳间的差别,主要由患者对自己肩关节功能的感觉来决定。

2. 医师不要犹豫做额外入路,目的是获得理想视野、铆钉植入、缝线穿梭通道。额外入路并发症的发病率远远低于那些由于不理想入路而完成的较差盂唇修复。

3. 经肩袖入路是较安全、有效的方法,可获得肩胛盂和盂唇的全面观察,目的是准确和有效进行修复。

4. 从肩胛颈松解瘢痕盂唇,可能是修复的最重要方面,应该仔细和全面进行。如果肩胛盂和盂唇间分离没有维持,显著的医源性损伤可能发生在盂唇、肩袖肌腱或腋神经。然而,不充分的松解将不允许解剖修复盂唇,会发生失败。

5. 在前上盂位置,通常没有组织要捕获,目的是预防盂肱关节张力过大,避免术后过度僵硬。

参 考 文 献

[1] Harris JD, Gupta AK, Mall NA, et al. Long-term outcomes after Bankart shoulder stabilization. Arthro-

scopy. 2013;29(5):920-933.

[2] Savoie FH 3rd, Holt MS, Field LD, Ramsey JR. Arthroscopic management of posterior instability: evolution of technique and results. Arthroscopy. 2008;24(4):389-396.

[3] McCormick F, Bhatia S, Chalmers P, Gupta A, Verma N, Romeo AA. The Management of Type Ⅱ Superior Labral Anterior to Posterior Injuries. Orthop Clin North Am. 2014;45(1):121-128.

[4] Bankart ASB. The pathology and treatment of recurrent dislocation of the shoulder joint. Br J Surg. 1938; 26:23-29.

[5] Warner JJ, Kann S, Marks P. Arthroscopic repair of combined Bankart and superior labral detachment anterior and posterior lesions: technique and preliminary results. Arthroscopy. 1994;10:383-391.

[6] Powell SE, Nord KD, Ryu RKN. The diagnosis, classification, and treatment of SLAP lesions. Op Tech Sports Med. 2004;12:99-110.

[7] Andrews JR, Carson WG Jr, McLeod WD. Glenoid labrum tears related to the long head of the biceps. Am J Sports Med. 1985;13:337-341.

[8] Snyder SJ, Karzel RP, Del Pizzo W, Ferkel RD, Friedman MJ. SLAP lesions of the shoulder. Arthroscopy. 1990;6:274-279.

[9] Lo IK, Burkhart SS. Triple labral lesions: pathology and surgical repair technique—report of seven cases. Arthroscopy. 2005;21:186-193.

[10] Tokish JM, McBratney CM, Solomon DJ, Leclere L, Dewing CB, Provencher MT. Arthroscopic repair of circumferential lesions of the glenoid labrum. J Bone Joint Surg Am. 2009;91(12):2795-2802.

[11] Ricchetti ET, Ciccotti MC, O'Brien DF, et al. Outcomes of arthroscopic repair of panlabral tears of the glenohumeral joint. Am J Sports Med. 2012;40(11):2561-2568.

[12] Burkhart SS, De Beer JF. Traumatic glenohumeral bone defects and their relationship to failure of arthroscopic Bankart repairs: significance of the inverted-pear glenoid and the humeral engaging HillSachs lesion. Arthroscopy. 2000;16(7):677-694.

[13] van Kampen DA, van den Berg T, van der Woude HJ, Castelein RM, Terwee CB, Willems WJ. Diagnostic value of patient characteristics, history, and six clinical tests for traumatic anterior shoulder instability. J Shoulder Elbow Surg. 2013;22(10):1310-1319.

[14] Bhatia S, Ghodadra NS, Romeo AA, et al. The importance of the recognition and treatment of glenoid bone loss in an athletic population. Sports Health. 2011;3(5):435-440.

[15] Post M. Pectoralis major transfer for winging of the scapula. J Shoulder Elbow Surg. 1995;4(1 Pt 1): 1-9.

[16] Engebretsen L, Craig EV. Radiologic features of shoulder instability. Clin Orthop Relat Res. 1993; (291):29-44.

[17] Moroder P, Resch H, Schnaitmann S, Hoffelner T, Tauber M. The importance of CT for the preoperative surgical planning in recurrent anterior shoulder instability. Arch Orthop Trauma Surg . 2013;133 (2):219-226.

[18] Smith TO, Drew BT, Toms AP. A meta-analysis of the diagnostic test accuracy of MRA and MRI for the detection of glenoid labral injury. Arch Orthop Trauma Surg. 2012;132(7):905-919.

[19] Costouros JG, Clavert P, Warner JJ. Trans-cuff portal for arthroscopic posterior capsulorrhaphy. Arthroscopy. 2006;22(10):1138. e1-5.

[20] Oh JH, Kim SH, Lee HK, Jo KH, Bae KJ. Trans-rotator cuff portal is safe for arthroscopic superior labral anterior and posterior lesion repair: clinical and radiological analysis of 58 SLAP lesions. Am J Sports Med. 2008;36(10):1913-1921.

[21] Tokish JM, McBratney CM, Solomon DJ, Leclere L, Dewing CB, Provencher MT. Arthroscopic repair of circumferential lesions of the glenoid labrum: surgical technique. J Bone Joint Surg Am. 2010;92(Suppl 1 Pt 2):130-144.

[22] Cvetanovich GL, McCormick F, Erickson BJ, et al. The posterolateral portal: optimizing anchor placement and labral repair at the inferior glenoid. Arthrosc Tech. 2013;2(3):e201-e204.

[23] Provencher MT, McCormick F, Dewing C, McIntire S, Solomon D. A prospective analysis of 179 type 2 superior labrum anterior and posterior repairs: outcomes and factors associated with success and failure. Am J Sports Med. 2013;41(4):880-886.

[24] Randelli P, Ragone V, Carminati S, Cabitza P. Risk factors for recurrence after Bankart repair a systematic review. Knee Surg Sports Traumatol Arthrosc. 2012;20(11):2129-2138.

[25] Weber SC, Martin DF, Seiler JG 3rd, Harrast JJ. Superior labrum anterior and posterior lesions of the shoulder: incidence rates, complications, and outcomes as reported by American Board of Orthopedic Surgery. Part II candidates. Am J Sports Med. 2012;40(7):1538-1543.

[26] Owens BD, Harrast JJ, Hurwitz SR, Thompson TL, Wolf JM. Surgical trends in Bankart repair: an analysis of data from the American Board of Orthopaedic Surgery certification examination. Am J Sports Med. 2011;39(9):1865-1869.

[27] Hasan SS, Fleckenstein CM. Glenohumeral chondrolysis: Part I —clinical presentation and predictors of disease progression. Arthroscopy. 2013;29(7):1135-1141.

第 **25** 章

关节镜上盂唇前后损伤修复

Anthony A. Romeo，MD；Peter N. Chalmers，MD；and Chris R. Mellano，MD

一、引言

　　交叉双肩和肘关节，向近端贴附上盂唇和上盂结节，二头肌腱长头是一个独特解剖结构。在近端附着点，二头肌长头腱和盂唇易受损伤。上盂唇撕裂涉及二头肌腱锚定点称为上盂唇前后撕裂（SLAP损伤）。SPAP损伤主要表现为年轻过头运动员或重复过头劳动者的前驱期不适。相反情况是，在损伤的创伤机制如跌倒时试图抓住一个物体做支撑后会出现急性SLAP损伤，导致突然的二头肌腱偏心负荷。Synder等将SLAP损伤分为四种类型：Ⅰ型损伤为上盂唇和二头肌腱起皱褶；Ⅱ型损伤为上盂唇和二头肌腱锚定点从上盂唇分离；Ⅲ型损伤为上盂唇分离移位形成"桶柄样"，但是二头肌腱对上盂唇的附着连续性存在；Ⅳ型损伤表现为上盂唇和二头肌腱分离，撕裂延伸进入二头肌长头腱。Ⅱ型撕裂报道最多，Synder分类被改良包括4个其他类型：Ⅴ型为前下盂唇撕裂延伸进入上盂唇；Ⅵ型撕裂：二头肌长头腱撕裂连同盂唇相关不稳伴撕裂；Ⅶ型撕裂在盂肱中韧带下方向外延伸；Ⅷ型撕裂向后方延伸。

　　对这些损伤的理想处理方法仍存在争议。不论年龄、急性发作，还是损伤机制，多数医师认为一线处理措施包括停止激发活动和监护下物理治疗，聚焦于肩袖康复和改善肩胛动力和节律。对于年轻患者（＜30岁）仍有症状和不能恢复到运动或活动者，使用铆钉关节镜SLAP修复是当前治疗金标准。使用缝线铆钉关节镜修复的结果是不可预测的。在精英运动员的几个序列研究中，接近2/3能够恢复同一水平的运动，相关肩袖损伤通常是负面预后指标。

二、适应证

　　★ 引起机械症状的Ⅱ型SLAP损伤。

★ Ⅱ型 SLAP 损伤,非手术治疗措施失败。这些病例中,病史、体格检查、影像发现必须均表现一致,医师必须排除所有其他可能疼痛原因。

相对适应证

★ 患者年龄 30－40 岁。

★ Ⅲ型和Ⅳ型损伤带有较大桶柄撕裂,血供丰富。

三、相对禁忌证

★ 盂肱骨关节炎。

★ 慢性或巨大肩袖损伤。

★ 二头肌腱沟肌腱不稳。

★ 复杂的局部疼痛综合征。

★ 患者对手术结果不现实的期待。

★ Ⅰ和Ⅲ型 SLAP 损伤。

★ 退变性撕裂。最近文献强调了 SLAP 损伤修复的高失败率,尤其年龄大的患者失败率高。因此,SPAP 修复应小心处理,应考虑在高年龄人群的二头肌腱固定。

★ 仅 MRI 上发现撕裂,没有结合病史和体格检查。

四、相关体格检查

★ 因为可行的物理检查手段在敏感性和特异性方面的可变性,伴发疾病频率不同,准确诊断 SLAP 撕裂较困难。

★ 从视诊开始检查,关节活动度测试、力量测试和触诊。

★ 力量测试很关键——SLAP 撕裂相关于盂唇周围囊肿形成,会在冈盂切迹压迫肩胛上神经,导致冈下肌无力。

★ Speed 试验,患者肘关节伸直、前臂旋后抗阻抬肩,因而发生肩前痛,为该试验阳性。值得注意的是,Speed 试验对所有形式的二头肌腱疾病(如二头肌腱炎)均敏感,但是,Speed 试验对于 SLAP 撕裂不具特异性。

★ Yergason 试验,患者前臂旋后抗阻,肩关节内收、旋转中立位,肘关节屈曲 90°,与 Speed 试验相似,该试验阳性有助于判断二头肌腱病变,但是对于 SLAP 损伤不具特异性。

★ O'Brein 主动加压试验,肩关节屈曲 90°,内收 10°,肘关节伸直。患者肩关节主动抗阻屈曲。试验阳性为肩关节最大内旋时疼痛,当重复肩关节最大外旋时疼痛缓解。虽然文献报道诊断的准确性差异很大,主动加压试验的敏感性最高(47%～78%),特异性为(11%～73%)。

★ 被动加压试验,肩关节放置在外旋和外展位,然后被动伸展和轴向负荷,导致疼痛或疼痛撞击声为试验阳性。

★ Mayo 的动力剪切试验,检查者被动外旋肩关节,然后外展肩关节,在 60° 和 120° 屈曲时,产生疼痛或撞击为该试验阳性。

★ 最后,通过位于肩峰前外侧角远端 5～7cm 的结节间沟部位疼痛和触痛,评估二头肌腱炎。如果症状和体征与二头肌腱炎一致,如主要为肩前痛、二头肌间沟触痛,那么应该主要考虑二头肌腱炎的治疗,而不要理会上盂唇的影像发现。

★ 存在疑问时,在盂肱关节或二头肌腱沟的诊断性局部麻醉注射,可能有助于治疗决定。超声引导可提高二头肌间沟注射的准确性。

五、相关影像

★ 应该尽可能获得评估导致患者疼痛的肩锁关节或盂肱关节病变的影像:Grashey 前后位、肩胛骨 Y 位和侧腋位。

★ MRI 有助于诊断 SLAP 撕裂(图 25-1)。然而,需要至少 1.5T 的闭合 MRI 扫描,来看清解剖细节,来充分看清二头肌腱锚定点。

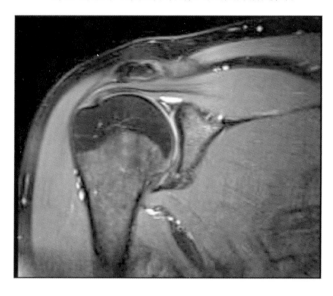

图 25-1　冠状位 T2 加权、脂肪抑制 MR
显示 SLAP 损伤,伴盂唇内信号
强度和相关盂唇周围囊肿形成

★ 关节内注入镓(Ga),也有助于提高诊断特异性达 89%,敏感性达 91%,准确性达 90%。在作者们的经验中,即使应用磁共振造影,也很难将解剖裂缝与病理性 SLAP 撕裂相鉴别。沿上盂唇关节软骨轮廓的信号缺损,倾向于为解剖变异。

★ 关节镜仍然是诊断 SLAP 撕裂的金标准。

六、设备

★ 30°关节镜、带鞘管的关节镜穿刺器。
★ 依照医师喜好,关节镜泵或重力输液架。
★ 动力刨削刀和带管磨钻。
★ 磨头、盂唇剥离器、探针。
★ 带角度缝合穿梭工具。
★ 缝合回抽钩或带环抓钳,关节镜推结器,关节镜剪线器。
★ 工作入路的标准大小鞘管:依据撕裂类型的前方或后方。如果使用经肩袖入路,小号鞘管(5mm)较好。

★ 医师喜好的缝线铆钉。作者们喜好带宽缝线的无结缝线铆钉,来进行上盂唇固定,尽可能避免线结刺激关节软骨面。

七、体位和入路

虽然 SLAP 损伤可在沙滩椅位或侧卧位进行,资深专家们喜好侧卧位手臂悬吊。手臂 30°～40°外展,20°屈曲。作者们喜好 10 磅的纵向和外展牵引力进行平衡悬吊。侧卧位的一个优势是避免沙滩椅位的脑组织压力过低,麻醉师不愿使用低压麻醉。作者们喜好超声引导的肌间或锁骨上组织麻醉及全身麻醉。

（一）麻醉下检查和上盂唇的关节镜评估

首先,麻醉下检查记录被动活动度、前向和后向松弛,沟征的大小。在肩峰后外侧角内侧 2cm、远端 1cm 处建立标准后方入路,精确入路依患者不同而不同,医师必须在前方和后方关节"剥壳"时触摸关节线,来准确定位理想的入路位置(图 25-2)。如果知道 SLAP 损伤向后延伸到中盂水平,入路向外调节 1cm,使铆钉准备和植入的轨迹较理想。关节镜进入关节后,去除肩关节的重力悬吊,肩关节做完全的 ROM 评估盂唇,评估盂唇的稳定性,盂唇回剥,提示内撞击的发现(即大结节和邻近的肩袖和后上盂直接接触)。关节镜被动加压试验或 Mayo 剪切试验,也可用于评估上盂唇不稳。再将手臂重新重力悬吊。接着,以外向内技术在肩袖间隙建立前方入路,比 Bankart 修复的入路稍偏上,以利于使用缝线穿梭工具。置入一个足够大的鞘管,允许传送缝线穿梭工具。探针从鞘管置入,用于进一步评估上盂唇的稳定,以及处理二头肌腱,评估二头肌腱长头的腱病。在此节点,医师必须确定上盂唇是生理的还是病理的病变,可能较难鉴别。上方和前上方解剖变异谱的经验和知识十分重要。一般来讲,如果使用探针能够将上盂唇从上方肩胛盂剥离,存在盂唇在上盂结节附着处撕裂的迹象,提示病理性 SLAP 撕裂(图 25-3 和图 25-4)。然而,尽管关节镜下有表现,手术决策始终要根据关节镜发现与病史和物理检查发现相结合。资深专家的方法是常规关节镜术中Ⅱ型 SLAP 损伤的意外发现,如果病史和物理检查不支持,不进行处理。

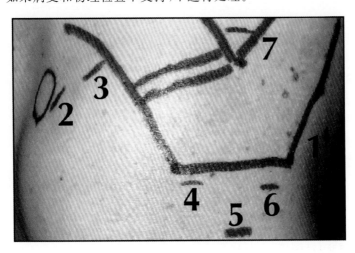

图 25-2 临床入路设置 喙突、锁骨、肩峰和肩胛冈画出来。1. 后方入路;2. 肩袖间隙中前入路;3. 肩袖间隙前上入路;4. SLAP 损伤经常使用的经肩袖入路;5. 肩峰下外侧工作入路;6. Wilminton 入路;7. Neviaser 入路

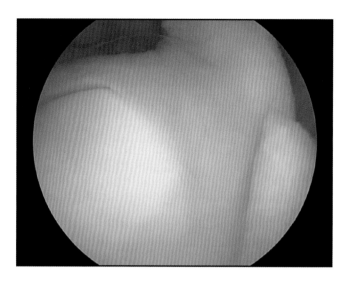

图 25-3　SLAP 损伤向后延伸

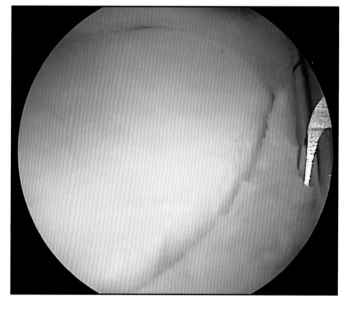

图 25-4　使用刨削刀将盂唇从肩胛盂分离

（二）理解 SLAP 损伤的类型和计划修复程序

医师判定存在 SLAP 损伤时，通常需要修复。关节镜置于前方鞘管，探针从后方入路检查，评估 SLAP 损伤的后方延伸，后方延伸的程度决定修复次序。如果盂唇撕裂单独为上盂唇撕裂，在二头肌腱根部轻度向后，可使用 1 个或 2 个铆钉采用以下描述的次序修复。如果 SLAP 损伤向后延伸向下达中盂区域，那么应先从后方修复，然后上方修复。应计划铆钉的位置和数量。

（三）盂唇准备和辅助入路位置选择

前方鞘管用作工作鞘管，进行盂唇准备和通过缝线。医师应使用带套磨钻或刨削器从前方入路置入，来准备上盂唇骨面开始修复（图 25-5）。为了避免对盂软骨的医源性损伤，医师应将磨钻齿轻度面向内侧，从远离骨的地方开始磨锉。相比于橡子形磨钻，圆柱形磨钻较好控制,如果从前方入路使用磨钻不能安全准备后方撕裂,医师可转换到从前方观察,后方入路置入磨钻。骨床准备超过盂唇足迹的宽度。

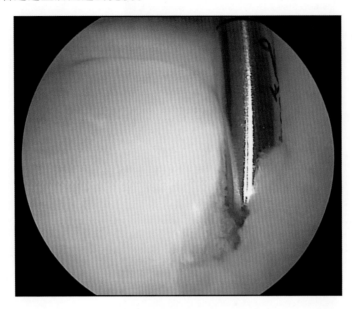

图 25-5　盂唇修复前,准备盂骨床

上盂唇骨准备完成后,应建立辅助入路进行铆钉植入和可能的缝线穿梭。从前方鞘管的轨迹不允许上方盂铆钉恰当植入时,需要建立辅助入路。有几种辅助入路方法可供选择。在肩袖间隙上方,恰好在离开冈上肌腱突出边处,获得肩袖间隙的前上和中前部入路。如果使用2个肩袖间隙入路,确保最大距离间隔入路,避免拥挤。这些入路位置较靠上,可能或不可能获得理想位置,或相对于上方盂关节面成45°。在间隙使用2个鞘管的优势是对肩袖的损害最小。

第二种方法,资深专家们的经验是,建立经肩袖入路。从后方或前方入路观察的同时,使用脊柱针定位。经肩袖入路的皮肤切口刚好在肩峰外缘、就在前外侧角后方。使用脊柱针确定,这个入路在"死人角"(即与上肩胛盂呈45°)。进行无结缝线铆钉固定时,作者们喜好在经肩袖入路置入小号5mm金属鞘管,最小化肩袖损伤。如果使用传统的有结缝线铆钉固定,那么可以经皮使用经肩袖入路,而不需要使用鞘管。必须小心确保入路向内通过达肩袖缆绳。

第三种方法,可以结合以前 SLAP 撕裂向后延伸的方法,使用 Wilminton 入路。这个入路在肩峰后外侧角前方 1cm 和外侧 1cm 处。

(四)有结缝线铆钉固定和无结缝线铆钉固定

医师有二种缝线铆钉盂唇固定方法:无结或有结缝线铆钉固定技术。

传统的有结缝线铆钉固定,程序如下。

★ 步骤 1:铆钉钻孔和植入。

★ 步骤 2:在盂唇下方穿梭缝线。

★ 步骤 3:打结。

无结固定技术,程序不同,包括以下几个步骤。

★ 步骤 1：在盂唇下方穿梭缝线。

★ 步骤 2：钻铆钉孔。

★ 步骤 3：在体外，缝线穿过铆钉。

★ 步骤 4：铆钉植入。

在经历了有结缝线铆钉 SLAP 修复缝线铆钉软骨磨锉的经验后，资深专家们喜欢使用宽缝线[Labral tape(Arthrex)]的无结铆钉固定修复 SLAP。

八、无结铆钉固定修复 SLAP 的手术步骤

步骤 1 在盂唇下方穿梭缝线

无结铆钉技术，带角度管型穿梭缝线工具，如 Spectrum(Conmed Linvatec)，首先通过肩袖间隙的前方鞘管引入关节，带角度的缝线穿梭工具，在 SLAP 撕裂部位盂唇下方关节囊盂唇结合部穿过，在盂唇下方穿梭缝线向前(图 25-6)。

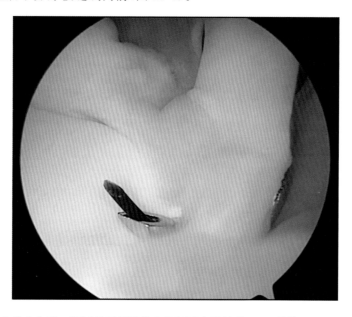

图 25-6 从前上入路 通过软骨盂唇结合部通过穿梭缝线(可见鞘管位于二头肌腱后方)

在此位点，使用 1 个或 2 个鞘管进行缝线管理。例如，经肩袖入路可以使用 5mm 金属鞘管。从前方鞘管经盂唇穿梭缝线，使用缝线回抽工具从经肩袖入路抽回。一根宽的自由缝线(Labral tape)系在穿梭缝线上，通过前方入路拉回穿梭缝线以逆向方式在盂唇下方传送回来。替代方法是，使用前方单个鞘管穿梭缝线，带角度的缝线穿梭工具，在盂唇下穿过，穿梭缝线向前，如此关节内聚集足够多缝线。接着，带角度的缝线穿梭器手柄，从前方鞘管小心移开，而不用从盂唇下方移除穿梭缝线。然后缝线回抽工具从前方鞘管置入，回抽穿梭缝线，如此二个缝线端从前方鞘管聚集在一起(图 25-7)。将宽的盂唇带系到穿梭缝线的一端，然后通过逆向方式回抽穿梭缝线在盂唇下方穿过，形成一个单纯缝合轮廓(图 25-8)。将缝线的二支回抽，留置在前方鞘管外。可以重复这个过程，形成一个褥式缝合轮廓(图 25-9 和图 25-10)。

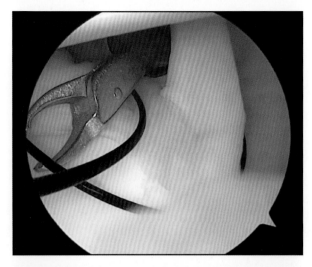

图 25-7　通过同一前上入路,回抽穿
　　　　梭缝线

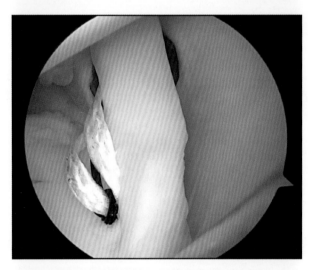

图 25-8　使用穿梭缝线,逆向穿过盂
　　　　唇带

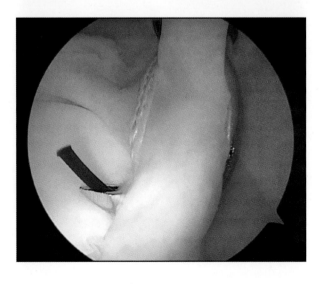

图 25-9　穿过第二个穿梭缝合,形成
一褥式缝合

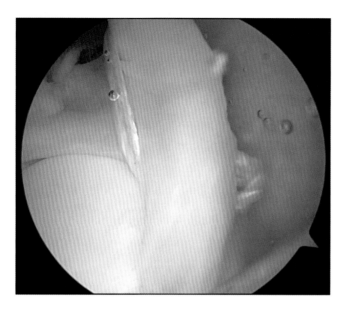

图 25-10　穿梭线通过盂唇侧　盂唇带逆向通过盂唇侧,如此盂唇带的 2 个自由端位于关节面侧

步骤 2　在肩胛盂钻铆钉孔

铆钉钻和钻袖套通过经肩袖鞘管置入(图 25-11)。不像 Bankart 修复,SLAP 修复期间,钻袖套在远离软骨缘放置,避免遗留突出铆钉造成软骨损伤。钻与盂面呈 45°,钻到预定深度。避免钻孔过浅,因为这样会导致铆钉突出和可能的肱骨头软骨损伤。

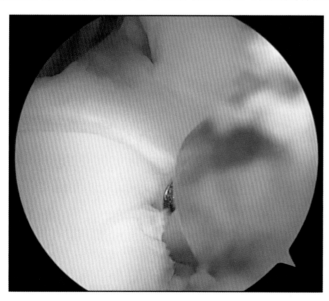

图 25-11　使用 Wilminton 入路　进行关节镜铆钉钻孔

步骤 3　缝线穿过铆钉

通过经肩袖鞘管使用缝线回抽工具,2 个缝线末端从经肩袖鞘管抽回。2 个缝线端必须在二头肌腱同侧,避免融合肌腱进入铆钉修复中。2 个缝线支在鞘管外穿过铆钉。

步骤 4　在肩胛盂预钻孔植入铆钉

铆钉通过经肩袖鞘管置入,坐入预钻孔(图 25-12)。必须给宽缝合线以张力,同时植入铆钉进入孔中,避免盂唇缝线固定"松散"。然而,在铆钉植入时,缝线张力过大,将妨碍铆钉完全坐入。要确定铆钉完全坐入,避免可能的肱骨头软骨损伤,然后剪断缝线(图25-13),检查修复(图25-14)。注意作者们已描述过使用经肩袖入路这个技术。这个技术也可经前方和前上入路进行,前方入路回抽缝线,如果能获得正确的角度,前上入路钻铆钉孔和铆钉植入。

依据撕裂大小和医师的喜好,可能需要多根缝线获得稳定修复。一般来说,铆钉植入由撕裂外形决定。如果计划使用铆钉超过1个,从后方铆钉植入和缝线放置开始。可采用相同的技术以褥式缝合方式放置缝线,Spectrum和第一次相反方向第二次穿过(即从软骨盂唇结合部至盂唇软骨结合部或者相反;见图25-9和图25-10)。褥式缝合技术的优点是可形成一个更解剖的盂唇"缓冲器",不遗留任何缝线材料暴露到软骨面。然而,还没有褥式缝合修复比单纯修复更强壮的证据。

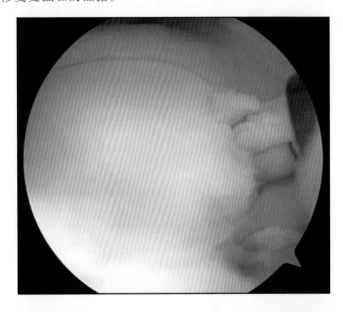

图 25-12　使用 Wilminton 入路植入铆钉

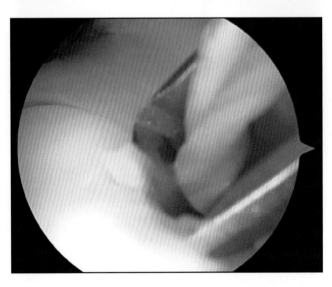

图 25-13　剪线

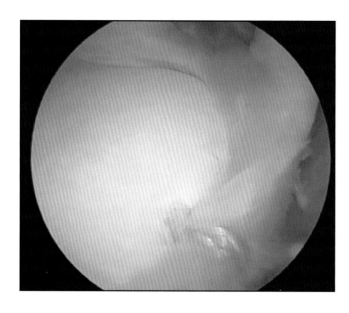

图 25-14　完成 SLAP 修复　请注意添加的后方单纯缝线已被替代,添加在图 25-4 至图 25-13 排列的无结褥式中

九、有结铆钉固定 SLAP 修复

有结修复概念上相似,除外步骤是相反的,如下。

★ 步骤 1:经肩袖入路或经皮铆钉先植入。

★ 步骤 2:缝合支更靠内侧,然后从前方鞘管拉出。

★ 步骤 3:缝线穿梭工具穿刺盂唇关节囊结合部,在盂唇软骨结合部平行铆钉穿出。

★ 步骤 4:然后使用前上入路,与前面描述的无结铆钉修复相似方式穿梭缝线。

★ 步骤 5:缝线打滑动结,然后转换中轴,再辅助打 3 个反向半分结。打结期间,必须尽全力确保线结尽量向内堆积,远离关节软骨面。

如果需要一个单纯缝线轮廓,置入缝线回抽工具,在二头肌腱同一侧回抽缝线的另一支,关节镜推结器以标准模式打结,中轴支为更靠内侧支防止线结在关节内缠绕。如果要形成水平褥式缝合轮廓,重复以第二支在二头肌腱同侧进行缝线穿梭和回抽。根据需要重复这个过程,以获得稳定的盂唇修复。进行有结修复时,一些医师喜欢在所有缝线均穿梭后才打结,因为打结会折叠盂唇软骨结合部,妨碍后来的铆钉植入和缝线穿梭。一般来说,医师应避免在二头肌腱附着前方植入铆钉或植入缝线,因为会导致肩袖间隙紧张和外旋受限。

向后延伸的上盂唇前后损伤修复

如果 SLAP 从二头肌腱根部向后延伸,向下至中盂水平,那么最好从后盂唇固定开始,向前上朝向二头肌腱根部修复。此时,工作鞘管应置于后方入路,关节镜置于前方鞘管。在脊柱针引导下,使用小的 5mm 光滑鞘管在肌-腱结合部内侧置入建立 Wilminton 入路。这个入路提供对于右肩上关节盂到达 11 点钟位置的恰当方向(见图 25-11)。后方盂唇可以经后方入路或 Wilminton 入路鞘管进行缝线管理,使用无结铆钉固定(见图 25-11 和图 25-12)。穿送缝线后,后方盂唇缝线从 Wilminton 入路鞘管回抽,负载到无结铆钉上。铆钉传送和植入,完成后上修复。后方盂唇修复后,关节镜移到后方入路,采用前面描述的技术修复上盂唇。

十、术后原则

术后悬吊固定 4 周,可以在监护下物理治疗,立即开始有限的关节活动度锻炼。最初指导患者避免内旋到后背、在头后外旋、抗阻前屈。术后 4 周,ROM 目标包括 90°前屈和 20°外旋。术后 8 周,ROM 目标包括 140°前屈、40°外旋、60°外展、内旋到腰部。术后 6 周开始力量锻炼,开展肩袖和肩胛周围肌肉的等长锻炼。术后 8 周开始给予轻重量,术后 12 周开始偏心力量训练。投球手在术后 4～5 个月开始投掷训练,术后 6 个月进展到从投球区土墩开始的投掷。

十一、可能的并发症

虽然不常见,SLAP 修复可发生并发症,包括关节内或二头肌腱持续疼痛,妨碍恢复到完全的术前功能,关节纤维化、复杂局部疼痛综合征和感染。前者促使一些作者建议二头肌腱固定来替代 SLAP 撕裂的治疗,仍存在争议。

技术要点

1. 进行全面关节镜诊断,包括移动肩关节做全关节活动度的直接观察,评估盂唇回剥;全面触探盂唇,鉴别解剖盂唇软骨裂缝与病理性 SLAP 撕裂——理解解剖变异十分重要。
2. 从前方鞘管观察时,评估后方盂唇。如果撕裂延伸到中盂水平,先修复后方盂唇,向上、向前进行。
3. 经皮植入铆钉或使用辅助经肩袖入路,确保铆钉相对于肩胛盂关节面,铆钉方向恰当。
4. 避免在二头肌腱根部前方放置铆钉或缝线,这样可能会导致运动丢失。
5. 传统结固定的替代方法是无结固定,可避免软骨刺激和(或)机械症状。

参 考 文 献

[1] Snyder SJ, Karzel RP, Del Pizzo W, Ferkel RD, Friedman MJ. SLAP lesions of the shoulder. Arthroscopy. 1990;6(4):274-279.

[2] Kim TK, Queale WS, Cosgarea AJ, McFarland EG. Clinical features of the different types of SLAP lesions: an analysis of one hundred and thirty-nine cases. J Bone Joint Surg Am. 2003;85-A(1):66-71.

[3] Snyder SJ, Banas MP, Karzel RP. An analysis of 140 injuries to the superior glenoid labrum. J Shoulder Elbow Surg. 1995;4(4):243-248.

［4］　Dun S, Kingsley D, Fleisig GS, Loftice J, Andrews JR. Biomechanical comparison of the fastball from wind-up and the fastball from stretch in professional baseball pitchers. Am J Sports Med. 2007;36(1): 137-141.

［5］　Maffet MW, Gartsman GM, Moseley B. Superior labrum-biceps tendon complex lesions of the shoulder. Am J Sports Med. 1995;23(1):93-98.

［6］　Burkhart S. Shoulder injuries in overhead athletes: the "dead arm" revisited. Clin Sports Med. 2000;19 (1):125-158.

［7］　Enad JG, Gaines RJ, White SM, Kurtz CA. Arthroscopic superior labrum anterior-posterior repair in military patients. J Shoulder Elbow Surg. 2007;16(3):300-305.

［8］　Ide J. Sports activity after arthroscopic superior labral repair using suture anchors in overhead-throwing athletes. Am J Sports Med. 2005;33(4):507-514.

［9］　Keener JD, Brophy RH. Superior labral tears of the shoulder: pathogenesis, evaluation, and treatment. J Am Acad Orthop Surg. 2009;17(10):627-637.

［10］　Paxinos A, Walton J, Rütten S, Müller M, Murrell GAC. Arthroscopic stabilization of superior labral (SLAP) tears with biodegradable tack: outcomes to 2 years. Arthroscopy. 2006;22(6):627-634.

［11］　Morgan CD, Burkhart SS, Palmeri M, Gillespie M. Type II SLAP lesions: three subtypes and their relationships to superior instability and rotator cuff tears. Arthroscopy. 1998;14(6):553-565.

［12］　Nho SJ, Strauss EJ, Lenart BA, et al. Long head of the biceps tendinopathy: diagnosis and management. J Am Acad Orthop Surg. 2010;18(11):645-656.

［13］　Boileau P, Parratte S, Chuinard C, Roussanne Y, Shia D, Bicknell R. Arthroscopic treatment of isolated type II SLAP lesions: biceps tenodesis as an alternative to reinsertion. Am J Sports Med. 2009;37(5): 929-936.

［14］　McCormick F, Nwachukwu B, Solomon D, et al. The efficacy of biceps tenodesis in the treatment of failed superior labral anterior posterior repairs. Am J Sports Med. 2014;42(4):820-825.

［15］　Meserve BB, Cleland JA, Boucher TR. A meta-analysis examining clinical test utility for assessing superior labral anterior posterior lesions. Am J Sports Med. 2009;37(11):2252-2258.

［16］　Parentis MA. An evaluation of the provocative tests for superior labral anterior posterior lesions. Am J Sports Med. 2006;34(2):265-268.

［17］　O'Brien SJ, Pagnani MJ, Fealy S, McGlynn SR, Wilson JB. The active compression test: a new and effective test for diagnosing labral tears and acromioclavicular joint abnormality. Am J Sports Med. 1998; 26(5):610-613.

［18］　Ben Kibler W, Sciascia AD, Hester P, Dome D, Jacobs C. Clinical utility of traditional and new tests in the diagnosis of biceps tendon injuries and superior labrum anterior and posterior lesions in the shoulder. Am J Sports Med. 2009;37(9):1840-1847.

［19］　Kim YS, Kim JM, Ha KY, Choy S, Joo MW, Chung YG. The passive compression test: a new clinical test for superior labral tears of the shoulder. Am J Sports Med. 2007;35(9):1489-1494.

［20］　Murray PJ, Shaffer BS. Clinical update: MR imaging of the shoulder. Sports Med Arthrosc. 2009;17(1): 40-48.

［21］　Williams MM, Snyder SJ, Buford D. The Buford complex-the "cord-like" middle glenohumeral ligament and absent anterosuperior labrum complex: a normal anatomic capsulolabral variant. Arthroscopy. 1994; 10(3):241-247.

［22］　Burkhart SS, Esch JC, Jolson RS. The rotator crescent and rotator cable: an anatomic description of the shoulder's "suspension bridge". Arthroscopy. 1993;9(6):611-616.

［23］ Rhee YG，Ha JH. Knot-induced glenoid erosion after arthroscopic fixation for unstable superior labrum anterior-posterior lesion：case report. J Shoulder Elbow Surg. 2006；15（3）：391-393.

［24］ Boddula MR，Adamson GJ，Gupta A，McGarry MH，Lee TQ. Restoration of labral anatomy and biomechanics after superior labral anterior-posterior repair：comparison of mattress versus simple technique. Am J Sports Med. 2012；40（4）：875-881.